よく聞く健康知識、どうなってるの？

坪井貴司・寺田新［著］

東京大学出版会

Your Guide to Scientific Health Literacy

Takashi TSUBOI and Shin TERADA

University of Tokyo Press, 2025
ISBN978-4-13-063411-3

はじめに

朝起きてTVをつけると、「健康維持には、〇〇の成分！」といった食品のコマーシャル、さらには、「内臓脂肪を減らすには〇〇」という効果をうたうサプリメントのコマーシャルが流れてきます。通勤電車では、「長生きしたいなら〇〇は食べるな」や「医師は飲まない〇〇クスリ」といった中吊り広告が目に入ってきます。スマートフォンでニュースサイトをザッピングしていると、今度は、「どのような食事を摂れば痩せられるのか？」といった話題や「がんを予防する〇〇を発見！」といった話題が次々に映し出されます。このように日本のいたるところに健康に関する情報が氾濫しています。

みなさんもご存じの通り、日本は平均寿命が長い世界屈指の長寿国です。しかし、最期まで健康を維持して天寿を全うするという「ピンピンコロリ」の人が多いわけではありません。健康上の問題がなく日常生活を送れる期間である健康寿命は、平均寿命よりも短くなっています。日本の場合、平均寿命から健康寿命を差し引いた期間は、男性で平均9年、女性では平均12年です[1]。この期間に男性も女性も介護を受けながら最期を迎えることが多くなっています。つまり日本は、「ピンピンコロリ」ではなく、「ネンネンコロリ」で亡くなる方が他国よりも非常に多く、世界屈指の「不健康長寿国」ともいえるのです。そのため、自分が病気で倒れ、寝たきりになり、家族に経済的・肉体的に迷惑をかけないために、つまりピンピンコロリで人生を全うするためにも、日本人は健康にこだわらなければならないのかもしれません。つまり、現代の日本人は、なるべくして「健康オタク」になったともいえます。

健康オタクになるうえでは、「世間でよく見聞きする健康情報は本当に効果があるものなのだろうか？」ということが気になります。言い換えると、「最新の生命科学の観点から世の中で流布するさまざまな健康情報に関しての真偽を知りたい」ともいえます。今この本を読んでくださっているみなさんは、本書のタイトル『よく聞く健康知識、どうなってるの？』に〝ピン〟と来て、つまり、健康情報の真偽について知りたいと思われ、この本を手に取られたのではないでしょうか。

近年の生命科学の飛躍的な進歩により、新聞や雑誌、インターネットやソーシャルネットワーキングサービス（ＳＮＳ）などで、カタカナや難解な専門用語をまじえてダイエットやサプリメント、ヒトの健康や病気などが紹介されるようになってきました。

その影響もあるのか、はたまた筆者らの職業柄なのか、親戚や家族だけでなく、一般の方々から、病気や健康情報に関することについて尋ねられることがしばしばあります。しかし、「そのようなことも知られていないのか！」と驚くことばかりです。

そこで、質問をくださった一般の方々に、「なぜそのような疑問を持たれたのですか？」と逆に質問してみると、「わたしは文系なので、理系の知識がなく、生命科学や医学のことがよくわからないものでして」とみなさん口をそろえてお答えになられるのです。

社会を文系と理系に分けることに抵抗はありますが、ここでは便宜上二つに分けさせてください。文部科学省が公開している令和5年度学校基本調査[2]をもとに、大学の「理学」「工学」「医学・歯学」「薬学」「農学」に所属する学生を理系、それ以外を文系として、日本における理系が占める割合を算出してみました。すると、約3割でした。この値は、令和5年度の現役の大学生が理系に占める割合でしかありません。そのため、この数値から日本社会全体の現状を表していると考えることについては、注意が必要です。ただ、他の年度においても同様な傾向、つまり理系がマイノリティである傾向は変わりませんでした。この結果は、先に述べた「文系だから、生命科学や医学のことはよくわからない」という一般の方々の反応と一致します。

文系だから生命科学や医学のことはわからないというのではなく、また、子どもだけでなく大人も、生命科学や医学といった「科学に関する教養」を高めておくことは、現代社会を生き抜くうえで必要不可欠です。というのも、新聞や雑誌、さらにはテレビといったさまざまなメディアで扱われている病気や健康情報に関する説明は、玉石混淆で、なかには明らかに間違っているものすら含まれています。つまり、これらの情報の中から、私たちの体や健康を守るために、正しい情報だけを選び出す必要があるからです。

では、「科学に関する教養」とは何を意味するのでしょうか？　科学には、重要な柱が二つあります。それは、「知識」と「考え方」です。現代を生きる私たちにとって必要なものは、科学的な「考え方」です。この科学的な考え方を身につけることで、世間で流布しているさまざまな情報の間違いを見抜くことができるようになります。そのような力を〝科学リテラシー〟と呼びます。

では、冒頭で取り上げた「内臓脂肪を減らすには○○」という広告について考えてみます。みなさんは、どうすればこの広告の真偽を明らかにすることができるとお考えでしょうか？　○○という物質を入手して、内臓脂肪を減らす効果があるかどうかを検証実験することをイメージされるかもしれません。ただこの方法では、広告の真偽について判断するために、時間も費用もかかってしまいます。

そこで研究者は、別の方法を取ります。いきなり検証実験を行うのではなく、○○という物質に関する客観的な情報を収集します。具体的には、広告の内容を支持する研究成果が論文としてすでに公表されていないかどうか確認します。もちろん、広告の内容を支持しない研究成果も論文として公表されていないかどうかについても確認します。また、研究者の集まりである学会で話題になっていないかどうかについても確認します。場合によっては、○○という物質に関する知識のある研究者仲間に問い合わせたりもします。つまり、さまざまな客観的な状況証拠を収集し、科学リテラシーに基づいて、その広告の真偽を確かめます。

では、科学リテラシーを持たない一般の人びとはどうすればよいのでしょうか？　それには、前述のように、客観的な状況証拠を収集し、科学者が行うであろう思考方法をまねることが正しい情報への近道です。

一般の方々にもこの科学リテラシーを身につけていただき、さまざまなメディアから発信される情報をうのみにしないで、自らの頭で考えて判断できるようになってほしい、そのために役に立つような本、つまり科学的な考え方に関する本を誰か執筆しないだろうか、と筆者たちは長い間思っ

目次

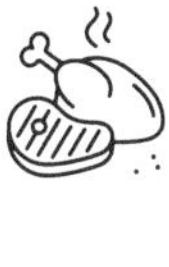

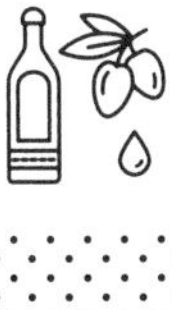

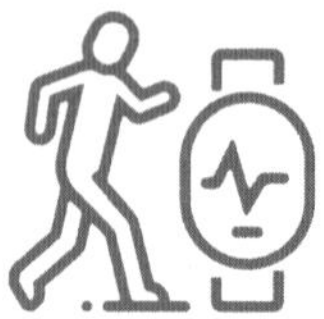

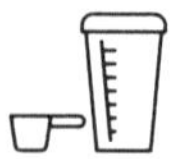

第I部

食と栄養の「どうなってるの？」

第1章 糖質制限食って優れたダイエット法なの？

日々さまざまなダイエット法が考案され、人びとの注目を集めるものの、いつの間にか忘れさられるということが繰り返されています。そのような栄枯盛衰の激しいダイエット業界のなかで長年にわたって生き残り、根強い人気と支持を得ているのが「糖質制限食」です。糖質は脂質、タンパク質と並ぶ重要な栄養素ですが、最近では「肥満の原因物質」として悪者扱いされることが多く、糖質の摂取量を制限すべきという意見が多く見られます。一方、糖質制限食に対する反対派もいて、それぞれの考えを主張する本が発刊されるなど、論争が繰り広げられています。糖質制限食に対する見解が、なぜそこまでわかれてしまうのでしょうか？　ここでは、糖質制限食についてこれまでに報告されている知見を整理するとともに、論争の原因についても探ってみたいと思います。

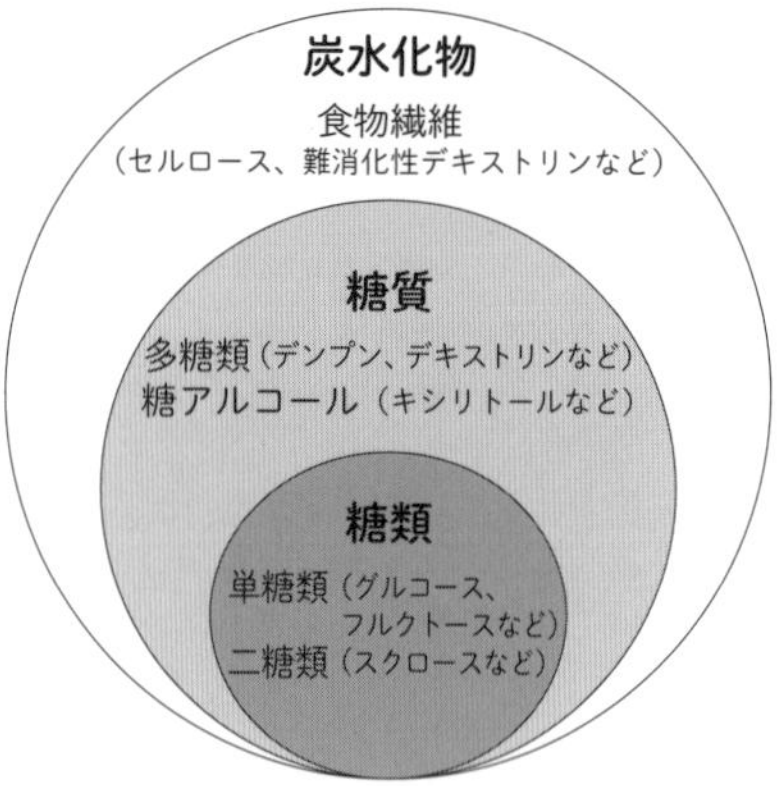
炭水化物
食物繊維
（セルロース、難消化性デキストリンなど）
糖質
多糖類（デンプン、デキストリンなど）
糖アルコール（キシリトールなど）
糖類
単糖類（グルコース、フルクトースなど）
二糖類（スクロースなど）

図 1.1　糖類、糖質、炭水化物の定義

糖質とは？

糖質制限食の話をする前に、そもそも「糖質」とは何か、ということから説明していきます。「糖質」に似た名称として「糖類」や「炭水化物」がありますが、厳密にいうとそれぞれ意味するものが異なります（図１・１）。「糖類」とは、1もしくは2個の糖分子で構成されているもの（単糖類もしくは二糖類と呼ばれるもの）で、代表例としてブドウ糖（グルコース）、果糖（フルクトース）やショ糖（スクロース、いわゆる砂糖といわれるものでブドウ糖と果糖が結合したもの）があげられます。一方、「糖質」には、糖類に加えて、糖分子が多数連結され、大きな構造をした多糖類と呼ばれるものが含まれます（例：ご飯やパンの主成分であるデンプンやデキストリンなど）。さらに、「炭水化物」には糖質に加えて食物繊維が含まれます。二〇一五年に世界保健機関（World Health Organization, WHO）が、「糖類の摂取量を総エネルギー摂取量の10パーセント未満にすべきである。5パーセント未満に減らすことができれば、さらなる健康効果が期待できる」というガイドラインを発表しました(1)。これは、ソフトドリンクやスイーツなどに含まれる「糖類」の摂取量を減らすべきということを意味しています。このニュースが報道されたとき、「WHOもパンやご飯の摂取量を減らすべきだと勧告している」といったコメントがネット上で多数見られました。しかしながら、WHOによるこの勧告は、「糖類」の摂取を控えるべきというものであって、「糖質」の摂取量を減らすことを意図したものではありません。このような普段聞き慣れている言葉であっても、それぞれの言葉の厳密な定義を知っていないと、大きな誤解につながるので、注意が必要です。なお、WHOは、糖類の摂取量を削減すべき理由として、①糖類からのエネルギー摂取量が増えることで、より栄養価の高い食品の摂取量が減ったり、肥満や慢性疾患となるリスクが高くなったりすること、および、②う蝕（虫歯）になりやすくなることの2点をあげています(1)。

糖質制限食で本当に痩せるの？

では、糖質（パンやご飯など）を制限することで、体重や体脂肪量を減らすことができるのでしょうか？　まずは、糖質制限食によって痩せるという理論の根拠についてみていきます。体重調節に関しては、「エネルギー説」と「インスリン（ホルモン）説」という二つの説が提唱されています（図1・2）。エネルギー説は、食事で摂取したエネルギー量（エネルギー摂取量）が身体活動・運動などで消費したエネルギー量（エネルギー消費量）よりも多いと体重が増え、逆にエネルギー摂取量よ

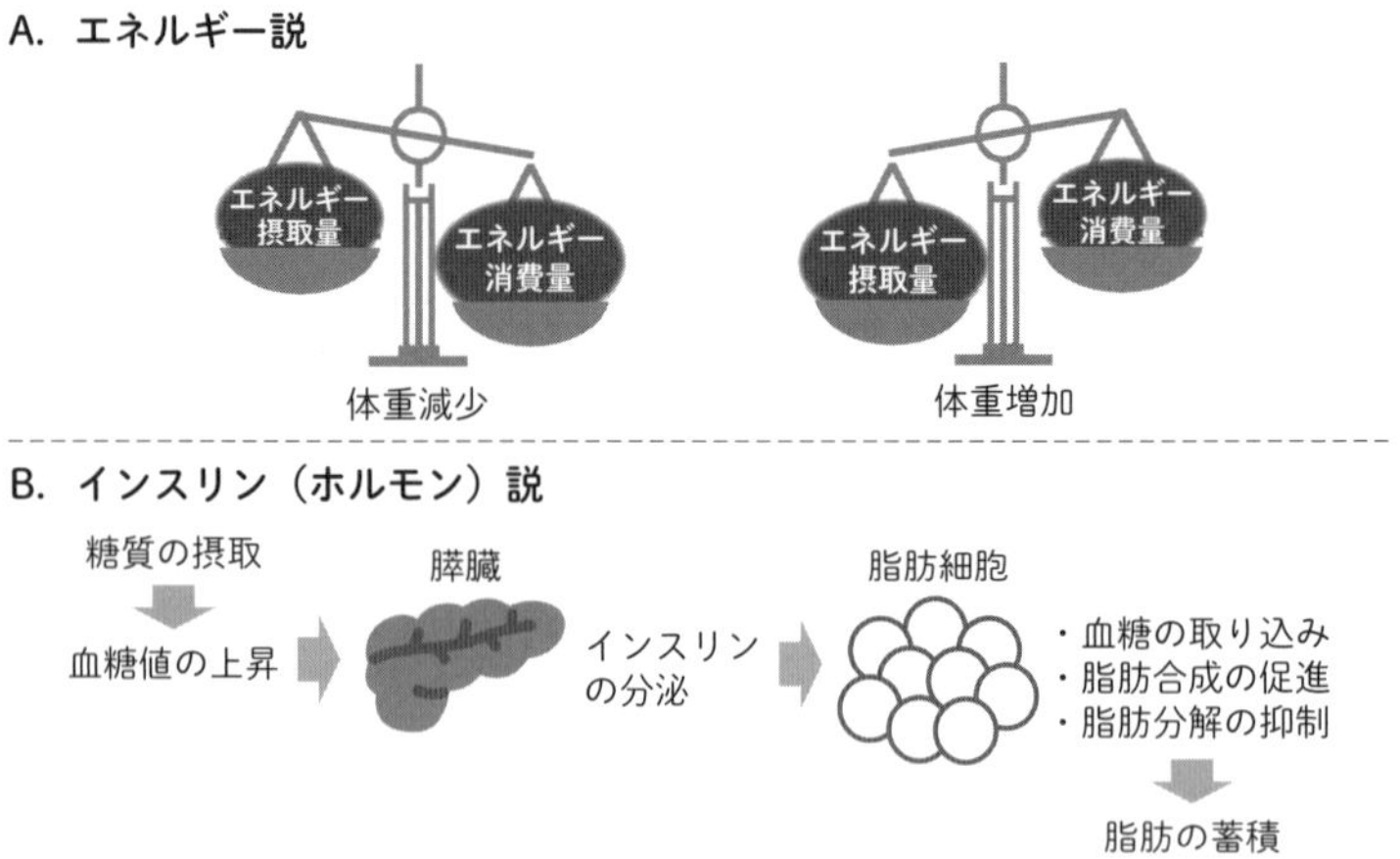

図 1.2　体重調節に関する二つの仮説

りも消費量のほうが多いと体重が減るというように、エネルギー摂取量と消費量との間のバランスで体重の増減が決まるという考え方です。したがって、この説では、食事の中身や組成ではなく、食事全体のエネルギー量が体重を決める主な要因となります。

一方、インスリン説は、糖質を摂取した際に膵臓から分泌されるホルモンであるインスリンも体重に影響を及ぼすという考え方です。インスリンには、①脂肪細胞への血糖の取り込みを増やす（取り込まれた血糖は脂肪合成のための材料として使われる）、②脂肪の合成に関わる酵素の量を増やす、③脂肪の分解に関わる酵素のはたらきを弱める、という作用があることから、インスリンは脂肪の合成・蓄積を促すホルモンだと考えられます[2]。そこで、インスリンの分泌を刺激する糖質の摂取量をできるだけ少なくし、体脂肪量および体重を減らそうというのが糖質制限食となります（つまり、インスリン説は食事の中身・組成も重要という考え方になります）。

では、この二つの理論のどちらが正しいのでしょうか？　また、そのことを検証するためには、どのような研究を行えばよいのでしょうか？　インスリン説の妥当性および糖質制限食の効果を検証しようとした場合、実験に参加する被験者を、糖質制限食を摂取する群と通常の食事を摂取する群に無作為（ランダム）に分けて、それぞれの食事を長期間にわたって摂取した際の体重および体脂肪量の変化を比較することが必要となります（被験者を無作為に2群に割り振るのは、体重やそれまでの食事摂取状況などが被験者ごとに異なっており、それらが結果に影響を及ぼす可能性があるものの、ある程度の数の被験者を無作為に割り振ることで、それらの要因が2群間でほぼ同等となり、問題とならなくなるためです。このような試験を「ランダム化比較試験」といいます）。ただし、その際に、食事に含まれる糖質の割合だけではなく、食事の量・エネルギー摂取量まで変わってしまうと、どちらの要因で体重・体脂肪量が変化したのかがわからなくなってしまいます。そこで、エネルギー摂取量が両方の群で同じになるように調整したうえで、その食事のなかの糖質の割合だけを変えて、体重の変化を評価することが必要となります。そのような研究が実際に世界中で数多く行われており、それらの結果を統合して分析した「メタ解析」の結果を紹介します[3]。「メタ解析」とは、これまでに世界中で行われたランダム化比較試験の結果を網羅的に集めて統合し、統計的手法を用いて解析する研究手法のことです。そこで得られた結果・結論は、食事法などの有効性を判断するうえでもっとも信頼性の高い情報源といえます。この糖質制限食に関するメタ解析では、糖質からのエネルギー摂取量が全体の45パーセント未満となるような糖質制限食と、それ以上の糖質を含む健康的な通常食（厚生労働省が発表している「日本人の食事摂取基準（二〇二五年版）」では、糖質の目標量は50—65パーセントとされています）とのあいだで体重減少効果を比較した、信頼性の高い19本の研究論文の結果を統合し、解析しています。その結果、最終的に導きだされた結論は、「通常食と糖質制限食との間に減量効果の差はほとんどない」というものでした。糖質制限食に関する研究のメタ解析は他にも数多く行われていますが、その中でも、このメタ解析は適切に行われた質の高い解析であることが報告されています[4]。

ヒトを対象とした試験の場合、普段どおりの生活をおくるなかで、食事や身体活動量などを厳密にコントロールすることが難しいため、誤差が生じやすくなります（我慢できずに隠れてご飯を食べてしまう被験者が出てくる可能性も否定できません）。そこで、食事や身体活動量を厳密に統制しやすい動物実験においても、糖質制限食の効果が検証されています。その研究では、同じエネルギー量の通常食を摂取させた場合に比べて、体脂肪量の減少効果が認められたのは、糖質をまったく含まない「無糖質食」で、しかも、タンパク質からのエネルギー摂取量が全体の50パーセント以上を占める（通常の飼料や一般的な日本人の食事では～15パーセント程度）ような厳しい条件であったことが報告されています[5]。さらに、同じ無糖質食でもタンパク質量が少ない場合には、その効果が認められなかったことから、このときの体脂肪量の減少効果は、糖質を摂取せずにインスリンの分泌が減ったことによるものではないと考えられます。食事・栄養素を摂取した場合、それらを消化・吸収する過程においてエネルギーを使います。このエネルギー消費は「食事誘発性熱産生」と呼ばれますが、脂質や糖質を摂取した場合に比べて、タンパク質を摂取したときのほうが多くなることが知られています。したがって、先ほどの動物実験では、タンパク質の摂取量がきわめて多くなったことで食事誘発性熱産生が大きく増大し、その結果、体脂肪量が減少した可能性が高いと考えられます。

糖質制限食とは真逆の超高糖質食（糖質からのエネルギー摂取量が約80パーセント）による効果の検証も動物実験で行われており、通常食を摂取した実験動物に比べて、超高糖質食を摂取した群では、予想に反して内臓脂肪量がむしろ少なくなるという結果が報告されています。[6] この実験においても、超高糖質食を摂取した群と通常食を摂取した群のエネルギー摂取量は同じでした。したがって、現時点では詳しいメカニズムはわからないものの、超高糖質食を摂取した群では、何らかの要因でエネルギー消費量が増えたことで、内臓脂肪量が少なくなった可能性が高いと考えられます。[6] 今後、糖質制限食に関する研究がさらに増え、それによって結論が変わる可能性もゼロではないものの、糖質こそが肥満の原因物質であり、その摂取量を減らせば体脂肪量も減少するという考え、つまりインスリン説を支持する結果は、現時点ではほとんどなく、エネルギー摂取量を同じだけ減らすことができるのであれば、糖質の摂取量を減らすメリットは大きくないといえそうです。

それでも「糖質制限食が効果的」と信じる人が多いのはなぜか？

しかしながら、依然として糖質制限食が有効なダイエット法であるという考えを支持する人たちがいますし、糖質を悪者として扱っているＴＶ番組や雑誌も多数あります。このような認識の違いはなぜ生じているのでしょうか？

先ほど述べたように、メタ解析の結果では、「糖質制限食と通常食との間にはほとんど差がない」という結論になっていますが、実は、その前に「エネルギー摂取量を同じだけ制限することができれば」という条件がついています。ここが重要なポイントとなります。そもそも、体重が気になる人は、食べ過ぎてしまうことが多い、つまり食欲をコントロールするのが難しく、「エネルギー摂取量を制限することができない」ことが多いのではないでしょうか。では、その食欲に対して糖質制限食はどのような影響を及ぼすのでしょうか？　この点についても研究が行われており、実は、糖質制限食、とくに糖質の量がきわめて少ない食事は、食欲を抑えやすいという結果が報告されています。[7]たとえば、ある研究では、自由に好きなだけ食事を摂取してよいという条件下で実験を行ったところ、糖質の量がとても少ない食事を摂取した場合には、通常食を摂取した場合に比べてエネルギー摂取量が30パーセントほど減り、体重および皮下脂肪厚（体脂肪量を反映する指標の一つ）も減少したという結果が報告されています。[8]同様に、先ほど紹介した動物実験でも、飼料を自由に摂取させた場合には、通常食に比べて無糖質食の方が摂取量が少なくなることが確認されています。[5]

糖質の摂取量を少なくした場合、糖質の代わりに脂質やタンパク質の摂取量・比率が増えます。脂質やタンパク質は、糖質に比べて消化・吸収に時間がかかるため、胃の中にとどまる時間が長くなり、満腹感が持続しやすいことが知られています。また、糖質制限食による食欲の抑制には、「消化管ホルモン」と呼ばれる物質が関与していると考えられています。消化管ホルモンとは、食事（栄養素）を摂取した際に消化管から放出される物質で、その信号が脳に伝えられることで、食欲が抑制されます。脂質やタンパク質を多く摂取した場合には、食欲抑制作用をもつ消化管ホルモンであるコレシストキニン（cholecystokinin, CCK）、グルカゴン様ペプチド-1（glucagon-like peptide-1, GLP-1）、ペプチドYY（peptide YY, PYY）などの分泌量が増え、その一方で、食欲増進作用をもつグレリンの分泌が減少することで、食欲が抑制されるといわれています[9]。なお、脂質は糖質に比べると1グラムあたりのエネルギー量が多い（＝エネルギー密度が高い：脂質9キロカロリーに対して、糖質4キロカロリー）ので、脂質の摂取量が増えると太るのではないかと思われますが、その摂取量・比率がきわめて多くなると、食欲抑制効果の方が強く現れるようです。以上のように、エネルギー摂取量や食欲をコントロールするという点においては、糖質制限食（とくに、糖質量がとても少なく、そのぶん脂質やタンパク質の摂取量が多い食事）が有効な手段になりうると思われます。

糖質制限食に関してこれまでに報告されている以上のような研究結果から導き出される結論は、「自分の意志によってエネルギー摂取量を減らすことができるのであれば、糖質制限食を摂ったとしても、さらなる体重・体脂肪量の減少は望めないものの、エネルギー摂取量を減らすのが難しい人たちにとっては、糖質制限食は食欲（エネルギー摂取量）、さらには体重・体脂肪量を減少させるうえで有効な手法となりうる」というものです。研究の条件（エネルギー摂取量を同じだけ制限したのか？　それとも自由に摂取できる状況だったのか？）によって体重・体脂肪量の減少効果が認められたり、認められなかったりします。しかしながら、そのような部分の情報が整理されないまま、「減った／減らなかった」という最終的な結果だけが切り取られて伝えられるため、情報が錯綜し、医師や栄養士などの専門家のなかでも意見の相違が生まれ、支持派と反対派にわかれる状況（それぞれの考え方に合致した結果を持ち出して主張し合う状況）になっているのだと思います。また、一般の人たちにとっては、研究が行われた条件やダイエットの理論的な正しさなどよりも、実際にそれを行って体重や体脂肪量を落とせるかどうかが一番の関心事になります。ダイエットを行ううえで最初の難関である「食欲を抑える」ということが比較的容易になり、その効果を実感できた人が多いからこそ、糖質制限食が効果的なダイエット法として今でも根強く支持されているのではないでしょうか。

糖質制限食は健康的なダイエット法なのか?

以上のように、糖質制限食は、食欲を抑えやすいダイエット法であるかもしれません。では、糖質制限食は健康的なダイエット法といえるのでしょうか? この問題に関する興味深い論文を一つ紹介します[10]。この論文では、約1万5000人のアメリカ人を対象として行われた調査結果と近年世界中で報告された論文の結果を統合し(総サンプル数は約43万人!)、糖質の摂取量と総死亡のリスクとの関係を検討しています。この解析結果では、①死亡リスクがもっとも低かったのは、総エネルギー摂取量のうち糖質からの摂取量が50−55パーセントの人たちであること、②糖質摂取量が40パーセント未満や70パーセントを超える場合には、死亡リスクが増加することが報告されています。つまり、糖質摂取量と死亡リスクとの間には図1・3のようなU字カーブの関係が存在し、糖質の摂取量が多すぎても少なすぎても死亡のリスクが高まるという可能性が示されています。この調査は、とても多くの人びとを対象として行われた大規模な調査であるものの、実際に糖質制限食を長期間にわたって摂取してもらい、その後の寿命を測定するような、いわゆる「介入研究」と呼ばれるものではなく、「観察研究」と呼ばれるもの(あるときの食事内容を調査し、その後の死亡率を追跡するような研究であり、つねにその食事を摂取していたかは不明)を集めて解析したものなので、その科学的根

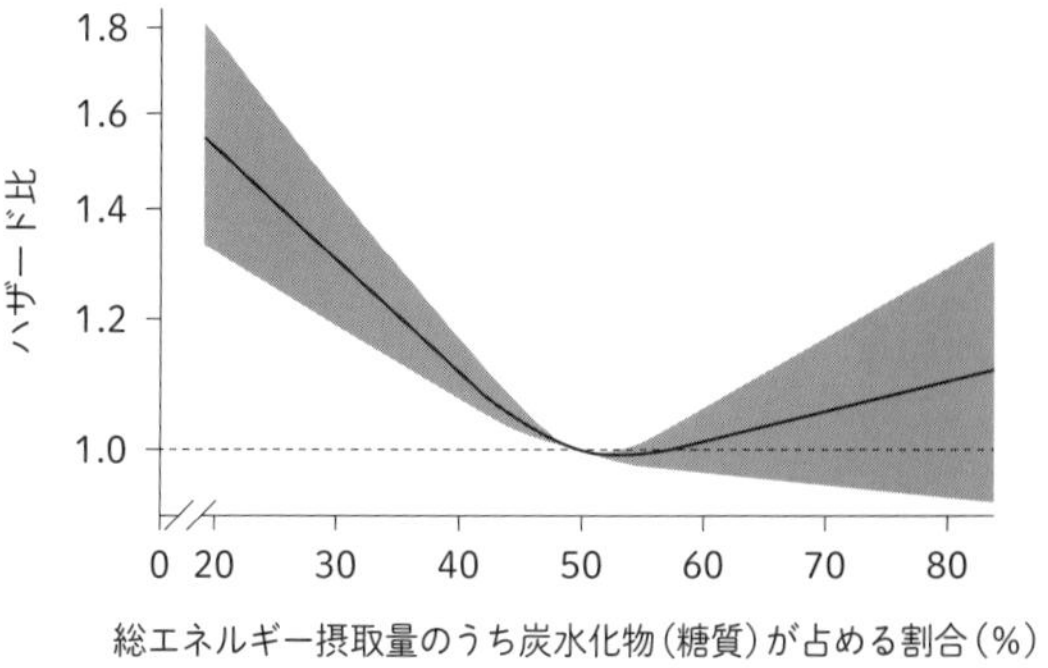

図 1.3　糖質の摂取比率と総死亡リスクとの関係（10）

実線は平均値、その両側の帯状の部分は 95% 信頼区間（母集団の平均から標本抽出と区間抽出を 100 回行ったとき，95 回はこの区間の中に母平均が含まれることを意味する）をそれぞれ表す。ハザード比が 1.0 を超えると死亡のリスクが高まることを意味する。この図はアメリカで約 15,000 人を対象とした調査の結果に基づいて作成されたものである。

拠のレベルはやや低くなります。しかしながら、少なくとも糖質の摂取量を大きく増やしたり、減らしたりすることで死亡のリスクが低減する（健康に対してポジティブな効果が得られる）ということはなさそうです。

糖質を制限しようとした場合、糖質の代わりにタンパク質もしくは脂質の摂取量が増えます。タンパク質の摂取量が増えた場合、腎機能障害や尿路結石、骨代謝異常などのリスクが高まることが報告されています[11]。さらに、タンパク質ではなく、脂質の摂取量を大きく増やした食事を長期間摂取した場合には、血中脂質が増加し、動脈硬化が進展する可能性も指摘されています（血中脂質と動脈硬化の関係については第5、6章で詳しく説明します[12]）。一方、糖質制限食とは真逆の超高糖質食を摂取し、脂質の摂取量が大きく減少した場合も、肝臓で新たに脂肪を合成し、その不足分を補おうというはたらきが高まります。その結果、肝臓に脂肪が蓄積しやすくなり[13]、脂肪肝の発症につながったりします。以上のように、無糖質食や超高糖質食といった極端な食事を摂り続けた場合には、過剰となった栄養素に対処するため／不足した栄養素を補うために、さまざまな臓器に対して負荷がかかり、健康状態が悪化する可能性があります。

興味深いこととして、先ほど紹介した大規模調査の結果では、糖質制限食において、糖質の代わりに摂取する脂質・タンパク質を動物性のものにした場合には死亡リスクが増加するのに対して、植物性の脂質・タンパク質で置き換えた場合には、死亡リスクがむしろ低下するという可能性が示されています[10]。したがって、糖質を制限しすぎることは、私たちの体にとって好ましいものではないものの、その際、植物性のタンパク質や脂質で代替すれば、そのネガティブな影響を軽減できるのかもしれません。ただし、先述したように、この調査結果はランダム化比較試験のような介入研究を集めて解析した結果に比べると、その科学的根拠のレベルはやや劣るため、「植物由来のタンパク質・脂質であれば糖質制限にともなうリスクが低減できる」という明確な結論を導くためには、今後大規模な介入研究を行う必要があるといえます。また、植物性食品であっても、その種類によっては健康にとって必ずしもよい効果をもたらさないという可能性も示されているので、注意が必要です（植物性食品に関しては第9章をご覧ください）。

以上のように、現時点においては、食欲をコントロールできない場合には、糖質の摂取量を制限するというのは減量するうえで有効な方法となりうるかもしれませんが、食欲を自分の意志で抑制できる場合には、さらなる効果を得ることは難しいといえます。また、長期間にわたって実施した際には悪影響が生じる可能性があるということも留意しておく必要がありそうです。

第2章

タンパク質ってたくさん摂取したほうがよいの？

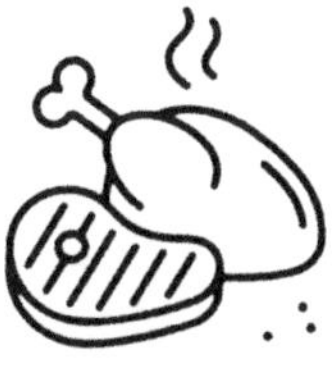

最近、コンビニエンスストアやスーパーなどで「タンパク質が摂れる！」ということを謳った食品が数多く販売されています。たんぱく質は、骨格筋をはじめとするさまざまな臓器の材料になるなど、私たちにとって欠かすことができない重要な栄養素です。タンパク質を多く含む食品の盛況ぶりを見ていると、日本人ではタンパク質が大きく不足しているかのように思えてきますが、本当に足りていないのでしょうか？　また、タンパク質を摂れば摂るほど健康になれるのでしょうか？

日本人のタンパク質摂取量の現状

現在の日本人のタンパク質摂取量はどのくらいなのでしょうか？　厚生労働省が毎年実施している国民健康・栄養調査の結果を図2・1に示しました。20歳以上における1日あたりのタンパク質摂取量（平均値および中央値）は、一九九〇年代半ばには80グラム以上あったものが、最近では70グ

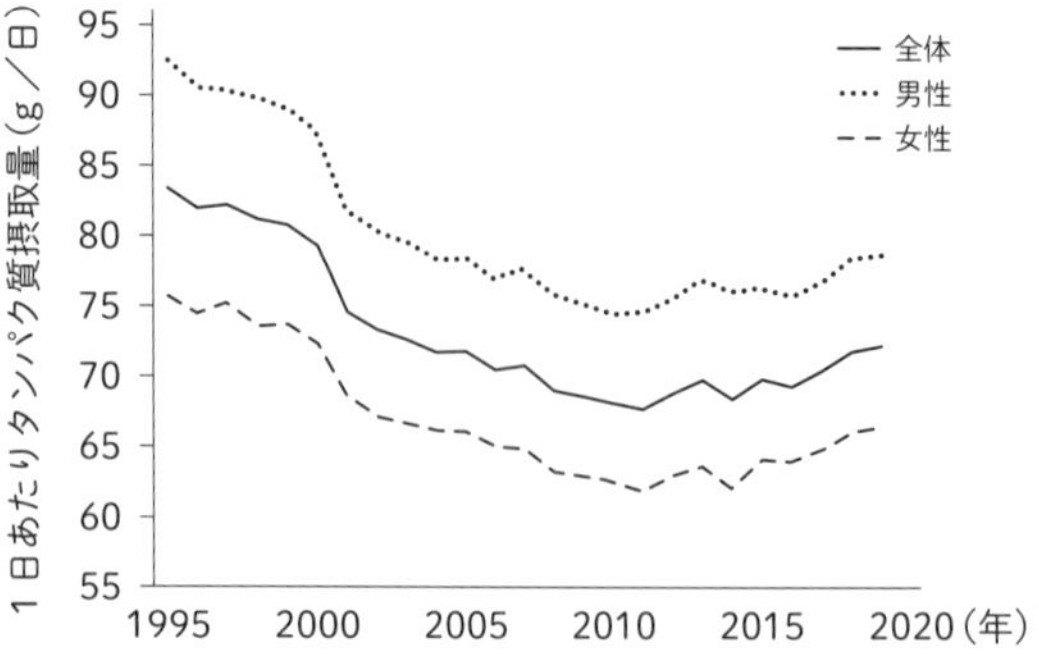

図 2.1　20 歳以上の日本人におけるタンパク質摂取量の推移（(1) のデータから作図）

ラム程度になっていることがわかります（この摂取量は、一九五〇年代と同じレベルだといわれています[1]）。では、タンパク質の摂取量が10グラム程度減少したことで、日本人の健康状態が大きく変化したのでしょうか？

第1章でも紹介しましたが、厚生労働省では、国民の健康の保持・増進をはかるうえで摂取することが望ましいエネルギーおよび栄養素の量の基準として、「日本人の食事摂取基準」を5年ごとに改訂・発表しています（最新版は二〇二五年版[2]）。タンパク質に関しても「推定平均必要量（50パーセントの人が必要量を満たせる量）」と「推奨量（ほとんど［97・5パーセント］の人が必要量を満たせる量）」という二つの基準が設定されており、18－64歳の男性でそれぞれ50グラムと65グラム、女性では40グラムと50グラムという値が示されています。したがって、現在の日本人のタンパク質摂取量は、一九九〇年代半ばに比べると確かに減少しているものの、上記の調査結果を見る限り、大部分の日本人が不足状態に陥るような深刻な状況ではないと思われます。

タンパク質を多く摂ることによるメリット

では、なぜ最近になってタンパク質を多く含む食品が注目されるようになったのでしょうか？ 一つの要因として、骨格筋に対する効果があげられます。近年、若年女性および高齢者における痩せ・低体重が大きな社会問題となっています。低体重者に共通して見られる特徴が、骨格筋量・筋力の減少で、このような状態は将来寝たきり・要介護者になるリスクを大きく増大させます。骨格筋組織の約8割を水分が占めていますが、残りの大部分はタンパク質でできているため、それを多く摂取することで、骨格筋量を増やすことができると期待されているのです（骨格筋の構造に関しては、第15章をご参照ください）。この点に関して、タンパク質の摂取量と除脂肪量（体脂肪以外の組織量のことで、主に骨格筋量を反映する指標となります）との関係を調査したメタ解析が報告されているので、その結果を紹介します[3]（メタ解析については第1章をご参照ください）。このメタ解析では、タンパク質の摂取量と除脂肪量との関係を評価した信頼性の高い105本の研究論文を集めて解析しています（これらの研究に参加した被験者の数は、のべ5000人以上にもおよびます）。その結果、年齢や性別に関係なく、タンパク質の摂取量を増やすことで除脂肪量が増加すること、とくに、1日あたりの摂取量が体重1キログラムあたり1.3グラム程度までは、タンパク質の摂取量に比例して除脂肪量が大きく増加することが明らかとなっています（図2・2）。「日本人の食事摂取基準」で示されている日本人の標準的な体重（参照体重）は、男性で64－68キログラム、女性で50－54キログラムですので、体重1キログラムあたり1.3グラムのタンパク質を摂ろうとした場合には、男女でそれぞれ～88グラ

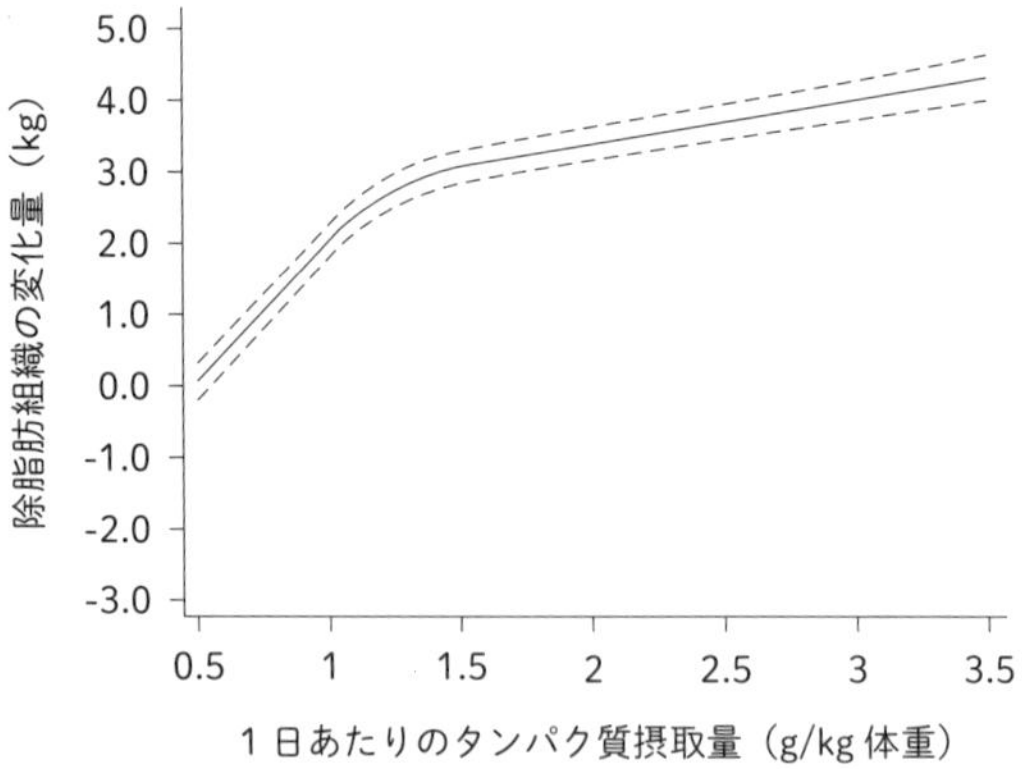

図2.2　タンパク質摂取量と除脂肪（骨格筋）量の変化量との関係（3）

真ん中の実線は平均値を、その両側の帯状の部分は95%信頼区間をそれぞれ表す。

ム、～70グラム程度となり、一九九〇年代に近い水準にまで戻す必要があると考えられます。加齢にともなって骨格筋量が減少する状態を「サルコペニア」、同様に加齢によって心身の機能が衰えた状態に陥ることを「フレイル」と呼びますが、そのような状態になるのを防ぐためのタンパク質の1日あたりの目標摂取量として、総エネルギー摂取量の13―20パーセント（身体活動量が「普通」の18―29歳の男女では、それぞれ85―130グラム、63―98グラム程度）という値が「日本人の食事摂取基準」でも示されています。[2] とくに、高齢者では、摂取したタンパク質から骨格筋を作り出す能力が若年者に比べて低下しているので、タンパク質の摂取量をさらに増やすことが重要になるという意見もあります。[4] ちなみに、骨格筋量が競技成績を大きく左右するスポーツ選手に対しては、体重1キログラムあたり1.2―2.0グラム／日という摂取量が推奨されています。[5]

タンパク質を多く摂ることによるデメリット

以上のように、タンパク質を多く摂取することで骨格筋量が増加し、将来サルコペニアやフレイルになるのを防ぐことが期待できそうです。しかしながら、私たちの健康状態は骨格筋量だけで決まるものではありません。それでは、タンパク質の摂取量とその他の生体機能との関係については、どのような研究結果が報告されているのでしょうか?

実は、タンパク質を多く含む食事は、糖尿病などを発症するリスクを増大させるという研究結果が報告されています。たとえば、ヨーロッパで約4万人を対象として行われた大規模調査では、炭水化物(糖質)もしくは脂質の摂取量を減らすかわりに、タンパク質の摂取量を増やす(タンパク質からのエネルギー摂取量を5パーセント程度多くする)ことで、2型糖尿病[i]の発症リスクが〜30パーセント増大するという結果が報告されています[6]。

逆に、タンパク質の摂取量を減らすことは、糖尿病予防のための有益な手段になりうるという結果も報告されています。たとえば、エネルギー摂取量が同じ食事でも、タンパク質からのエネルギー量が全体の7―9パーセントとなるような食事を約6週間摂取した人(過体重〜軽度肥満の中年)

i ――過食や運動不足などが原因で発症する糖尿病で、一般的に生活習慣病と称されるタイプのものをいいます。一方、1型糖尿病は、主に自己免疫反応によってインスリンの分泌を担う膵臓のβ細胞が破壊されることが原因で発症する糖尿病を指します。

では、体重が2.6キログラム減少し、空腹時血糖値も低下したのに対して、タンパク質が総エネルギー摂取量の～17パーセントを占めるような食事を摂取した人では、そのような効果は認められなかったという研究結果が報告されています[7]。ちなみに、この「総エネルギー摂取量の7－9パーセント」という値は、沖縄の百寿者のタンパク質摂取量に近い値となっています。

減量・ダイエットを行った際には、体脂肪量だけを減らすことが望ましいのですが、骨格筋をはじめとする除脂肪組織も減少してしまうことがあります（詳しくは第13章をご参照ください）。そのような除脂肪組織の減少を最小限にとどめるために、減量中にはタンパク質を多く摂取することが推奨されています。しかしながら、肥満者を対象として行われた研究では、減量期間中のタンパク質摂取量が通常の食事と同じ場合（0.8グラム／キログラム体重／日）には、体重を10パーセント減らすことで、インスリンの効き目がよくなり、血糖値が低下しやすくなった（インスリン感受性が改善した）のに対して、タンパク質量の多い食事（1.3グラム／キログラム体重／日）を摂取しながら減量を行った肥満者ではそのような効果が得られなかったことが報告されています[8]。つまり、タンパク質を多く摂取した肥満者では、体重や内臓脂肪が顕著に減少したにもかかわらず、依然として2型糖尿病の発症リスクが高いままだったのです。さらに、アメリカで行われた国民健康・栄養調査においても、高タンパク質食（総エネルギー摂取量のうち20パーセントもしくはそれ以上がタンパク質で構成されているような食事）を摂取している50－65歳の男女（6381名）では、低タンパク質食を摂取している人たちに比べて、18年間の追跡調査期間中における死亡率が75パーセントほど高く、さらにがんおよび糖尿病による死亡率も4倍高かったことが報告されています[9]。

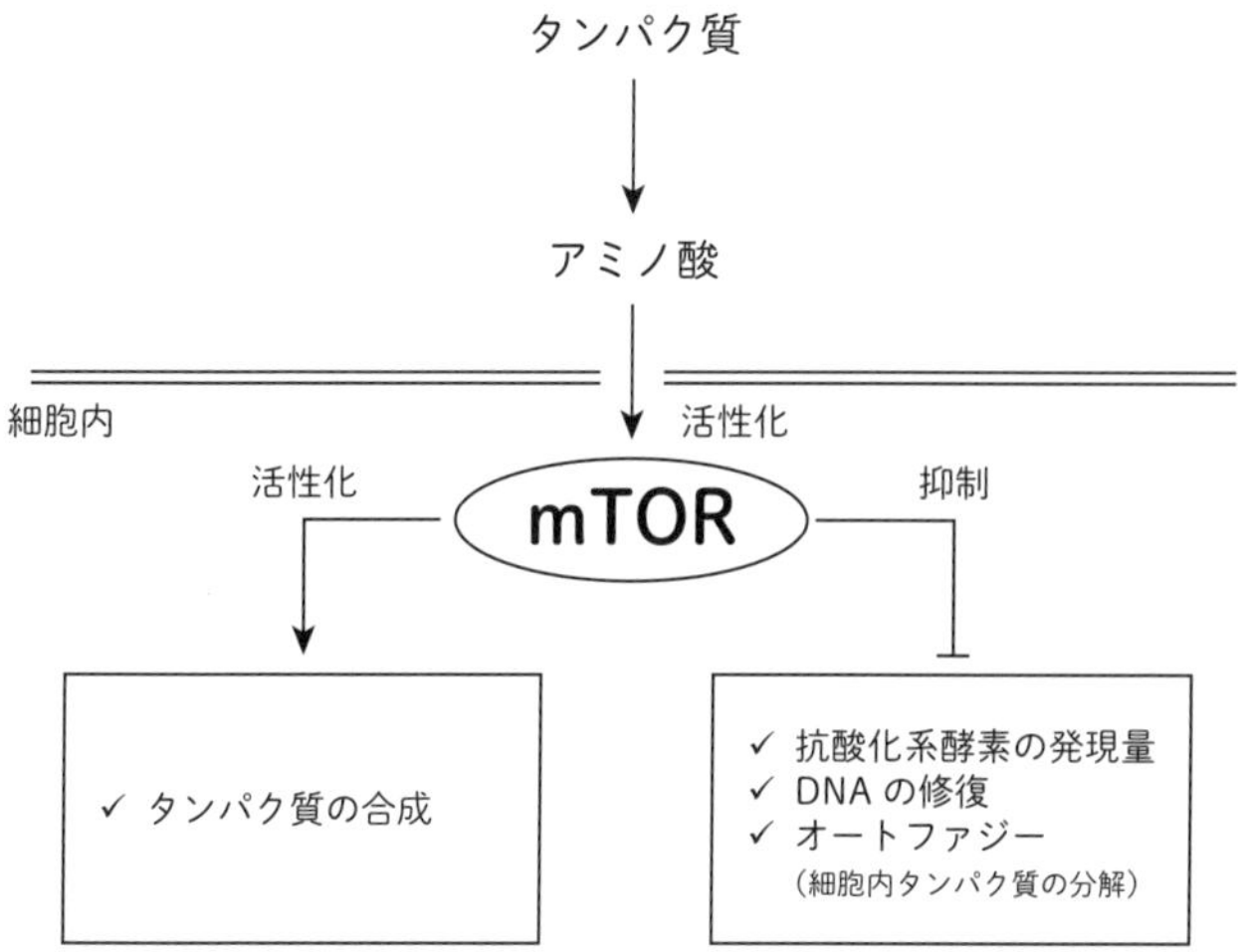

図 2.3　タンパク質・アミノ酸による mTOR の活性化とその作用

以上のように、確かに骨格筋量を増やすという点においては、タンパク質を多く摂取することが効果的といえそうですが、その一方で、糖尿病の発症率や死亡率といった点においては、むしろ好ましくない影響をもたらす可能性があることが示唆されています。体のある一部の機能に対して優れた効果が得られることが報告されると、私たちは、その栄養素を少しでも多く摂取しようとします。しかしながら、その栄養素を過剰に摂取することで、別の部分ではむしろ悪影響が生じる可能性もあります。したがって、世間で有効だといわれている栄養素に関しても、「他の部分に対してはどのような影響があるのか？」ということに注意を払いながら、摂取量を増やすべきか否かを冷静に判断する必要があります。

ところで、タンパク質は、なぜこのようなプラスとマイナスの両方の影響をもたらすのでしょうか？　タンパク質を摂取した際に生じる細胞内の変化を図2・3に示しました。食事などで摂取したタンパク質はアミノ酸に分解（消化）され、体内へ吸収されます（タンパク質の消化・吸収のされ方や体内での使われ方に関しては、第3章をご参照ください）。そのアミノ酸（とくに、ロイシンと呼ばれるアミノ酸）によってはたらきが高まる細胞内の分子の一つにmechanistic target of rapamycin（mTOR）という酵素があります。このmTORは、骨格筋においてタンパク質の合成を高める作用をもつ一方で、活性酸素による影響を予防・抑制する酵素（抗酸化系酵素）の量を減少させたり、DNAの修復を阻害したりする作用をもちます[10]。このように、タンパク質を多量に摂取した場合には、mTORという分子を介して、プラスとマイナスの両方の影響が生じると考えられています。したがって、「筋肉を増やすために、タンパク質を多く摂ればよい」と単純に考えるのではなく、自分の体質や状況（筋量を増やすことを優先すべき状態なのか？　それとも糖尿病などの代謝性疾患の発症を予防すべき状態なのか？）を見極めながら、その摂取量を調整する必要があると思われます。

タンパク質はどのくらい摂取したらよいのか？

以上のように、タンパク質に関しては、「骨格筋を増やす」という効果にばかり注目が集まり、その摂取量を増やそうという考え方が広まる一方で、摂取量を増やすことによって生じる悪影響に対しては、ほとんど注意が払われていないようです。では、タンパク質はどのくらい摂取すべきなのでしょうか？　前述のような研究結果をもとに、健康長寿を実現するためには、タンパク質の摂取量を総エネルギー摂取量の10パーセント程度までにして、さらに炭水化物とタンパク質の摂取比率を、炭水化物：タンパク質＝10：1程度にすべきであるという意見が示されています[11]。この「総エネルギー摂取量の10パーセント」というのは、タンパク質何グラムくらいになるのでしょうか？「日本人の食事摂取基準」では、1日の推定エネルギー必要量は、身体活動量が「普通」の成人男女でそれぞれ約2600キロカロリーと2000キロカロリーとなっています。したがって、タンパク質をそのうちの10パーセント程度とすると、男性で260キロカロリー、女性で200キロカロリーとなります。タンパク質1グラムは4キロカロリーですので、成人男女でそれぞれおよそ65グラムと50グラムという計算になります。この値は、「日本人の食事摂取基準」で示されている推奨量とほぼ同じ値となります。

このような少ない量では、骨格筋を増やすことができないのではないか、という疑問をもたれるかもしれません。では、タンパク質摂取量を大きく増やすことなく、骨格筋量を増やすためにはどうしたらよいのでしょうか？　答えは、運動（とくに筋力トレーニング）を行うことです。先ほど紹介したメタ解析の結果でも、タンパク質を多く摂取することで骨格筋量がある程度増加することが示されていますが、筋力トレーニングを行うことで、タンパク質の摂取による骨格筋の増加がさらに高まります（それゆえ、筋力トレーニングをすると筋量が大きく増加します）[12]。つまり、食べるだけではなく、しっかりと体を動かすことが重要であり、そうすることで、タンパク質の摂取量を大きく増やさなくとも、骨格筋量をある程度増やすことができるのです。

当然のことながら、タンパク質が不足してしまうと、骨格筋量の減少や筋力の低下につながるため、摂取量を減らしすぎないように注意することも重要です（とくにダイエットで食事制限をしている若年女性などでは、先に示した推奨量に満たないことがあるので注意が必要です）。また、先に紹介したアメリカで行われた国民健康・栄養調査では、65歳までであれば、タンパク質の摂取量を減らすことによって死亡率が減少する可能性が示されていますが、それ以上の高齢者の場合、タンパク質を多く摂ることで、死亡率がむしろ低下するという結果も報告されています[9]。高齢者の場合、歯の喪失・咀嚼力の低下、味覚・嗅覚の低下や、腹部の膨満感の増大にともなう食欲の低下、配偶者の喪失、収入減といったさまざまな要因によって食事の摂取量、とくに、タンパク質を豊富に含む肉類の摂取量が減りやすくなります（このような状態は「タンパク質・エネルギー低栄養状態」と呼ばれます[13]）。それによって、血液中に存在する「アルブミン」と呼ばれる物質（肝臓で合成されるタンパク質）が減少します。アルブミンは血液の浸透圧を維持する役割を担っており、それが減少することで（血液の浸透圧が低下することで）、血液中の水分が細胞・組織側へと漏れ出し、むくみや腎不全・心不全の原因となります[13]（図2・4）。このような状態を回避するためにも、高齢者ではタンパク質を多く摂取することが推奨されているのです。ただし、高齢者でも、タンパク質を摂取しすぎると、むしろ逆効果になることも指摘されています。タンパク質を過剰に摂取すると、mTORの活性化を介してオートファジーという仕組みが阻害されます（図2・3）。体内のタンパク質には寿命があり、オートファジーは、寿命がきた古いタンパク質を分解する役割を担っています。したがって、オートファジーのはたらきが阻害されると、古くなったタンパク質が分解されずに細胞内に蓄積してしまい、細胞機能の悪化や老化の原因になります。サルコペニアを改善するためには、このオートファジー

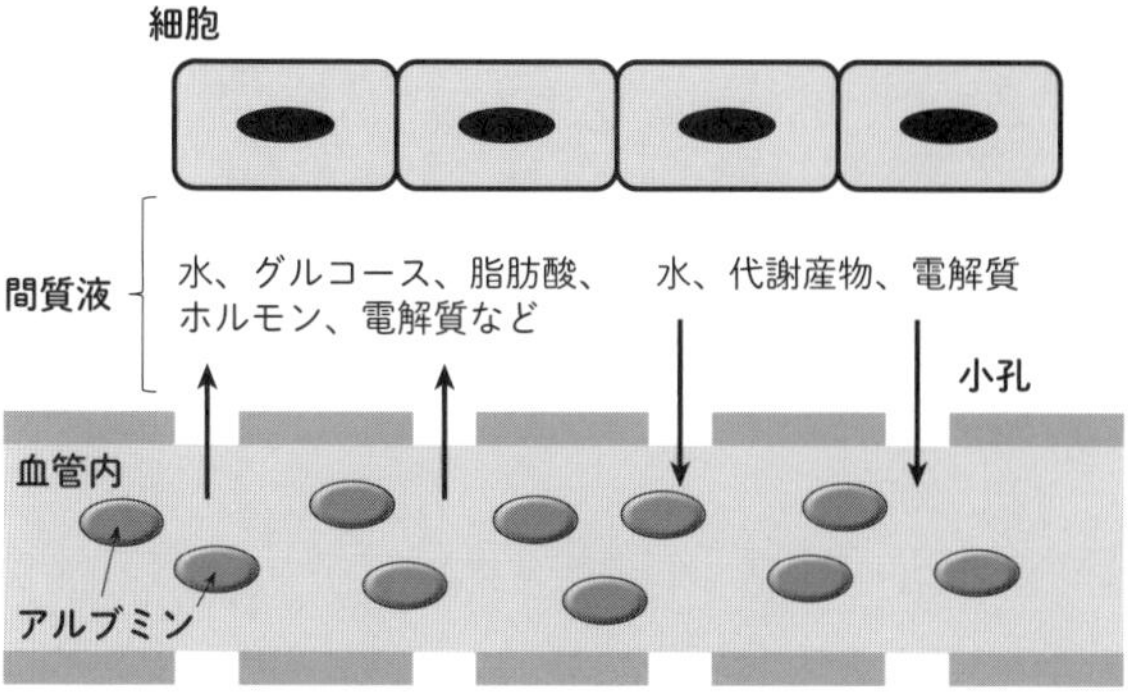

図 2.4　アルブミンのはたらき (13)

血管の小さな穴（小孔）から水、グルコース（糖）、脂肪酸、電解質などが流出し、細胞へと供給される。その一方で、アルブミンが血管内に存在することで浸透圧が生じ、血管外の水分が血管内へと引き寄せられる。その際に、細胞から出された代謝産物などを血管内へと回収している。このアルブミンが減少すると、水分が血管外に漏れ出たままとなってしまい、浮腫（むくみ）や心不全・腎不全の原因となる。
※浸透圧：ある物質が高濃度で存在している溶液と低濃度の溶液が半透膜の壁で仕切られた状態で存在していた場合に、低濃度の溶液から高濃度の溶液へと水分が移動し、高濃度の溶液を薄めようという圧力がはたらく。これを「浸透圧」と呼ぶ。

のはたらきをある程度高めて、タンパク質の入れ替えを促しながら、筋量を増やすことが重要だといわれています。[14] 運動は筋タンパク質の合成を高めるとともに、オートファジーのはたらきも高めるので、高齢者でも単にタンパク質を多く摂るのではなく、同時に運動を行うことがサルコペニアやフレイルを予防するうえで重要になります。

タンパク質の摂取量を増やすことで糖尿病などの疾患にかかりやすくなる可能性があるということを先に述べましたが、そのような影響が強く現れるのはとくに動物性タンパク質だといわれています。一方、植物性タンパク質では、そのような影響は少なく、むしろその摂取量を増やすことで糖尿病の発症率が低下するという可能性も示されています。[15] したがって、健康長寿を実現するためには、タンパク質の「量」だけではなく、「質・種類」も考慮する必要があるといえます。ただし、植物性であっても、その種類によってはむしろ健康に対して悪影響を及ぼす場合もあります。この点に関しては第9章で解説します。

結局、タンパク質をどのように摂ったらよいのか?

このように、もっとも有名な栄養素の一つであるタンパク質に関してもさまざまな研究結果・知見が報告されています。多くの人は、「○○を食べれば健康になれる」「○○の摂取量を増やせば/減らせば健康になれる」といった簡潔明瞭な答えを求めがちですが、栄養や食事はそのような単純なものではありません。世の中に溢れているさまざまな健康・栄養情報のなかから正しいものを選び、摂取量さらにはその種類などを変える必要があります。このようなことを判断するのは、一般の方々にとっては至難の業かもしれません(第1章で解説した糖質制限食などは、専門家のなかでも意見が割れてしまっているくらいですので)。しかしながら、自分の体はもっとも大切な財産・資産です。近年、資産(お金)運用の知識を身につけることの重要性が叫ばれていますが、体についても同じです。自らの体=財産を守るための知識を身につけることが、今後ますます重要になると思われます。

タンパク質に関していえば、これまでに紹介してきた研究データに基づくと、65歳頃まではタンパク質の摂りすぎに注意し、それ以降の高齢者ではタンパク質・エネルギー低栄養状態とならないようにタンパク質の摂取量を増やすという方向性が考えられます。ただし、65歳以降でも過栄養・

肥満に対する対策が必要な人もいれば、65歳前でもすでに筋肉量が減り、低栄養状態に陥っており、その対策が必要な人もいます。したがって、年齢だけで単純に判断するのではなく、自分の体・健康状態が現在どのような状況なのか、ということを見きわめたうえで、タンパク質の摂取量を増やしたり、減らしたりする必要があります。

近年、肥満とサルコペニアが混在した状態である「サルコペニア肥満」が大きな社会問題となっています。肥満の解消には食事およびエネルギーの摂取量を制限することが必要になりますが、エネルギー摂取量を減らすと、タンパク質の摂取量も不足し、サルコペニアがさらに進行・悪化してしまいます。一方、骨格筋の萎縮を予防するためにエネルギー摂取量やタンパク質の摂取量を増やした場合、今度は肥満の解消が遅れたり、タンパク質の摂りすぎによるデメリットが生じたりします。このようなケースにおいては、ジョギングのような持久的トレーニングと筋力トレーニングの両方を行い、エネルギー消費量を増やしながら、骨格筋を増やすことが望ましいのはいうまでもありません。しかしながら、サルコペニア肥満の患者にとって、十分な量の運動・トレーニングを実施するのは大変難しいことです。このように、いったんサルコペニア肥満になってしまうと、そこから抜け出すのはとても難しい状況となります。したがって、健康状態が悪化してから対策を打つのではなく、高齢期の健康について若い頃からある程度予見しながら、適度な運動と適切な食事を心がけ、筋量を高め、健康な状態を維持しておくこと、つまりサルコペニア肥満とならないように「予防」することがきわめて重要となるのです。「健康は一日にしてならず」です。

第3章

コラーゲンはお肌にいいってほんと？

日焼けで父が！

講義後に学生たちと他愛のない雑談をしていました。するとある学生が、「最近父が、すごく変わってしまって大変なのです」と半ばあきれた感じで話し始めたのです。「どう変わられたのですか？　お父様って、自宅から10キロ離れた職場まで自転車で出勤されたり、時にはジョギングして出勤なさったりしていらっしゃいませんでしたか？　ひょっとすると、通勤中にけがをされたりしたのですか？」と話を振ってみました。

「いや実は、サイクリングやジョギングをするようになって日焼けするようになり、顔だけでなく頭部にもシミが増えてしまい、これまでほとんど肌に気をつかわなかった父が、急に化粧水、乳液、保湿クリームを肌に塗り込むようになったのです。私にも『お前もお肌のケアをちゃんとしないとだめだよ！』といってきたり、お肌のためといってはコラーゲンやビタミンCのサプリメントを摂るようになったりしたのです。私は、『サプリメントは、あまり効果がないと思うけど』と父に話しているのですが、なかなか話を聞いてもらえなくて……。どうすればいいでしょうか?」と、予想外の相談をされてしまいました。

体内でもっとも豊富なタンパク質

私たちヒトの体は、約37兆個の細胞でできています。[1] この莫大な数の細胞を一つの多細胞生物、つまりヒトとして形づくるためには、細胞と細胞の間や組織と組織の間をつなぎとめるための物質が必要です。ただし、つなぎとめるといっても、瞬間接着剤やセメントのように細胞同士をガチガチに接着しているわけではなく、柔軟性を保ちながら細胞同士を接着する必要があります。このようなことを可能にしている物質が、細胞外マトリックスと呼ばれるものです。

細胞外マトリックスは、細胞がいる場所に必ず存在するため、私たちの全身のあらゆる臓器に分布しています。私たちヒトの場合、細胞外マトリックスの主成分は、コラーゲン(タンパク質)、グルコサミノグリカン(多糖)、プロテオグリカン(糖タンパク質)などです。これらは、生体組織を支持するだけでなく、細胞の増殖、分化、遺伝子の発現調節制御といった、細胞が生存するための環境を整えています。そのため、細胞外マトリックスは、傷の治癒や生体防御、がんの転移や加齢といったさまざまな生命現象に関与しています。

突然ですが、私たちの体内でもっとも豊富にタンパク質のある場所はどこでしょうか? ここまで読み進まれた読者のみなさんはもうお気付きになられたと思いますが、私たちの体を構成しているタンパク質の約3分の1は、実は細胞外マトリックスにあります。

私たちの体の表面や臓器の表面を覆っている細胞層のことを上皮組織と呼びますが、この上皮組織の多くは、基底膜と呼ばれる、厚さが約60—120ナノメートル程度の細胞外マトリックスの構成成分がシート状になった網目構造の上に存在しています。たとえば筋組織では、基底膜が筋細胞を取り囲んでいます。これにより筋細胞が収縮と弛緩を繰り返す際に細胞膜が傷つくことを防いでいます。

ヒトの細胞外マトリックスを構成するタンパク質のなかで、一番多いのがコラーゲンです。コラーゲンはその種類によって、構築する線維構造が大きく異なります。I型コラーゲンは、もっとも豊富な型で、長い線維構造を構築します。II型コラーゲンは、より網目に近い構造を構築します。たとえば、筋肉と骨を結びつける腱の主な成分であるI型コラーゲンは、引っ張られても壊れることなく伸びることができます。一方、軟骨組織は、II型コラーゲンと粘性が高いプロテオグリカン（コンドロイチン硫酸やヒアルロン酸）などで構築されており、大きな変形力に対して抵抗できるようになっています。なお私たちの体内には、これまでに約28種類のコラーゲンが同定されていますが[2]、そのうちの約80—90パーセントは、この線維状コラーゲンとも呼ばれるI型とII型コラーゲンです。

なお、お肌、つまり皮膚に着目すると、皮膚の土台を作る真皮にはI型コラーゲンが、真皮と表皮を隔てる基底膜にはIV型とVII型のコラーゲンが存在します。VII型コラーゲンは、基底膜と真皮をつなぎとめる役割をしています。いずれのコラーゲンも真皮から表皮への栄養補給などを調節するなど、重要な役割を果たしています。

コラーゲンは細胞から分泌される

コラーゲンは、グリシン-X-Yという三つのアミノ酸が繰り返して連なった鎖（ポリペプチド鎖）からなるコラーゲンα鎖が、同じ向きに3本より合わさったものです。なおI型コラーゲンの場合、Xの位置にはプロリン、Yの位置には4-ヒドロキシプロリン（プロリンにヒドロキシ基が修飾したもの）である場合が多いです。この構造は、コラーゲン三重らせんと呼ばれ、さらに他のコラーゲン分子と集合して、大きなコラーゲン線維が形成されます（図3・1）。

線維状コラーゲンは、主に線維芽細胞でつくられます。コラーゲンα鎖は、線維芽細胞内のタンパク質産生工場である粗面小胞体で、まずプロコラーゲンα鎖と呼ばれる長いコラーゲンα鎖の前駆体として合成されます。続いて粗面小胞体の中で、プロコラーゲンα鎖同士が結合し、らせん構造をとるようになります。その際、プロコラーゲンα鎖の中に存在するプロリンの一部がプロリルヒドロキシラーゼという酵素によって修飾され、4-ヒドロキシプロリンが合成されます。そして細胞から細胞外へ分泌される前に三重らせん構造のプロコラーゲンの形に折りたたまれます。その後、細胞から分泌されたプロコラーゲンは、細胞外に存在するタンパク質分解酵素によって余分な部分が切りとられ、コラーゲン分子になります。

さて、プロリルヒドロキシラーゼが機能するためには、アスコルビン酸（ビタミンC）が必要なた

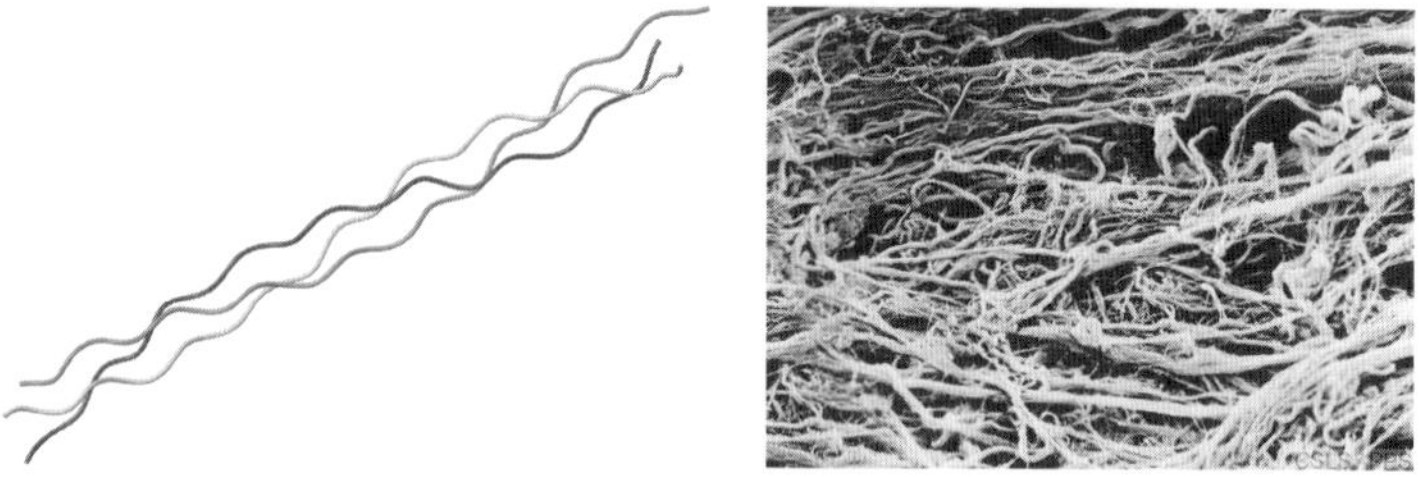

図 3.1　コラーゲンの三重らせん構造とコラーゲン線維の電子顕微鏡像

左：コラーゲン線維は、三つのコラーゲンが三重に巻き付いた構造をとる。Chimera (3) によって作成（ヒト由来コラーゲンの断片、PDB エントリー：1 BKV）。
右：コラーゲン線維の走査電子顕微鏡像 (4)。

め、ビタミンCが不足すると、4-ヒドロキシプロリンの合成量が低下します。4-ヒドロキシプロリンを含まないコラーゲンは、正しい線維構造をとることができません。その結果、皮膚に障害が生じ、血管が壊れやすく、傷が治りにくなり、最終的には死に至るという、壊血病《かいけつびょう》を発症します。この疾患は、ビタミンCの豊富な食物（柑橘類、緑色野菜、トマトなど）を長期間にわたり摂ることのできなかった大航海時代の船員たちの間でよく発生していました。しかし、現代の飽食の時代において、ビタミンCが不足するということは、ほとんどありません。ビタミンCがコラーゲン線維を形成するのに重要であるという事実から、「ビタミンCを普段の食事にプラスして摂取すると皮膚や血管にとってよい効果が得られる」と拡大解釈されるようになったのだろうと思われます。ただし、ビタミンCを過剰に摂取しても、よりコラーゲンが産生されるわけではなく、サプリメントなどでは逆に下痢や吐き気などを引き起こす場合があるため、注意が必要です[5]。

アミノ酸の取り込み

私たちは、生きるために動物（肉や魚）、植物（野菜）、そして微生物（納豆菌や乳酸菌）などを毎日摂取しています。これら食物をただ摂取するだけではなく、食物に含まれる栄養素、つまり糖（グルコース）、タンパク質（アミノ酸）、脂質を体で利用できる形で取り出し、そして生命活動に必要なエネルギーや体を構成する物質をつくり出しています。これらのことを可能にするためには、まず食物を細かく破砕することが必要です。このような、食物の形態だけを変化させ、食物に含まれている物質の化学構造は変化させない過程のことを、「物理的（または機械的）消化」と呼びます。それはちょうど、食物をミキサーで粉々にするのに似ています。私たちの体では、食物を歯によって咀嚼し、口から胃に運ぶ過程がこの物理的消化に当てはまります。

小腸の粘膜では、比較的単純で小さな限られた種類の物質しか体内に吸収できません。そのために、物理的消化をした食物の化学構造を分解し、体内に吸収可能なものにする必要があります。この変化させる過程を「化学的消化」と呼び、消化酵素によって行われます。この消化酵素は、消化管自身から分泌されますが、唾液腺や膵臓などの臓器からも分泌されます。そのため、胃、十二指腸、小腸、大腸といった消化管と膵臓などを合わせて消化器と呼びます。大腸では、消化液で分解されなかった物質を腸内細菌によって分解する「生物学的消化」と呼ばれる反応も行われています。

アミノ酸が多数結合してできたタンパク質の場合、胃液に含まれるタンパク質分解酵素であるペプシンによって、ある程度の長さのアミノ酸が連なった鎖にまで短く切られます。その後膵臓から分泌されるタンパク質分解酵素であるトリプシンやキモトリプシンによってアミノ酸単体やアミノ酸が数個結合したポリペプチドにまで分解され、小腸上皮細胞の細胞膜上に存在する輸送体（トランスポーター）によって細胞内に取り込まれ、毛細血管へと輸送されます。

では、コラーゲンを食べるとどうなるのでしょうか？　コラーゲンは、先に述べたように、グリシン、プロリン、4-ヒドロキシプロリンといったアミノ酸が多数連なって結合したタンパク質です。コラーゲンを食べると、コラーゲンのまま体内に直接取り込まれるわけではなく、上記のように分解（消化）され、アミノ酸単体として取り込まれることになります。つまり、コラーゲンを摂取しても、そのまま体内でコラーゲンとして用いられることはありません。同様に、肉や魚、大豆などのタンパク質を含む食物を摂取すると、コラーゲンのようにアミノ酸単体として体内に取り込まれます。

コラーゲンペプチド？

インターネットで「コラーゲン」と検索すると、「コラーゲンペプチド」という情報がよくヒットします。この「コラーゲンペプチド」は、「低分子コラーゲン」とも呼ばれています。これらの物質は、動物（ブタ、ウシ、ニワトリなど）由来のコラーゲンを分解して得られる短いペプチドのことです。

コラーゲンペプチドは、コラーゲンを事前に消化酵素で分解しているため、体内への吸収がよいとされています。たとえば、ブタ皮膚由来のコラーゲンペプチドをヒトに経口投与したところ、コラーゲンを構成するアミノ酸のうちプロリンと4-ヒドロキシプロリンの二つのアミノ酸がつながったジペプチドが、投与後数時間で血中に増えることが報告されています[6,7]。また、最近の研究では、グリシンとプロリンと4-ヒドロキシプロリンの三つのアミノ酸がつながったトリペプチドが、血中に増加するだけでなく、皮膚にも到達するということも報告されています[8]。一方、マウス個体やマウス由来軟骨細胞株を用いた研究では、プロリンと4-ヒドロキシプロリンのジペプチドが軟骨細胞の分化を調節する遺伝子の発現を制御することで、関節軟骨の維持に関与する可能性が報告されています[9]。また、マウス由来線維芽細胞株を用いた実験では、これらのジペプチドやトリペプチドが線維芽細胞株に取り込まれ、コラーゲンの産生を促したり、細胞の分化や増殖を促したりすることが示唆されています[10]。

これらのことから、コラーゲンペプチドは単に吸収がよいだけでなく、さまざまな生理機能を有している可能性があります。今後は、コラーゲンペプチド由来のジペプチドやトリペプチドがどのような分子機構で、ヒトの生体における標的細胞の遺伝子発現や生理機能を調節するのかを明らかにする、ヒトを対象とした基礎研究が必要不可欠です。

一方、皮膚に直接コラーゲンペプチドを塗ることで、皮膚の老化を抑えることはできるのでしょうか？　私たちの皮膚は、真皮と表皮からなり、表皮が肌の表面にあたります。表皮の厚さは約0.2ミリ程度です。表皮は、外側から、角質層、顆粒層、有棘層、基底層の四つの層から構成されています（図3・2）。角質層（いわゆる角質）には、死んだ角質細胞がミルフィーユのように10から20層

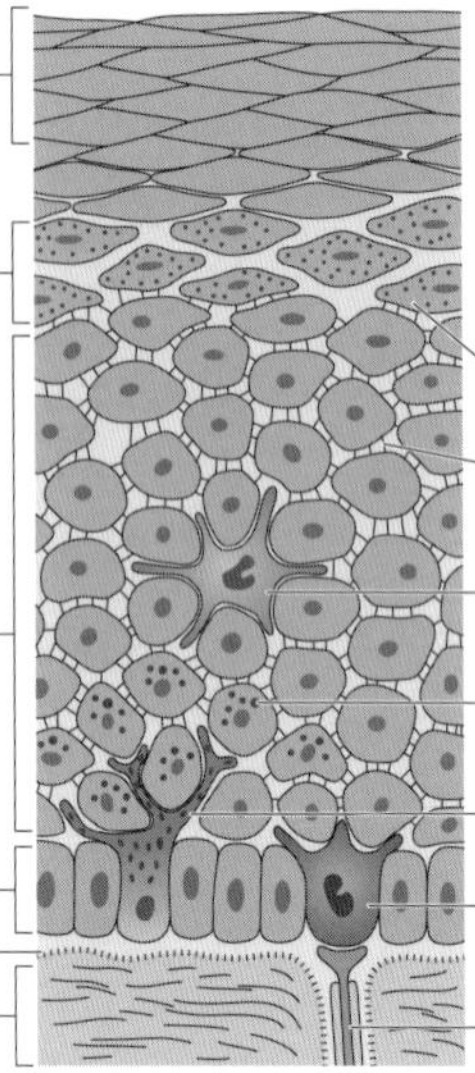

図 3.2　表皮の組織構造（(11) の図 116 を改変）

ケラチノサイト（表皮角化細胞）の中に見られるケラトヒアリン顆粒は、紫外線を反射させて深部に浸透することを防止する役目を果たしている。ランゲルハンス細胞は、皮膚における細胞性免疫（第 18 章も参照）を担っている。メラニンは、メラノサイト（色素細胞）で産生される。このメラニンは、メラノサイトからケラチノサイトへと供給され、紫外線による皮膚の傷害や光発がん、光老化を防御している。メルケル細胞は、皮膚における上からの圧力や側面からの引っ張りによる皮膚表面の変形を感知する、触覚を司る受容器細胞。そのため、神経線維（ニューロン）と接続している。

ほどにも重なって、肌の表面を覆っています。この角質層は、吸水性や保湿性に富んでいますが、皮膚の新陳代謝によって自然と剥がれ落ちます。化粧水や美容液が浸透するのは、この死んだ角質細胞までで、それよりも下、つまり生きている細胞で構成されている、顆粒層、有棘層、基底層には届きません。ただ、コラーゲン自体に保水性があるので、コラーゲンペプチドが含まれた化粧品を皮膚に塗ることは、角質層の保湿に役立ちます。

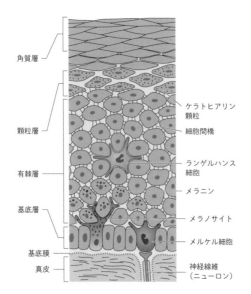

しかし、皮膚の老化を抑え、さらには皮膚が若返るということは期待できません。

バランスが大切

このような話を学生にしたところ、「父はサイクリングやジョギングした後のビールはすごくおいしいといって、いつもお酒を飲みすぎているのですが、お酒はほどほどにして、サプリメントに頼らず、日焼け止めクリームをしっかり塗って、バランスのよい食事を摂るように心がけてほしいと父に話してみます」と話してくれました。

コラーゲンの合成には、アミノ酸だけでなくビタミンやミネラルも重要な役割を果たしています。「美容と健康」のことを考えるのであれば、サプリメントよりも、四季折々の多彩で新鮮な食材をバランスよく摂ることをお勧めしたいと思います。

なお、国立研究開発法人医薬基盤・健康・栄養研究所が運営する公式サイトでは、話題の食品成分の科学情報についてわかりやすく記載しています[12]。

第4章

グルテンフリーって体によいの？

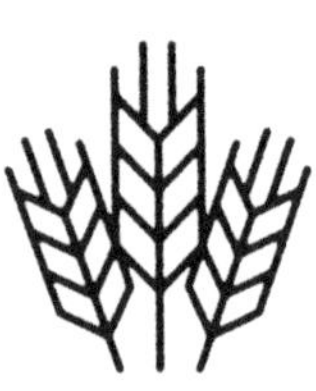

第1章で糖質制限食について解説しましたが、この糖質のように、ある特定の栄養素・成分が、確固たる根拠のないまま「健康を害する悪者」とみなされ、それをできるだけ摂取しないようにすべきだという考えが広まることがあります。そして、近年、新たな敵としてみなされているのが「グルテン」と呼ばれる物質で、その摂取を控えることで健康を手に入れようとする「グルテンフリー」という食事法が注目を集めています。では、グルテンには健康を害する作用があるのでしょうか？ また、グルテンフリーの食品を食べていると健康になれるのでしょうか？ さらに、なぜ「グルテンは健康を害する悪者だ」と考えられるようになり、グルテンフリーが広まったのでしょうか？

グルテンとセリアック病

グルテンとは、小麦に含まれる物質で、グルテニンとグリアジンと呼ばれるタンパク質が水を吸収し、組み合わさることで形成されます（図4・1）。パンのモチモチした食感やうどんのコシは、グルテンによるもので、薄力粉に比べて強力粉ではグルテンの含有量が多くなっています。

グルテンが原因で体調が悪化する病気として、「セリアック病」があります。グルテンには、消化されにくいという性質があり、アミノ酸まで分解されずに、プロリンやグルタミンというアミノ酸を含むペプチドが一部残ります（ペプチドに関しては第3章をご参照ください）。そのように断片化されたペプチドが小腸上皮細胞の隙間に入り込み、抗原提示細胞[i]の表面にあるヒト白血球型抗原（Human Leukocyte Antigen, HLA：免疫応答において、自己と非自己を見分けるための目印となるタンパク質）に結合することで、抗原として提示されやすくなります。その結果、炎症性物質（サイトカイン）が放出されることで、十二指腸から小腸の粘膜で炎症が生じて絨毛が萎縮してしまいます（図4・2）。さらに、ナチュラルキラー（natural killer, NK）細胞などのはたらきも高まり、上皮細胞が損傷・破壊されることで腹痛や下痢が生じたり、栄養素を吸収できなくなって、栄養失調（体重減少、疲労感、貧血など）に陥ったりします（このような免疫系の詳しい仕組みに関しては第18章をご参照ください）（図4・2）。

i ――異物の断片を自分の表面上に結合させ（このことを「提示」といいます）、T細胞（リンパ球の一種で、免疫系でもっとも重要な細胞の一つ。胸腺［Thymus］で成熟化されることから、T細胞と呼ばれる）を活性化する役割を担う細胞のこと。

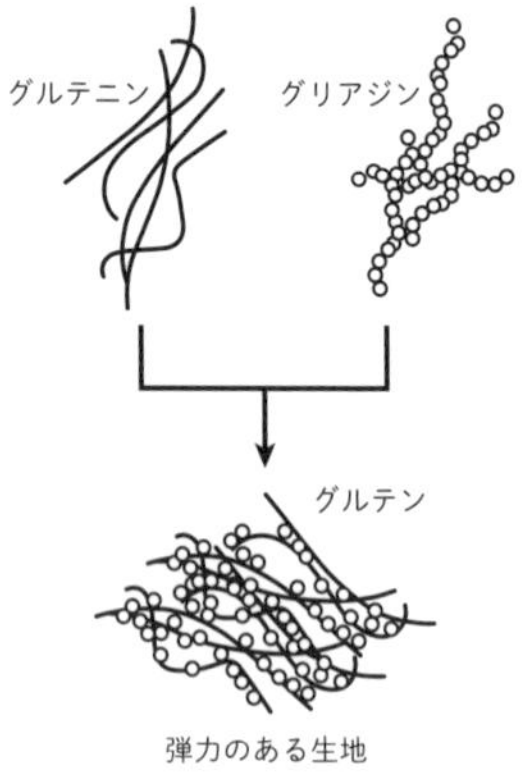

図 4.1　グルテンの構造

ただし、セリアック病は誰もが発症する病気というわけではなく、なりやすい遺伝的要因があることがわかっています。断片化されたグルテンペプチドがＨＬＡに結合すると先ほど述べましたが、数多くあるＨＬＡのなかでもＨＬＡ-ＤＱ２とＨＬＡ-ＤＱ８と呼ばれる型がグルテンペプチドとの親和性が高く（結合しやすく）、セリアック病患者は、このどちらかの型を保有していることがわかっています。[1] つまり、このような遺伝的要因とグルテン摂取量の増加によってセリアック病が発症すると考えられています（ＨＬＡ-ＤＱ２／ＤＱ８型を保有していると必ず発症するというわけではないので、遺伝的要因に加えてグルテン摂取量の増加という環境的要因も発症に寄与していると考えられます。なお、ＨＬＡの種類に関しても、理解しやすいように簡略化して書いたので、より詳しい情報を知りたい方は専門書をご参照ください）。

これまでに世界各国で行われた調査結果を統合・解析した論文によれば、全世界におけるセリアック病の有病率は約１パーセント前後だと推定されており、小麦粉製品の摂取量が多い欧米で有病率がとくに高いことが報告されています。[2] 一方、日本では、ＨＬＡ-ＤＱ２／ＤＱ８型を保有する人が少ないため、有病率は低いといわれています（ある調査によると、日本人におけるセリアック病の有病率は０・０５パーセントほどだと推定されています）。[3] 残念ながら、セリアック病を完治させる治療法は現時点ではないため、その患者は、グルテンを含まない食事、すなわち「グルテンフリー」の食事

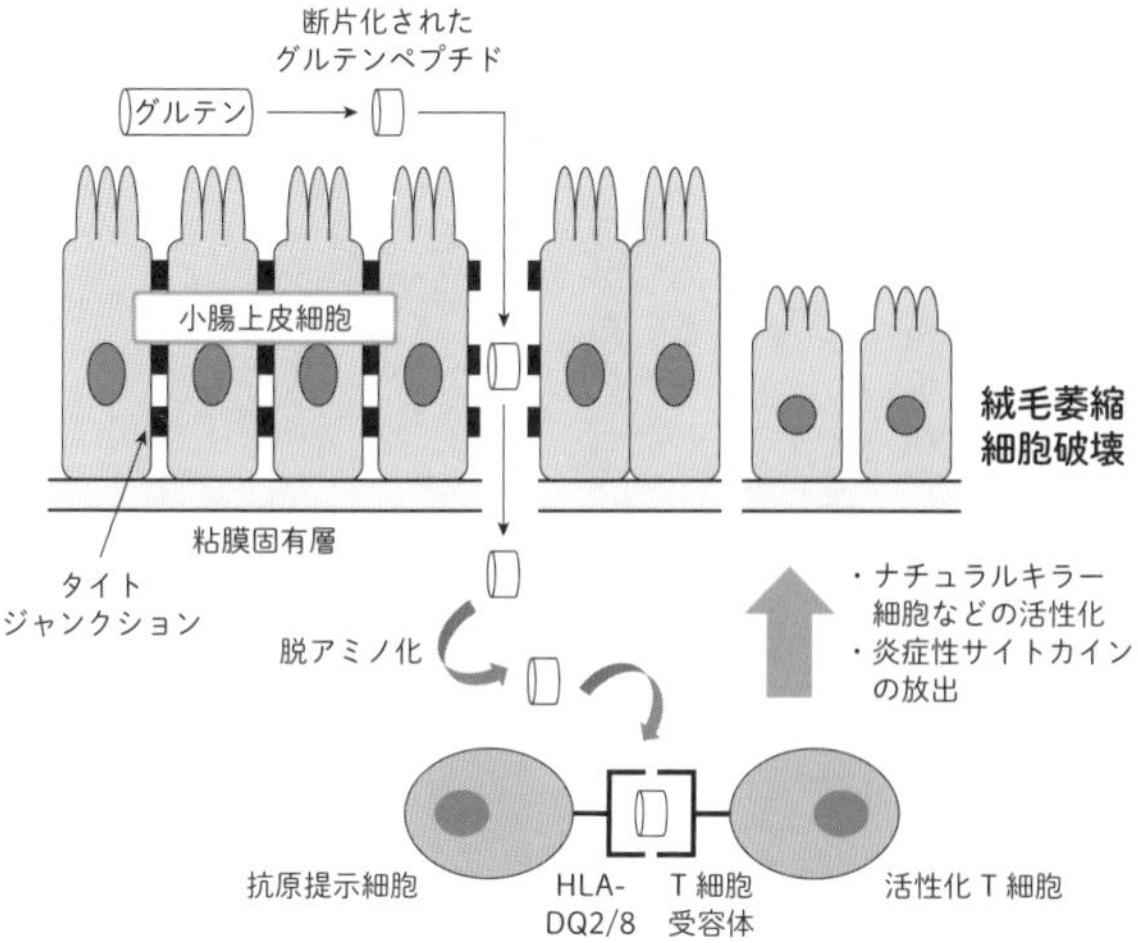

図 4.2　セリアック病の発症機序

を摂ることが必要となります。

なお、セリアック病に似た症状として、「小麦アレルギー」があり、日本では成人の約0.2パーセントが発症しているといわれています[4]（セリアック病はアレルギーではなく、自身の組織に対して攻撃を加え、障害を生じさせる「自己免疫疾患」に分類されます）。小麦アレルギーは、小麦に含まれる成分が体内に吸収され、それに反応する抗体（免疫グロブリンE［Immunoglobulin E, IgE］抗体）が産生されることで、再び小麦を食べた際にヒスタミンと呼ばれる物質などが放出されるようになり、アレルギー症状（じん麻疹やかゆみなどの皮膚症状、腹痛、喘息などの呼吸器症状および呼吸困難や血圧低下といった重篤な状態［アナフィラキシーショック］）が現れる状態を指します。グルテンの構成要素の一つであるグリアジンも、小麦アレルギーの原因物質の一つといわれていますが、小麦に含まれるそれ以外の成分がアレルギー症状の原因になっている場合もあります。したがって、「グルテンフリーだから小麦アレルギーの人が食べても大丈夫」と安易に考えるべきではありません。

非セリアック・グルテン過敏症とは?

セリアック病の診断は、多くの場合、十二指腸・小腸を一部採取して組織学的に評価する（小腸の粘膜から組織サンプルを採取して顕微鏡で調べる）ことと抗体検査（血清抗体価）によって判断されます。実は、このような診断ではセリアック病と判定されないものの、グルテンを摂取した際に体調不良を訴える人がいます。そのような人たちは、「非セリアック・グルテン過敏症」と呼ばれます（その原因・機序も現在のところわかっていないようで、グルテン関連疾患のうち非自己免疫・非アレルギー系に分類されます）。ネットの記事では「グルテン過敏症の人はとても多い」と書かれていたりしますが、世界各地で行われた調査によれば、発症率は1.7－13パーセントであることが示されています。[5,6] このように、調査結果の数値にかなりの幅があるのは、グルテン過敏症であることを判定するための正確な診断方法や診断基準・バイオマーカー（病状の変化や治療の効果の指標となるもの）がいまだ確立されておらず、主に自覚症状に基づいて診断や調査が行われているためです。

グルテン過敏症のもっとも有用な診断方法として、グルテン含有食とグルテンフリー食（プラセボ食）をそれぞれ一定期間摂取した際の症状を二重盲検法で評価するというものが提案されています。[7] 二重盲検法とは、検査を受ける患者とその患者を直接診断する人の両者が、どちらの食事がグルテン含有食かグルテンフリー食かがわからない状態で検査を行うことをいいます。また、2種類の食事を食べる順番も患者ごとにランダムに変えます。この方法を用いてグルテン過敏症の診断・評価を行った研究論文をすべて集めて、結果を再解析した論文が報告されています[8]。その解析結果によると、グルテン含有食を摂取したときにだけ症状の悪化がみられたのは、グルテン過敏症とされる人のうち、わずか16パーセント（231名中38名）だけであったこと、つまり、グルテン過敏症とされる人たちの大部分が、実際にはグルテンが原因で体調不良になっているわけではないという可能性が示されています[8]。また、グルテンを含まないグルテンフリー食（プラセボ食）を摂取した場合にグルテン含有食と同程度の症状が現れた人、もしくはグルテン含有食を摂取したときよりもむしろ症状が悪化した人が、グルテン過敏症とされる人たちのうち約40パーセント（231名中94名）もいたことが報告されています[8]。

「この成分は健康に悪い」といったようなネガティブな情報を事前に与えられ、その情報を信じている場合に、当該成分が入っていないもの（同じような形をしていて見分けがつかないもの）を摂取しても症状が悪化することを「ノセボ効果」といいますが、この解析結果は、グルテン過敏症ではノセボ効果が強く現れることを示唆しています（このような人たちを「非セリアック・プラセボ過敏症（プラセボ＝グルテンフリー食に対しても過敏に反応してしまう症状）」と呼んでいる論文もあります）。したがって、グルテン過敏症による体調不良で苦しまれている方も確かに存在すると思いますが、その数は予想されているよりも少ないのかもしれません。「日本人のほとんどが、小麦があわない体質で、その原因がグルテンにある。多くの日本人がグルテンの摂取を控えるべきだ」ということが記載されているサイトも見られますが、かなり誇張された情報だと思われます。

健康な人に対するグルテンの影響

セリアック病ではなく、またグルテン過敏症でもない健康な人でも、グルテンフリーを実践すべきなのでしょうか？　たとえば、あるサイトには、「グルテンは、リーキーガットを引き起こし、体調不良の原因となる！」と書かれていたりします。「リーキーガット」とは、「タイトジャンクション」と呼ばれる小腸上皮細胞同士の結びつき（図4・2）がゆるやかになり、未消化の大きな物質がそこから体内に侵入し、問題を生じさせるというもので、日本では「腸もれ症候群」と呼ばれることもあります。グルテンの構成要素の一つであるグリアジンには、タイトジャンクションを緩め、小腸の透過性を亢進する作用があるといわれています。実際、ある研究では、健康な人から採取した小腸の組織を試験管のなかで培養し、それに対してグリアジンを作用させたところ、腸の透過性が上昇したという結果が報告されています。[9]　ただし、その程度は、セリアック病の患者から採取した組織での変化に比べるととても小さなものです（セリアック病の人では、グリアジンによるこの作用により、炎症反応がさらに増長されるといわれています）。さらに、採取した組織を用いた研究ではなく、実際に健康な人がグルテンを摂取した場合には、腸の透過性は上昇しなかったという報告もあります。[10]　したがって、「グルテンが健康な人の胃腸系に問題を生じさせる」ということを支持する強力・明確なエビデンスは現在のところ得られていないと思われます。

また、大規模調査で得られた結果から、非セリアック病でグルテンフリー食を摂取している人たちのデータを抽出・解析した結果も報告されていますが、そこでも、メタボリックシンドロームや心血管系疾患のリスクに対するグルテンフリーの効果は認められていません[11]。さらに、内閣府の食品安全委員会も、グルテンが腸内環境を悪化させるということに関して「公的機関からの知見・情報を見出すことはできなかった」としており[12]、「グルテンによる健康影響について科学的根拠が確かな情報は、セリアック病以外に懸念を示唆するに十分な資料はない」とコメントしています[13]。

以上のように、健康な人がグルテンフリーを実践することを支持する明確な科学的根拠は今のところほとんど報告されていないと思われます。逆に、グルテンフリー食品だけを摂取しようとすると、食品の選択肢が減り、偏った食事となりやすく、健康を害してしまうという危険性も指摘されています。たとえば、グルテンフリー食では、食物繊維、ビタミン（D、B_{12}、葉酸など）およびミネラル（鉄、亜鉛、マグネシウム、カルシウムなど）が不足しやすくなる一方で、脂質・トランス脂肪酸、塩分の含有量が多くなりがちであることや[14,15]、魚類や米の摂取量が増えることで重金属（水銀、カドミウムなど）が体内に蓄積しやすくなることなどが報告されています[16]。さらに、グルテンの摂取量が多い人では、糖尿病の発症リスクが低いという関係が認められたという報告もあります[17]。

以上のような結果に基づいて冷静に判断すれば、セリアック病や適切な検査によってグルテン過敏症と診断・判定された場合を除いて、健康な人に対してグルテンフリー食品を積極的に推奨できるほどの確たる理由は現在のところ見当たらないといえるでしょう。

スポーツ選手とグルテンフリー

日本でグルテンフリー食が広まった要因の一つに、ある有名プロテニス選手の経験談が書籍化・翻訳され、ベストセラーになったことがあげられます[18]。血液検査によって体調不良の原因が判明したということなので、この選手はセリアック病（もしくは小麦アレルギー）だったと推察されますが、彼はこの本のなかでグルテンフリーを実践することで世界のトップまで上りつめたと述べています。そのような経験談から、「グルテンフリー食が優れたパフォーマンスを生み出す要因だ」と考えるスポーツ選手も増えたようです。ある調査では、半分以上の食事においてグルテンフリーを実践しているスポーツ選手（セリアック病ではない選手）が全体の4割を超えており、さらには、そのような選手の半数以上が「グルテンフリーによってパフォーマンスが向上すると思う」と回答しています。ちなみに、グルテンフリーを行っていない選手でも、その4分の1が「グルテンフリーでパフォーマンスが向上すると思う」と回答しています[19]。このようにスポーツ界では、「グルテンフリーにはパフォーマンスを向上させる効果がある」という考え方が広まっているようです。

セリアック病を抱えた選手では、当然のことながら、グルテンを摂取すると体調が悪化し、パフォーマンスも低下しますが、セリアック病ではない健康な選手でもグルテンによってパフォーマンスが低下する／グルテンフリーの食品によりパフォーマンスが向上するのでしょうか？　この疑問を解決すべく行われた研究を一つ紹介します。この研究では、セリアック病ではない自転車競技選手（13名）に対して、グルテンフリー食とグルテン含有食（1日あたり16グラムのグルテンを含む食事）

をそれぞれ1週間ずつ摂取させたのちにパフォーマンステストを実施するという実験が行われました（どちらの食事を先に摂取するかはランダムに決め、両試行の間には、影響が残らないように最低1週間以上の間隔を設けてあります）。その結果、パフォーマンステストの成績ならびに胃腸系の症状は、グルテンフリー食を摂取した試行とグルテン含有食を摂取した試行との間でまったく差がなかったことが明らかとなりました。[20] もし、グルテンの摂取によって体調が少しでも悪化するようであれば、全力を発揮することができず、パフォーマンスに明確な差が見られるはずですが、そのような変化は認められていません。グルテンとパフォーマンスに関する研究はまだ数が少なく、この研究における介入期間も1週間と比較的短期間であったため、より長期的な介入研究が今後行われた場合には結論が変わる可能性は十分にあると思われます。しかしながら、現在のところ、セリアック病ではない健康な選手において、グルテンがパフォーマンスを悪化させる／グルテンフリーがパフォーマンスを向上させるということを支持する結果は得られていません。

先ほど紹介した有名プロテニス選手は、セリアック病であったがゆえに、グルテンフリーは必要不可欠であったと思われます。しかしながら、これまでに報告されている結果に基づいて判断すると、セリアック病ではない選手が積極的にグルテンフリーを実施することのメリットはほとんどないと考えられます（ノセボ効果とは逆のプラセボ効果によって、パフォーマンスが向上する可能性は十分にありますが……）。また、先ほど述べたように、グルテンフリー食品だけを摂取しようとすると、食品の選択肢が少なくなり、重要な栄養素が不足することもあります。世界トップの選手の場合には、グルテンフリーであっても栄養素が不足しないように、食事の面でのサポート体制も万全であったはずですが、そのようなサポートが受けられない場合、グルテンフリーにすることで、重要な栄養素が不足してしまい、パフォーマンスがむしろ悪化してしまう可能性が高くなります。

なぜグルテンフリーが広まっているのか？

セリアック病の患者および適切な検査によってグルテン過敏症と診断・判定された方にとっては、グルテンフリー食は欠かすことのできない食事法であるといえます。しかしながら、これまで紹介してきたような研究データ・知見をそのまま素直に判断すれば、健康な人やスポーツ選手に対してグルテンフリー食を積極的に推奨できる根拠はほとんどなく、それによって恩恵を受ける人の数も、予想されている（ネット上でいわれている）数よりは少ないと考えられます。にもかかわらず、世間からの注目度は増し、グルテンフリー食品の市場規模も年々大きくなっていますが、それはなぜなのでしょうか？

先ほど示したテニス選手のような有名人がグルテンフリー食を摂取している姿や経験談がＴＶやネットで紹介されたりすると、研究データよりも身近でわかりやすく、とても効果的であるように映ります。その結果、「彼らの強さや健康・美の秘訣はそこにある！」という考えを抱くとともに、そのような情報を重視するようにもなります。このように、科学的・医学的に証明されている治療法よりも、経験談などの身近で目立つ情報を優先して判断してしまう認知バイアスのことを「利用可能性ヒューリスティック」と呼びます（がん患者が、科学的なデータやそれによって裏付けられた治療法よりも、「これでがん細胞が消えました！」というセンセーショナルな広告の内容を信じてしまい、怪しげな民間療法にとびついてしまうのも、利用可能性ヒューリスティックの一例です）。実際、先ほど紹介したスポーツ選手を対象とした調査[19]でも、「ネットや指導者・トレーナーおよび他の選手からの話が主な情報源となっている」という結果が報告されており、科学的・医学的なエビデンスを参考にしている人の数はとても少ないと予想されます。

先ほど、グルテン過敏症の診断において明確な診断基準やバイオマーカーがないことやグルテンに関してはノセボ・プラセボ効果が現れやすいことを述べましたが、こうした特徴も以下のような流れを形成することに寄与し、グルテンフリーの流行に拍車をかけているように思われます。

（1）自分の体調が優れない場合、何かにその原因を求めたくなる。
（2）グルテンフリーで回復したというような経験談をネットや書籍で目にすると「私の体調不良の原因もグルテンかもしれない」「グルテンフリーを試してみよう」と考える。
（3）事前にグルテンフリーを実践した人の経験談を読んで、「グルテンフリーは効果的！」「グルテンこそが原因だ！」と思い込んでいる（期待している）ため、グルテンフリー食を実施した際にプラセボ効果（グルテンによるノセボ効果）が現れやすく、「グルテンフリーが効いた！」とその効果を信じるようになる。
（4）明確な診断基準・バイオマーカーがないため、「グルテンこそが体調不良の原因だ」「グルテンフリーは効果的」という考えは否定されにくい。

（5）このような経験をした人たちが自らの経験談（「原因不明の体調不良がグルテンフリーで消えた！」というような経験談）をSNSに載せることで、その数がさらに増え、世の中に広まっていく。

ベストセラーとなった『「学力」の経済学[21]』では、著者の中室牧子氏が第1章の冒頭で以下のように述べています。

「子育てに成功したお母さんの話を聞きたい」という欲求自体に問題があるわけではありません。しかし、どこかの誰かが子育てに成功したからといって、同じことをしたら自分の子どもも同じように成功するという保証は、どこにもありません。子どもの成功にはあまりにも多くの要因が影響しているからです。

このことは、健康問題にも当てはまります。私たちの体調・健康はとても多くの要因によって調節されていて、その状況は個人個人で大きく異なります。誰かの成功例と同じことをしたからといって、自らの体調に関する問題が同じように解決するわけではありません。また、「○○を行うことで症状が改善した」という経験談も、確かにそのような人が存在するのかもしれませんが、改善したのは全体のうち何名なのか？　もしかしたら、成功例よりも失敗例の方が多かったという可能性も否定できません（研究でもそうですが、ネガティブな結果・事例は公表されにくい傾向にあり、このことは

「パブリケーション（出版）バイアス」と呼ばれます）。加えて、その行為以外の伝えられていない部分のほうが、健康状態の改善に大きく貢献していたという可能性も十分に考えられます。とくに、スポーツ選手やセレブリティは健康意識が高く、生活習慣全般が健康的であり、そのことが体調や美しさを保つことにつながっている可能性が高いはずです。

栄養・健康情報を伝えることの難しさ

私たちがネットなどで情報を検索する際には、正しい情報を探すというよりも、自らの判断・考えを支持してくれるような情報を探すことで安心し、反対意見は意図的に見ないようにする傾向があります。このような傾向は「確証バイアス」と呼ばれます。最近ではＳＮＳなどを通じて膨大な情報が日々発信されているため、自分の意見を裏付ける情報（正しいものとは限らない）を見つけることは、かつてないほど容易になっています。さらに、検索サイトも、検索・閲覧履歴などの情報に基づいて、その個人が求めていそうな情報を検索結果の上位に表示するような仕組みになっていて、確証バイアスの形成に拍車をかけています。このような状況になると、研究者が科学的なデータをいくら提示したとしても、意見を変えるのはとても難しくなります。むしろ、データを見せればそうほど、相手がより頑なになり、自分の意見を支持する別の情報をネットから探しだして、新たな反論を展開しはじめるなど、かえって両者の間の溝が深くなることもあります（この本で「このような科学的データ・根拠がありますよ」と示しても、なかなか伝わらず、むしろ俗説を信じている人たちをよ

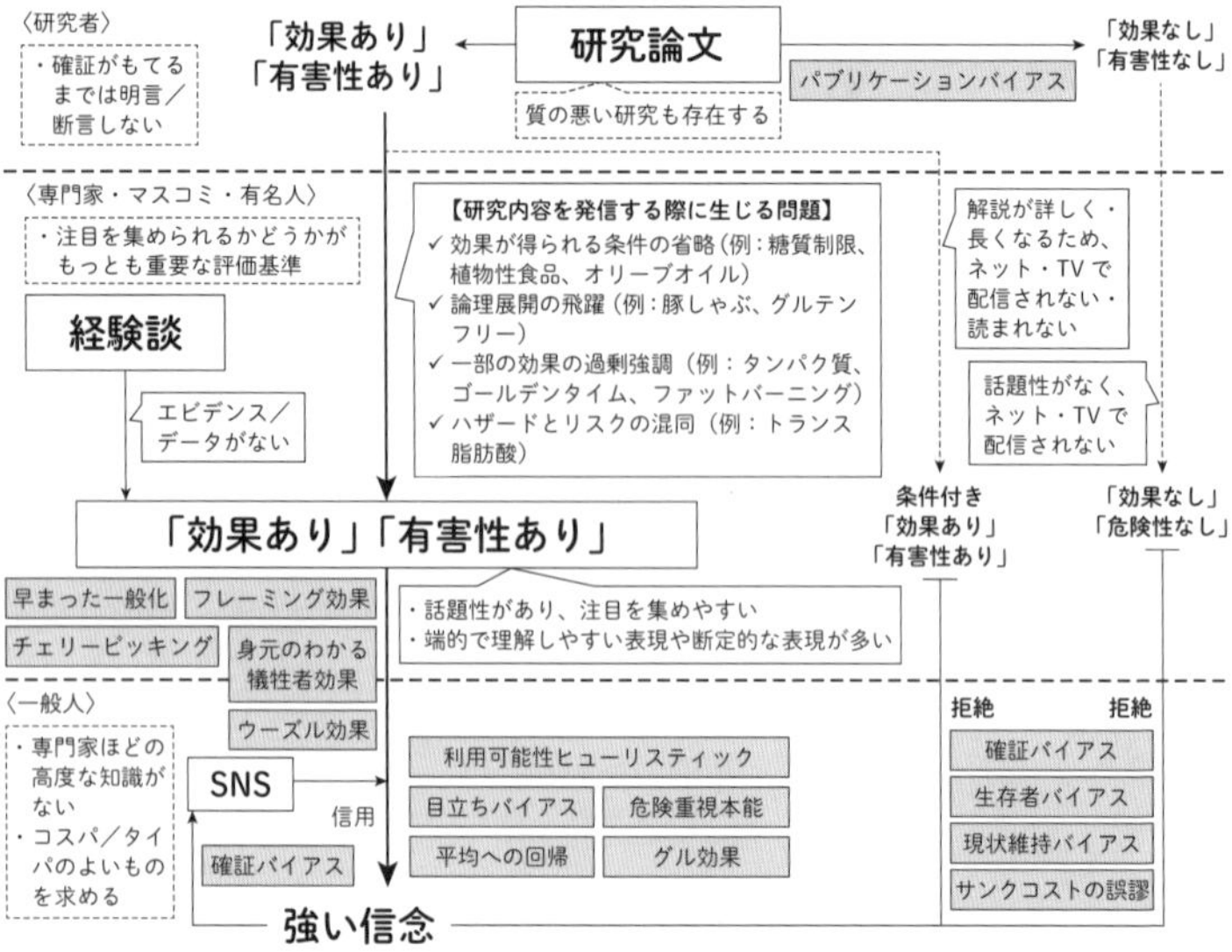

図 4.3　健康に関する科学的な情報の伝わり方とバイアス

バイアスは網掛けで示した。この図には、本章のなかで説明したもの以外のバイアスも含まれる（それぞれのバイアスに関する詳しい説明は専門書を参照）。

り遠ざけることになっているのかもしれませんが……）。以上のように、健康情報が伝えられる際には、情報の発信者側によって取捨選択が行われたり、情報の受け取り側にも数多くの認知バイアスがかかったりすることで、研究論文として最初に報告された内容が正しい形で一般の人たちにまで伝わりづらく、そして強い信念を生み出しやすい状況が生まれてしまっています（図4・3）。

体調が優れずに不安な状況にある場合、「その原因はこれだ」「これをすれば治る」といわれた方が安心できますし、私たちもそのような希望をもたらす情報を求めがちです。一方で、多くの研究者は慎重であり、そのように断言するのを避ける傾向にあります。先日、エコノミストと経済学者が討論をしている動画を視聴する機会がありました。各国の財政支出とGDPの間に「相関関係」があるという一つの図を示しながら、「日本も経済成長するためには財政支出が必要」と断言するエコノミストに対して、経済学者が「経済が低迷するにはいろいろな要因があり、それらが組み合わさって複雑なことが起きている。そういう複雑なことが起きているときに、明確な根拠（「相関関係」ではなく、「因果関係」を示す根拠）もないまま『何かが特定の原因だ』『その原因（の芽）さえ摘めば解決します』と断言するのは、情弱ビジネス(ii)以上でも以下でもない」と反論していました。(22) 健康問題に関しても同じようなことがいえるのではないでしょうか。確かに、詳しい検査・診断によって体調不良の原因が判明した場合には、その原因物質を除くこと、もしくは不足している物質を補うことで体調が回復していくでしょう。しかしながら、先ほど述べたように、人間の体調・健康状態にはさまざまな要因が複雑に絡み合って影響を及ぼしており、それらのどこが悪化して体調が崩れたのかということを特定するのは難しい場合が多いはずです。そのような原因が特定されていない不確かな状況において「体調不良の原因はこれだ！」と危機感を煽ったり、「これを摂取すべき／摂取すべきではない」と断言したりするのは、とても危うい行為です。不確かな情報や経験談などに惑わされて、怪しい食事法や高価な健康法に引っかかったりすることがないように、冷静な判断をしていただきたいと思います。

ii ――情報を得られない環境にある人や情報を得る能力が低い人を「情報弱者」と呼び、そのような人たちをターゲットにしてビジネスを行うこと。

第5章

「体によい油」の正しい使い方は？

ここ最近、最寄り駅にあるイタリアンレストランで美味しいワインと食事を摂るのが週末の楽しみになっています。最初に注文するのはいつも生ハムの盛り合わせで、オリーブオイルを少しつけていただくと、風味が増してさらに美味しく感じられます。このオリーブオイルは、イタリア料理には欠かせない食材で、一般的に「体によい油」と考えられています。TV番組でも、オリーブオイルをふんだんに使った料理が「健康レシピ」として紹介されたりしていますが、オリーブオイルが体によい油という考えは、いったいどのような情報が根拠となっているのでしょうか？　また、摂れば摂るほど健康になれるのでしょうか？

ネット上の情報とアメリカ食品医薬品局による報告内容との違い

「オリーブオイル」「健康」というキーワードでネット検索してみると、以下のようなフレーズが出てきます（実際のものから少し改変してありますが、ほぼ同じ内容のものがでてきます）。

表現1：アメリカ食品医薬品局は、オリーブオイルには心疾患を予防する効果があることを認めています。商品ラベルにもその効能を謳うことが許可されています。

表現2：オリーブオイルに含まれるオレイン酸は、心疾患の原因となるコレステロールを減らす作用があります。

表現3：イタリアの健康長寿の人たちは、毎朝ジュースにオリーブオイルを入れて摂っていたそうです。毎日大さじ1杯を目安にオリーブオイルを摂取しましょう。

アメリカ食品医薬品局（Food and Drug Administration, FDA）とは、食品や医薬品など通常の生活のなかで接する機会のある製品を取り締まるアメリカの政府機関です。そのFDAが発表している報告書[1]の内容をもとに、表現1のように、オリーブオイルの有効性を伝えようとしているネット記事もあります。では、FDAはどのようなことを報告しているのでしょうか？

FDAは、オリーブオイルの主成分であるオレイン酸と呼ばれる脂肪酸に関して行われた研究・学術論文をすべて集め、それを専門家が評価・審査した結果を報告書として公表しています[1]。その中で、確かに表現1にあるように、オリーブオイルに対して健康強調表示（Health Claim：食品あるいはその成分と疾病や健康状態との関係を表示すること）を許可していますが、その正確な表示内容は以下のようになっています（内閣府食品安全委員会による日本語訳[2]）。

決定的ではないが支持的な科学的な証拠によると、オレイン酸を多く含む油を毎日大さじ約1.5杯分（20グラム）摂取すると、冠動脈心疾患のリスクを低減できる可能性がある。当該便益の可能性を実現するために、オレイン酸含有油は、飽和脂肪酸含有量がより多い油脂に置き換えて摂取すべきであるが、1日の総エネルギー摂取量を増加させてはならない。

1文目には、冠動脈心疾患（心臓を取り巻く血管［冠動脈］が詰まって、心臓に酸素や栄養素が届かなくなり、胸が痛んだり、最悪の場合、死に至ったりする病気）のリスクを減らすと書かれていて、日本のネット記事でもこの部分を根拠として、「毎日、大さじ1杯のオリーブオイルを摂取しましょう」（表現3）と推奨しているようです。しかしながら、より重要なのは2文目です。つまり、オレイン酸を多く含むオリーブオイルによる効果を得るためには、「飽和脂肪酸を多く含む油脂と置き換える」という条件がついているのです。

ここで、脂肪酸の種類について簡単に説明しておきます。普段私たちが摂取している油脂（中性脂肪）は、グリセロールに脂肪酸が3個結合した状態のものです。脂肪酸は、炭素の数と不飽和結合の有無によって分類されます。不飽和結合とは、図5・1に示すように、炭素の両手が水素で「飽和」されず、炭素同士で二重結合している部分のことを指します。このような結合が1個ある脂肪酸を「一価不飽和脂肪酸」といい、複数あるものを「多価不飽和脂肪酸」といいます。オレイン酸は不飽和結合が1個なので一価不飽和脂肪酸です。一方、飽和脂肪酸は、炭素の両手がすべて水素によって飽和されているもので、それを多く含む代表的な油脂として、ラード（豚脂）や牛脂

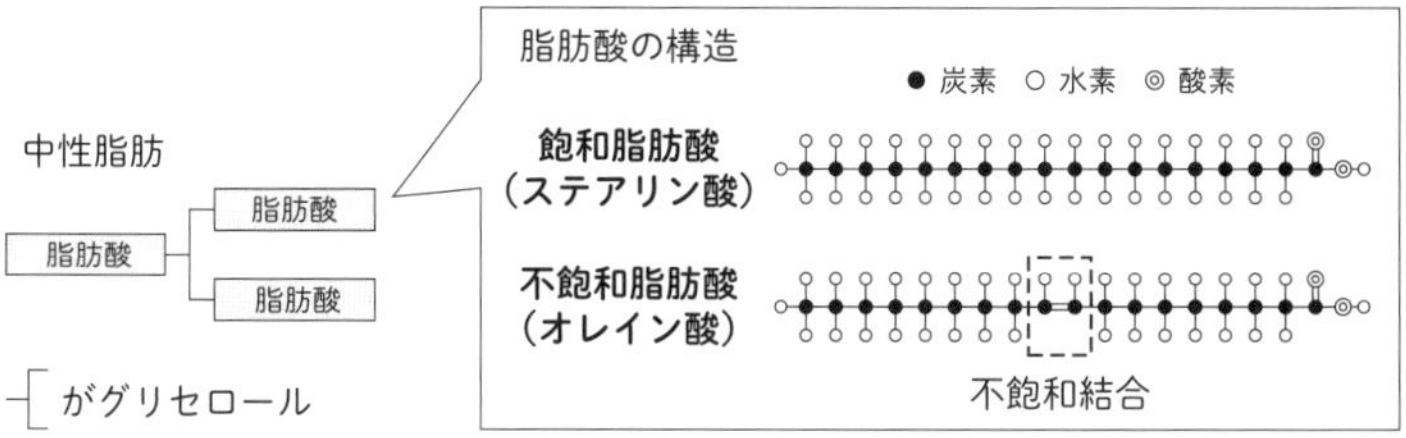

図 5.1　中性脂肪と脂肪酸の構造

などの動物性油脂があげられます。冠動脈心疾患は、図5・2に示すように、血液中に増加した低比重リポタンパク質コレステロール（LDL‐コレステロール）が原因となって発症することが明らかとなっていますが、飽和脂肪酸は、このLDL‐コレステロールの血中濃度を増やすことで、冠動脈心疾患の発症リスクを高めると考えられています（飽和脂肪酸の摂取量の増加にともない、血中LDL‐コレステロールの値も高まるという関係が認められています）[3]。実際、世界各国で行われた数多くの調査において、飽和脂肪酸の摂取量が多い国ほど、冠動脈心疾患の発症率が高いという結果が報告されています[4]。以上のような知見から、飽和脂肪酸は「悪い油脂」、LDL‐コレステロールは「悪玉コレステロール」といわれるようになっています。なお、ネット上では「飽和脂肪酸を多く摂取した場合には、血中でそれらが固まり、血管を詰まらせることで心疾患の原因となる」といった表現も見られますが、これは間違った説明だといえます。第6章で詳しく説明しますが、確かに、不飽和脂肪酸に比べて、飽和脂肪酸は結晶化・固形化しやすい性質をもつものの、水分をはじめ他の物質・成分が多く含まれ、体温で温められている血液中では、飽和脂肪酸が大きな結晶・かたまりとなって、血管を詰まらせることは、まずありえません。

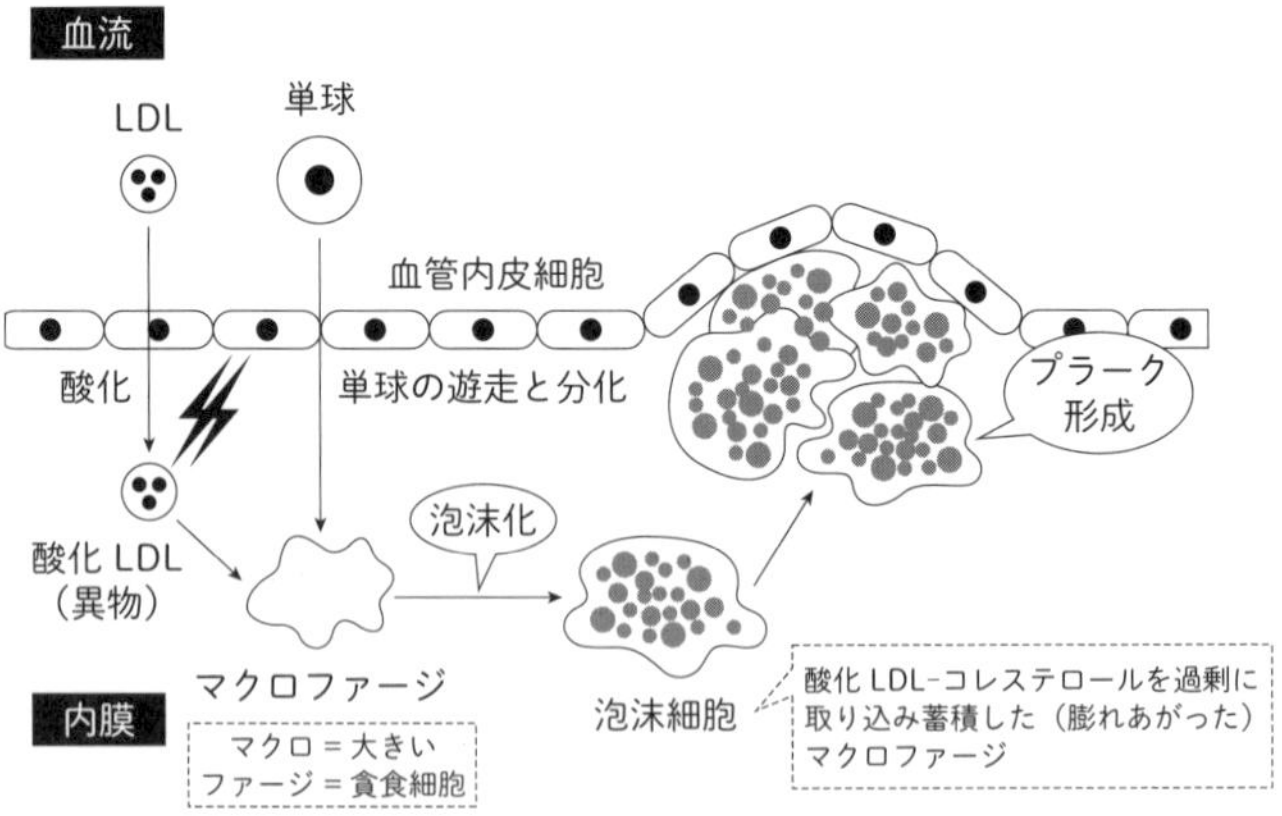

図 5.2　LDL による冠動脈心疾患の発症メカニズム

LDL の血中濃度が大きく増加すると、その中の一部が動脈の内皮細胞を通過し、動脈壁へ取り込まれる。動脈壁に取り込まれた LDL が酸化されて変性すると、マクロファージ（異物を貪食し処理するはたらきをもつ細胞）を動脈壁へと誘導するようになる。動脈壁に入り込んだマクロファージは、酸化 LDL を貪食し、最終的には泡沫細胞となる。泡沫細胞は、さまざまな物質を取り込んだり、増殖したりすることで、やがて粥状の塊（アテローム性プラーク）となる。大きくなったプラークは、動脈壁を厚くしたり、内側に突き出たりすることで動脈の内腔を狭くし、その結果、心臓を取り巻く冠動脈における血流の減少や遮断が生じ、心疾患の発症に至る。

前置きが長くなりましたが、FDAでは、このような作用をもつ飽和脂肪酸の代わりにオレイン酸を多く含むオリーブオイルを摂取することで、冠動脈心疾患のリスクが低減する可能性がある、ということを認めているにすぎません。さらに、FDAの報告書[1]を詳しく見てみると、「飽和脂肪酸と置き換えることなく、オレイン酸を豊富に含む油脂を摂取するだけで総コレステロールおよびLDL-コレステロールが低下することを報告している研究はない」とも記載されています。したがって、表現2に書かれているように、コレステロールを減らす効果は、「オリーブオイルを摂取すること」で得られるものではなく、「飽和脂肪酸の摂取量を減らすこと」による効果だという可能性が高いといえます（つまり、血中LDL-コレステロールを上昇させる飽和脂肪酸の代わりに、そのような作用が小さいオレイン酸を摂取することで、結果として血中LDL-コレステロールが下がり、冠動脈心疾患のリスクも軽減する可能性がある、ということです）。「LDL-コレステロールを下げる作用のあるオリーブオイルを普段の食事にプラスして摂取しておけば、心臓に対して好ましい効果が得られる」と考えている人が多いと思いますが、そのようなことはけっしていえないのです。

日本のネット記事で省略されている部分がもう一つあります。上記の指摘と関連する部分ですが、2文目の最後にある、「1日の総エネルギー摂取量を増加させてはならない」という記載です。つまり、「体によい」＝「多く摂取したほうがよい」と考えて、その摂取量を増やしてしまうと、エネルギー摂取量が増えて肥満となり、かえって健康を害する結果になってしまいます。日本のネット記事ではこのあたりの情報が欠けていて、「オリーブオイルは体によい油」→「いろんなものにかけて食べよう」となっているように思われます（「バニラアイスにオリーブオイルをかけると血管にとってよい効果が得られる」という記事もありますが、エネルギーおよび脂質の摂取過多につながる不健康なデザートといえるでしょう）。本当に重要なのは、「普段の食事に追加して摂取する」のではなく、「飽和脂肪酸と不飽和脂肪酸を置き換える（したがって、エネルギー摂取量は変わらない）」ということです。

オリーブオイル（とくに、エキストラバージンオリーブオイルと呼ばれるもの）[i]には、健康によい影響をもたらすといわれているポリフェノールなどが含まれているので、オリーブオイルを摂取した際には、それらによる効果が得られるかもしれません。[5] しかしながら、現時点においては、飽和脂肪酸と置き換えない限りは、冠動脈心疾患に対する予防効果はほとんど期待できないという結論になっています。サラダやパスタなどにオリーブオイルをかけて食べることもあるかと思いますが、その際には「飽和脂肪酸と置き換えられているか？」や「そのぶん、エネルギー摂取量が増えすぎていないか？」といった点に注意することが必要となります。

以上のように、オリーブオイルによって冠動脈心疾患に対する効果を得るためには「エネルギー摂取量を増やすことなく、飽和脂肪酸を多く含む油脂と置き換える」という条件がつきます。さらに、これまでに行われた研究では、被験者の数が十分ではないという問題点もあったため、専門家の間で科学的合意に至るには不十分という結論にもなっています。それゆえ、オレイン酸についての健康強調表示は許可されているものの、実際は、その文章の最初にsupportive, but not conclusive evidence（支持する科学的根拠はあるが、その根拠は決定的ではない）という文言がついた「限定的健康強調表示（qualified health claim）」となっているのです。その点についても注意しておく必要があります。

日本人における効果

ＦＤＡが検証する際に収集した研究論文は、すべて海外の研究グループが海外の人々を対象にして行ったものです。したがって、このＦＤＡの報告内容が、日本人にもそのまま当てはまるのかどうか、という点についても慎重に判断する必要があります。先ほど述べたように、オリーブオイルのようなオレイン酸を多く含む油脂による効果を得るためには、「エネルギー摂取量を増やすことなく、飽和脂肪酸を多く含む油脂と置き換える」という条件がついています。では、FDAのあるアメリカと日本では、脂質の摂取状況はどのくらい違うのでしょうか？

一般の人たちの食事内容についてアメリカと日本で行われた調査結果を表5・1にまとめました。アメリカ人と日本人では、脂質の摂取量やその中身に大きな違いがあることがわかります。つまり、日本人では、アメリカ人に比べて脂質の摂取量およびLDL-コレステロールの増加につながる飽和脂肪酸の摂取量が少ない（アメリカ人の3分の2程度）という特徴が見られます。したがって、アメリカ人のように、飽和脂肪酸の摂取量がもともと多い国民にとっては、その代わりにオリーブオイルのような不飽和脂肪酸の多い油脂を摂取する意義がでてくるかもしれませんが、食事の内容が異なる（飽和脂肪酸の摂取量が少ない）日本人に対しても同じことがいえるのか、ということについてはまだ疑問が残ります。日本人の飽和脂肪酸の摂取量をどのくらいにすべきか、という点についてはまだ明確な結論が得られていませんが、厚生労働省から発表されている「日本人の食事摂取基準（二〇

i——エキストラバージンオリーブオイルとは、オリーブの果実を搾って濾過しただけ（化学的処理を行っていない状態）のもので、かつ、酸度（遊離脂肪酸の割合）が100グラムあたり0.8グラムを超えないものを指します。一方、通常のオリーブオイル（日本ではピュアオリーブオイルと呼ばれることが多いオイル）は、品質がやや劣る（酸度：0.8－2.0グラム／100グラム）バージンオリーブオイルを精製したもの（精製オリーブオイル）にバージンオリーブオイルをブレンドしたものを指します（バージンオリーブオイルを一部ブレンドするのは、精製によって失われた風味を戻すためです）。

表 5.1　アメリカと日本の成人における脂質および飽和脂肪酸の 1 日あたりの摂取量（(6、7) より作成）（平均値）

	エネルギー（kcal）	脂質（g）	飽和脂肪酸（g）	脂質のエネルギー比率（%）	飽和脂肪酸のエネルギー比率（%）
アメリカ	2,155	88.2	28.7	36.8	12.0
日本	1,915	61.2	17.9	28.8	8.4

※脂質および飽和脂肪酸のエネルギー比率（総エネルギー摂取量に対する比率）は、脂質のエネルギー量を 9 kcal/g として算出した。

二五年版）」では、飽和脂肪酸の目標量として、総エネルギー摂取量の7パーセント以下という値が示されています[8]。これは、日本人における飽和脂肪酸の摂取量の中央値をもとに設定された値です。日本人といえども、アメリカ人と同じように飽和脂肪酸の摂取量が多い人では、その代わりにオリーブオイルなどの不飽和脂肪酸を摂るといった工夫が必要になるでしょう。しかしながら、日本人の多くは、飽和脂肪酸の摂取量がアメリカ人などに比べて少ないため、そのアメリカ人を対象として行われた研究結果を参考にして、「毎日オリーブオイルを大さじ1―2杯追加して摂ったほうがよい」と考える必要は必ずしもないといえます。また、日本人を対象として行われた調査では、飽和脂肪酸の摂取量に比例して、冠動脈心疾患（心筋梗塞）のリスクが増加する一方で、脳出血のリスクはむしろ低下するという結果も示されています（図5・3）[9]。このような効果が飽和脂肪酸によるものなのかどうかはまだ不明ですが、飽和脂肪酸＝悪者と決めつけて、その摂取量を極端に減らすべきではないのかもしれません。

以上のように、海外で広まり、日本に輸入された健康情報を参考にする場合には、その情報を鵜呑みにするのではなく、普段どのような食生活を送っている人を対象に行われた研究なのか、そのような人た

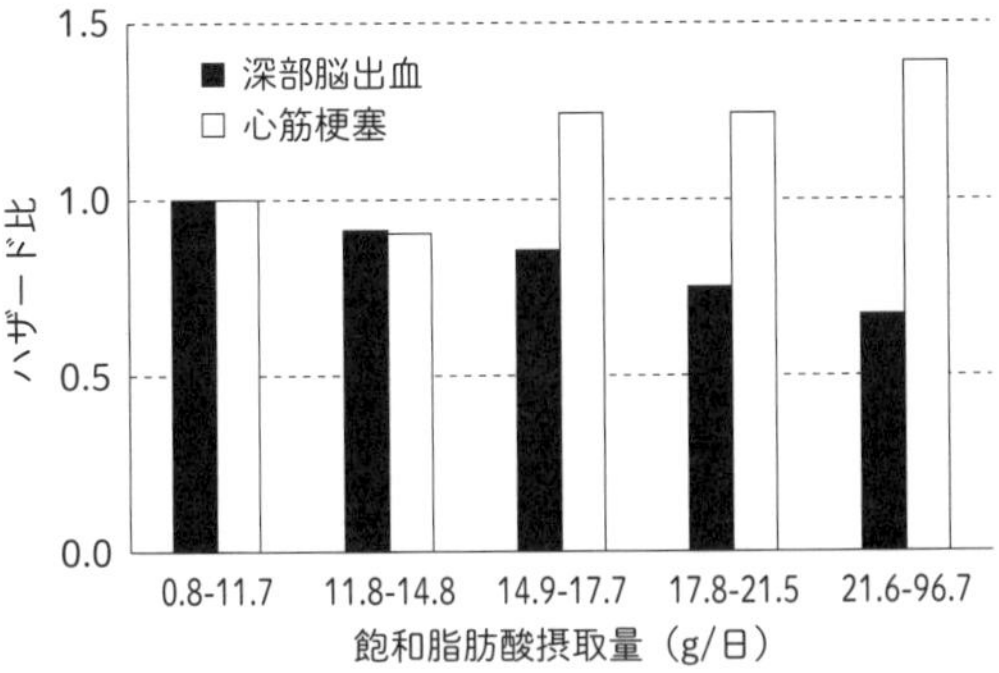

図 5.3　飽和脂肪酸の摂取量と脳出血および冠動脈心疾患（心筋梗塞）の発症リスクとの関係（10）

ちと日本人、さらには自分の普段の食生活は同じなのか、違うのか、といった視点が欠かせません。

なお、日本の一般家庭でもっともよく使われているキャノーラ油（菜種油）は、オレイン酸の含有率が約60パーセントと、オリーブオイル（約80パーセント）ほどではないものの、他の油脂に比べると多く、さらに飽和脂肪酸の割合はむしろオリーブオイル（約15パーセント）よりも低く（約5パーセント）なっています（キャノーラ油では、そのぶん多価不飽和脂肪酸が多くなっています）。不飽和脂肪酸が健康にとってよいものであり、飽和脂肪酸が健康を害するものであれば、「オリーブオイルよりもキャノーラ油を大さじ1杯追加で摂りましょう」と考えてもよさそうですが、なぜかそのような意見はほとんど聞きません。

特定保健用食品（トクホ）に対する考え方

これまで述べてきたような「ある食品と置き換える」

という考え方は、多くの特定保健用食品（通称、トクホ）にも当てはまります（トクホと一般的な食品や機能性表示食品との違いはコラム1をご覧ください）。トクホとは、「生理学的機能などに影響を与える保健機能成分を含む食品」のことです。消費者庁長官の許可を得ることによって、特定の保健用途に適した食品であることを表示できるようになります。その食品成分の有効性を証明するためには、査読付きの研究雑誌に論文が掲載されることが条件となっています。トクホに関する研究論文の内容をよく見てみると、その成分を含む食品と、その成分を含まない同じ種類の食品の効果を比較して（例：体に脂肪がつきにくい油脂を使った料理と通常の食用油などを使った料理を摂取した場合の体脂肪量の推移を比較して）、その両者に差があることを報告している場合が多いと思います。したがって、トクホとは、医薬品のように単に普段の食事にプラスして摂取するものではなく、同じ種類の食品を摂取するのであれば、トクホを摂取した方がよい（置き換えた方がよい）と考えるべき製品だと思われます。この部分の解釈を間違えてしまうと、「トクホをはじめとする健康食品には、そのような有用な効果（例：体脂肪量を減らす効果）があるので、それをプラスして摂っていれば、どんな食事をしてもよい」といった考えをもつようになってしまい、期待していたような効果が得られなくなるどころか、かえって健康状態が悪化してしまう場合もあるのです。

以上のように、「体によい」といわれている食品も、その情報源を見てみると、いろいろな条件がついていたり、日本人に対してそのまま当てはめて考えることが難しかったりします。また、「何と比較して効果的なのか？」という情報が抜けて、「健康によい」という情報だけが独り歩きしている場合もあります。ネット記事やＴＶ番組、さらには健康に関する雑誌では、スペース（掲載できる情報）が限られることや、端的なワンフレーズの表現（例：「〇〇を摂取することで、××の症状が改善する」）のほうが視聴者や読者に好まれることなどから、その効果を得るための前提条件などの詳しい情報・重要な情報が省略・削除される傾向にあります。ネット、ＴＶおよび雑誌の情報を鵜呑みにするのではなく、信頼できる詳しい情報（できれば、その理論の根拠となった論文などの一次情報）を精査したうえで、生活の中にとりいれることが必要です。

冒頭で紹介したイタリアンレストランで食事をする際、オリーブオイルを使った美味しい料理をいただくかわりに、脂身（動物性脂質＝飽和脂肪酸）の少ないお肉料理（これはこれで美味しい！）を注文することにしています。さらに、普段からしっかりと運動を行って、エネルギーバランスを調整するように心がけています（どちらかというと、健康のために運動をするというよりも、美味しいもの［ただし、できるだけ健康的なもの］を気兼ねなく食べるために運動をするという考え方に近いのかもしれません）。健康を保持・増進するうえでは、食事だけではなく、運動も重要な要素となります。健康的な食事をしていれば、運動不足でも問題ないというわけではなく、逆に運動をしていれば、不健康なジャンクフードばかり食べていても大丈夫、ということでもありません。運動の効果については、第Ⅱ部で詳しく解説してありますので、そちらもあわせてご覧ください。

第6章 トランス脂肪酸ってどのくらい危険なの？

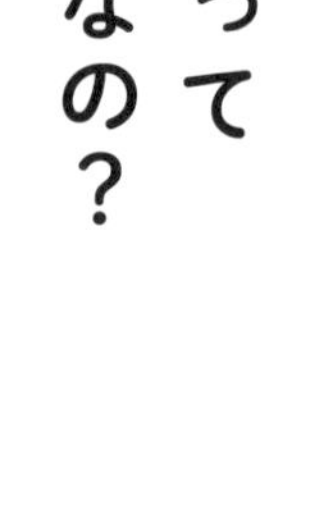

私たちの健康を害する悪者とみなされがちな栄養素として、これまでに「糖質」と「グルテン」について解説してきました。それらと同じように悪者としてみなされることが多い「トランス脂肪酸」について検証してみたいと思います。トランス脂肪酸は、心疾患の発症につながる危険な油脂と考えられていますが、どのくらい危険なものなのでしょうか？

トランス脂肪酸とは？

そもそも、トランス脂肪酸とはどのような物質なのでしょうか？　第5章で説明したように、脂肪酸は不飽和脂肪酸と飽和脂肪酸の2種類に分類されます（詳しくは図5・1をご覧ください）。不飽和脂肪酸には炭素の二重結合があり、通常その部分の水素は同じ側に結合しています（図6・1-A左）。これを「シス型」の脂肪酸といいます。一方、トランス脂肪酸とは、炭素の二重結合部分の

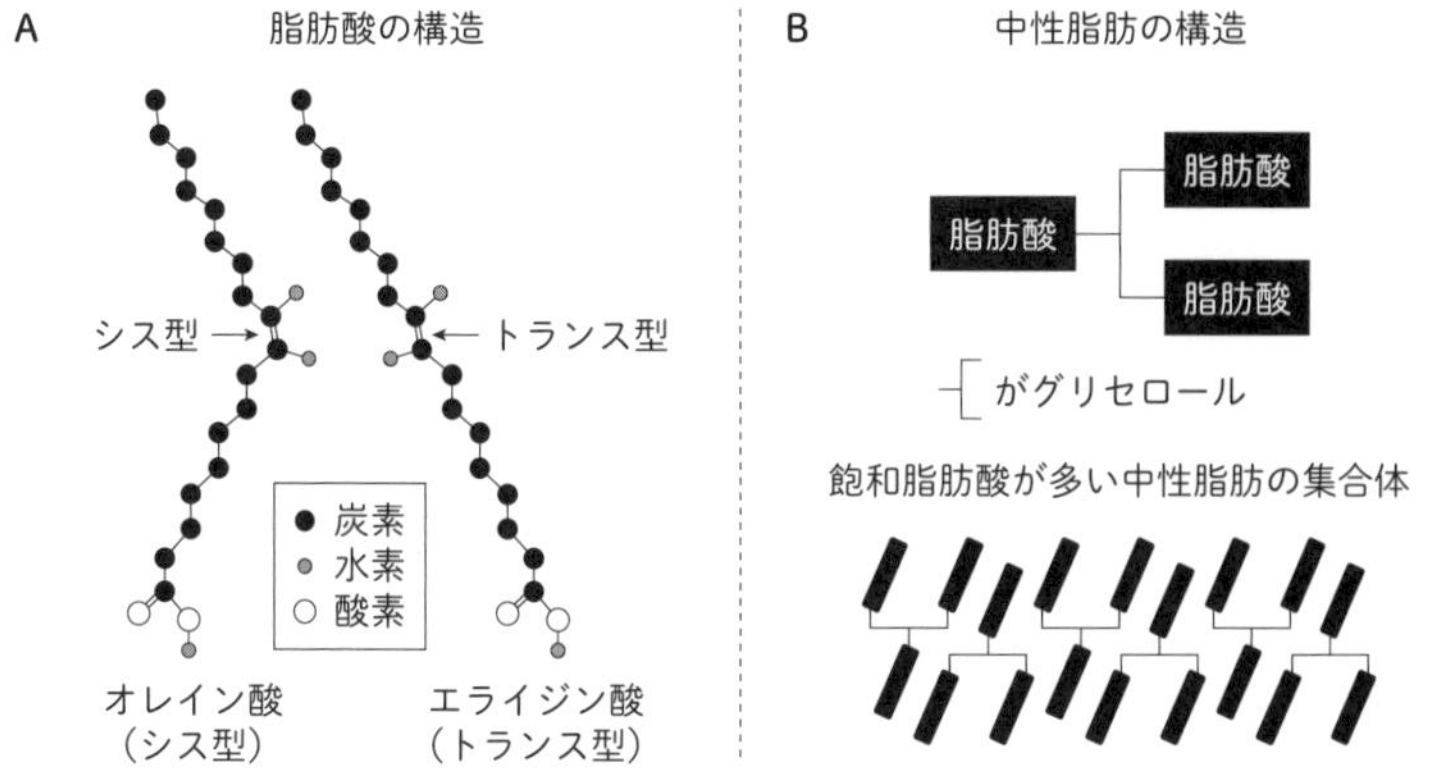

図 6.1　脂肪酸と中性脂肪の構造

A：同じ炭素が 18 個、二重結合が 1 個の脂肪酸であるが、シス型のオレイン酸が二重結合のところの水素が二つとも同じ側にあるのに対して、トランス型のエライジン酸は水素がそれぞれ反対側にある。

B：直線状の飽和脂肪酸を多く含む中性脂肪が集まると、椅子を交互に重ねるように隙間が埋められ、固形化・結晶化する（例：ラードや牛脂など）。

水素がそれぞれ反対側に結合した脂肪酸のことを指します（シスは「同じ側」を、トランスは「向こう側・反対側」をそれぞれ意味します）（図6・1-A右）。

このような構造をしたトランス脂肪酸はどのようにしてできるのでしょうか？　シス型の不飽和脂肪酸は二重結合のところで折れ曲がった形をしているのに対して（図6・1-A）、二重結合のない飽和脂肪酸は直線状になります。私たちが普段摂取している油脂（中性脂肪）は、グリセロールに脂肪酸が3個ついた構造となっていますが（図6・1-B上）、直線状となっている飽和脂肪酸を多く含む油脂の場合、中性脂肪同士が組み合わさりやすく、結晶化・固形化します（飽和脂肪酸が多いラードなどが常温でも固まっているのはそのためです）（図6・1-B下）。一方、折れ曲がった形のシス型の不飽和脂肪酸が多い場合には、結晶構造をとりづらくなり、液状になります（普段よく使うキャノーラ油やオリーブオイルなどが液状なのは、不飽和脂肪酸が多く含まれているからです）。

このような液状油の中に多く含まれる不飽和脂肪酸（の二重結合の部分）に水素を結合させて、人工的に飽和脂肪酸へと変換すると、油脂が半固形化し、その用途が広がります（水素の添加量を変えることで、油脂の硬さ・軟らかさを調節することができるようになります）。この操作は「水素添加」と呼ばれ、マーガリンやショートニング（パンや焼き菓子のサクサク食感をだすために使用される半固形の油脂）などを製造する際に用いられています。トランス脂肪酸は、この水素添加の際に一部の不飽和脂肪酸が飽和脂肪酸になりきれず、シス型がトランス型に変化してしまうことで産生されます。また、一般的な食用油は、原料から抽出した油脂に対して高温処理を施し、臭い成分を除去した状態で販売されていますが、この脱臭工程においてもトランス脂肪酸が産生されます（一般的な食用油１００グラムあたり～1グラム程度のトランス脂肪酸が含まれています）。さらに、ウシなどの反芻動物の胃においても産生されるため、バターなどの乳製品にも１００グラムあたり～2グラム程度の割合で含まれています。

トランス脂肪酸が健康に悪いと考えられているのはなぜ？

トランス脂肪酸が、なぜ健康を害する油脂だと考えられているのでしょうか？　第5章で解説したように、飽和脂肪酸を多く摂取すると、血中のＬＤＬ-コレステロール濃度が上昇し、冠動脈心

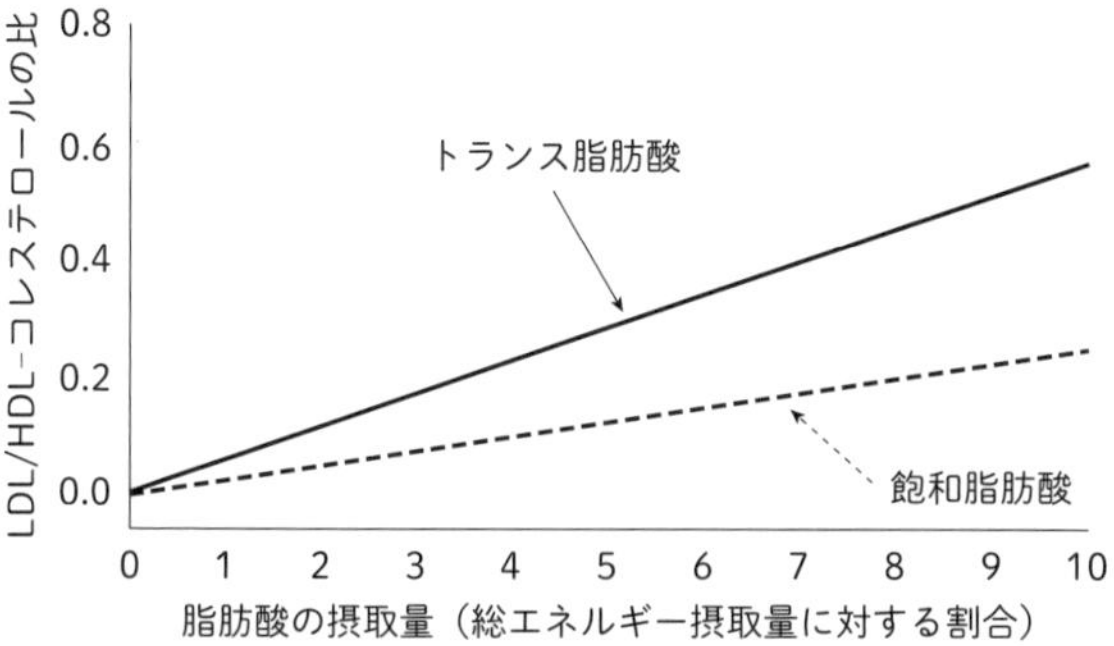

図 6.2　血中コレステロールに対するトランス脂肪酸と飽和脂肪酸による影響（(1) を改変）

同じ摂取量であっても、トランス脂肪酸は、飽和脂肪酸よりも強力に LDL-コレステロールを増加/HDL- コレステロールを減少させることで、LDL/HDL-コレステロールの比を増大させ、冠動脈心疾患の発症率を高める。

疾患を発症しやすくなります。トランス脂肪酸は、この飽和脂肪酸よりも強力にＬＤＬ-コレステロール濃度を上昇させます。さらに、末梢組織で余剰となったコレステロールを回収し、肝臓に戻すはたらきをすることから「善玉コレステロール」と呼ばれるＨＤＬ-コレステロールを減少させることも明らかになっています[1]（図６・２）。そのため、トランス脂肪酸は、冠動脈心疾患を引き起こす危険な油脂として考えられているのです。

ハザードとリスクの違い

このような作用をもつトランス脂肪酸を完全に禁止している国や地域はいまのところないようですが、食品中のトランス脂肪酸濃度の上限値を設定したり、部分水素添加油脂の食品への使用を規制したりする国がいくつかあります[2]。一方、日本では、食品安全委員会が「通常の食生活では、健康への影響は小さい」と発表するなど[3]、現在のところ特別な規制は行われていません。「日本でも規制すべきだ」という声も多く聞かれますが、なぜ規制する必要はないと判断されているのでしょうか？　そのことを理解するためには、「ハザード」と「リスク」の違いを知る必要があります。

「ハザード」とは、ある物質の単位重量あたり（例：1グラムあたり）の有害性が他の物質に比べて大きいことを意味します。したがって、不飽和脂肪酸、さらには飽和脂肪酸と比べてもLDL-コレステロールを増やす／HDL-コレステロールを減らす作用が強いトランス脂肪酸には、確かにハザードがあるといえます。しかしながら、人の健康への危険度は、その物質の有害性（ハザード）の強さだけではなく、それをどれだけ摂取したかによって最終的に決まります。このように「ハザード×摂取量」で求められる危険度の総量のことを「リスク」といいます。したがって、ハザードが強いものであっても、摂取量が少ないものであればリスクは小さくなりますし、逆にハザードがそれほど強くないものであっても、摂取量が多くなりがちなものではリスクは大きくなります（なお、「リスク」には「被害・悪影響が発生する可能性・確率」という意味もあり、本書のなかでもよく出てくる「発症リスク」という言葉の場合には、この「可能性・確率」を意味しています）。

先ほど述べたように、トランス脂肪酸には、LDL-コレステロールを増加させるというハザードがあることはわかりましたが、最終的なリスクを決めるもう一つの因子である摂取量はどうなのでしょうか？　世界保健機関（WHO）では、トランス脂肪酸の摂取量を総エネルギー摂取量の1パーセント未満にすることを推奨していますが[4]、トランス脂肪酸の摂取量が多いといわれているアメリカ人の平均摂取量は、それを大きく超える約2.0パーセントであることが報告されています[5]。一方、日本人のトランス脂肪酸の摂取量は0.3パーセントと、諸外国に比べて少なくなっています[5]。したがって、「ハザード×摂取量」で算出されるリスクも、日本では諸外国に比べて小さいといえます。

「日本人の食事摂取基準」で示されている1日のエネルギー必要量はおおよそ2000－2600キロカロリーであり、脂質は1グラムあたり9キロカロリーなので、WHOが推奨している制限量を超えないようにするためには、トランス脂肪酸の摂取量を1日あたり2－3グラム未満にする必要があります。トランス脂肪酸が「危険な油脂」としてメディアなどで報道され、認知度が上がる前までは、日本国内で流通していたマーガリンやショートニングに含まれるトランス脂肪酸量は100グラムあたり約6－9グラムとかなり多かったのですが、その後の企業努力により、近年では、少ないものだと100グラムあたり1グラム程度にまで低減されています[5]。したがって、きわめて単純な計算ですが、マーガリンであれば、200－300グラムを摂取したような場合にWHOが推奨している制限量を超えることになります（もちろん、他の食品からのトランス脂肪酸の摂取もありますし、脂質の過剰摂取になりますので、マーガリンをこれだけ摂っても健康上問題ないというわけではありません）。したがって、極端に偏った食事ではない限り、日本では上記の基準を超えることはあまりないと考えられます。ちなみに、危険なのは水素添加などによって産生される工業型のトランス脂肪酸であり、ウシの胃で産生されるような天然型のものには悪影響はないという意見もありますが、結論はいまだ得られていないようです。

トランス脂肪酸による影響は、その他の脂肪酸の摂取量によっても変わるといわれています。とくにシス型の不飽和脂肪酸の一つであるリノール酸（大豆油に多く含まれている脂肪酸）を総エネルギー摂取量の5―6パーセント程度摂取することで、トランス脂肪酸によるLDL-コレステロールへの影響を抑制できることが報告されています。[6] 日本人のリノール酸の摂取量は、欧米に比べても多く、この点においても、日本人はトランス脂肪酸による影響を受けにくい状況であるといえます。

以上のような知見に基づいて総合的に判断すると、確かにトランス脂肪酸の「ハザード」は認められているものの、通常の食生活を送っている日本人であれば、トランス脂肪酸の摂取量が少なく、かつリノール酸の摂取量が多くなっているため、「リスク」は小さいと考えられます。それゆえ、現在のところ「トランス脂肪酸を規制する必要はない」という結論になっているのです。トランス脂肪酸の摂取量が欧米並みに増えてきた場合には、規制の必要性が議論されるべきですが、「ハザードがあるから一切摂取してはならない」というのはとても極端な考え方だといえます。

ハザードとリスクとを区別して考えることの重要性は、他の食品についてもいえることです。第9章で詳しく説明しますが、WHOのがん専門機関である国際がん研究機関（IARC）では、加工肉には「発がん性がある」というハザードを認めています。[7] ただし、最終的には、ハザードと摂取量の積で求められるリスクが重要となるため、WHOも「加工肉を一切摂取してはならないというのではなく、摂取しすぎないように注意すべき」（＝「リスクを増大させないように注意すべき」）と述べており、その情報の解釈の仕方に注意を促しています。[8]

トランス脂肪酸はどのくらい危険なのか？

もし今後トランス脂肪酸を規制せずに、その摂取量が増えた場合、冠動脈心疾患を発症する確率はどのくらい上昇するのでしょうか？　欧米での調査では、トランス脂肪酸からのエネルギー摂取量が2パーセント増加するごとに冠動脈心疾患となる確率が23パーセント増加することや、これまでの調査結果を統合したメタ解析論文（メタ解析については、第1章をご参照ください）では、トランス脂肪酸の摂取量がもっとも多い群では、もっとも少ない群に比べて冠動脈心疾患を発症する確率が30パーセント高くなることが報告されています[9,10]。では、この「20―30パーセント」という値はどのくらい大きなものなのでしょうか？

心疾患の発症を高める要因の一つに「喫煙」があります。ある報告では、1日あたり1―14本もしくは15―34本喫煙することで、冠動脈心疾患の発症率がそれぞれ2・32倍、2・97倍に増加し、さらに35本以上の場合には3・05五倍になるという結果が報告されています[11]。令和元（二〇一九）年に行われた国民健康・栄養調査によれば、習慣的に喫煙している成人の割合は、16・7パーセント（男性27・1パーセント、女性7.6パーセント）であり、近年減少傾向にあるものの、男性の喫煙率は諸外国に比べて依然として高い状態が続いています[12]。さらに、習慣的に喫煙している人の約6割が11―20本喫煙しているという結果も報告されています。このような状況から、喫煙はトランス脂肪酸よりもはるかに多くの日本人（の心臓）に対して悪影響を及ぼしていると考えられます（喫煙による経済損失は4兆円を超えるともいわれています[13]）。心疾患に限らず、さまざまな健康被害をもたらす

表 6.1　各種疾病の発症リスク（確率）を高める飲酒（純アルコール）摂取量（14）

	疾病名	飲酒量（純アルコール量（g））			
		男性		女性	
		研究結果	（参考）	研究結果	（参考）
1	脳卒中（出血性）	150 g/週	（20 g/日）	0 g<	
2	脳卒中（脳梗塞）	300 g/週	（40 g/日）	75 g/週	（11 g/日）
3	虚血性心疾患・心筋梗塞	※		※	
4	高血圧	0 g<		0 g<	
5	胃がん	0 g<		150 g/週	（20 g/日）
6	肺がん（喫煙者）	300 g/週	（40 g/日）	データなし	
7	肺がん（非喫煙者）	関連なし		データなし	
8	大腸がん	150 g/週	（20 g/日）	150 g/週	（20 g/日）
9	食道がん	0 g<		データなし	
10	肝がん	450 g/週	（60 g/日）	150 g/週	（20 g/日）
11	前立腺がん（進行がん）	150 g/週	（20 g/日）	データなし	
12	乳がん	データなし		100 g/週	（14 g/日）

上記の飲酒量（純アルコール量）の数値のうち、「研究結果」の欄の数値については、研究結果によるもので、これ以上の飲酒をすると発症等のリスクが上がると考えられるもの。「参考」の欄にある数値については、研究結果の数値を元に、仮に7（日）で除した場合の参考値（概数)。「0 g<」は少しでも飲酒をするとリスクが上がると考えられるもの。「関連なし」は飲酒量（純アルコール量）とは関連がないと考えられるもの。「データなし」は飲酒量（純アルコール量）と関連する研究データがないもの。「※」は現在研究中のもの。なお、これらの飲酒量（純アルコール量）については、すべて日本人に対する研究に基づくものとなる。

喫煙こそ規制・禁止すべきものだと個人的には考えています（とくに、歩きたばこは非喫煙者にとってきわめて迷惑・危険な行為ですので、本当にやめていただきたい！）。しかしながら、雇用喪失、税収入の減少、そして、禁止しても海外から闇ルートで輸入されるため、それを取り締まるためのコスト増といった問題などが関係しているのか、政府が完全に廃止しようと動く気配はありません。

なお、アルコールにも健康障害を生じさせるハザードが認められており、厚生労働省が新たに公表した「健康に配慮した飲酒に関するガイドライン」では、がんや生活習慣病の発症率を高めると考えられるアルコール摂取量（リスク）が提示されています（表6・1）[14]。このガイドラインでは、男性で1日あたり20―40グラム、女性で20グラムの純アルコール（純アルコール20グラム＝アルコール度数5パーセントのビールだと500ミリリットル）の摂取によって、さまざまながんの発症率が高まることに加え、とくに、食道がん、胃がん、および高血圧に関しては、少量でも発症率を高めるということも示されています。「ハザードがあるものは一切摂取してはならない」と考えるのであれば、アルコールもすぐに廃止すべきと考えてもよさそうですが（トランス脂肪酸の推奨制限量を超える人の数は少ないものの、アルコールの推奨制限量を超える人は多いように思われますが）、たばこと同様に廃止となることはないでしょう。

一方、トランス脂肪酸に対しては、「規制すべき」という意見も多く、そのような声に過剰に反応してトランス脂肪酸を含む食品の取り扱いを将来的にやめるという方針を打ち出した大手スーパーもありました。トランス脂肪酸に対する拒否反応や恐怖心がなぜここまで強く現れるのでしょうか？　その主な要因の一つが、やはりメディアの報道による影響だと思われます。私たちは、よく報道されるものの影響を過大評価し、あまり注目されないものの影響を過小評価する傾向にあります。たとえば、殺人や飛行機事故などの人目を引く、あるいは新聞の一面を飾るような死を過大評価する一方で、大きなニュースになることが少ない、よく知られている病気による死を過小評価します。最近ではやや落ち着いてきましたが、数年周期でトランス脂肪酸を糾弾するブームが到来し、TVや新聞・雑誌などによる報道が過熱します（過去には「毒性の強い添加物の塊」や「食べることは緩慢な自殺行為」とセンセーショナルな言葉を使って報道されることもあったようです）。その印象が強く残るため、喫煙などの他の要因の影響と比較するようなことなく、トランス脂肪酸によるリスクを過大評価してしまい、企業などに対しても、それを排除するように迫ってしまうのではないでしょうか。

トランス脂肪酸に限らず、日本では、ある物質について「病気の発症を促進する性質がある」「発がん性がある」ということ、すなわち「ハザード」があることが報道されると、「リスク」の評価まで行うことなく、「それらを全面的に排除すべき」と、多くの人が強い拒否反応を示します。このような「ゼロリスク信仰」ともいえる考え方が蔓延する一方で、「健康によい」とメディアで紹介されると、たとえそれが個人（とくに有名人）の経験談や動物実験の結果だけに基づいた内容であったとしても、翌日にはその商品が売り切れるという奇妙な現象がしばしば起こります。メディアは何かにつけて正義の味方と悪者とに区別し、勧善懲悪の物語をつくろうとしますが、そのような報道に踊らされることなく、ハザードとリスクの違いを理解し、そのリスクの大きさを「他のリスクと比べてどのくらい大きいのか?」といった視点をもって冷静に判断することが重要なのです。また、第5章の最後で述べたように、食事だけではなく、運動などの他の生活習慣も心疾患の発症に影響を及ぼします（運動不足・身体不活動は心疾患の発症率を高めることがよく知られています）。したがって、「リスクの大きな食品を食べなければ大丈夫」と単純に考えるのではなく、生活習慣全体を見直すことが健康を保持・増進するうえで重要であることを改めて認識していただきたいと思います。

第7章

豚しゃぶって夏バテに効くの？

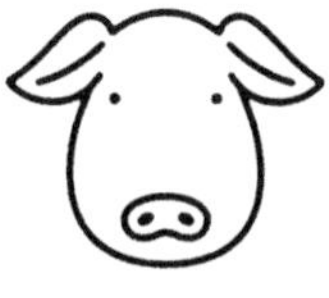

二〇二四年の夏（6―8月）の平均気温は、平年と比べて1・76度高く、気象庁が統計をとってきた過去126年間のなかでもっとも暑い夏となりました。暑い日が続くと、食欲がでない、眠れない、体が疲れやすいといった、いわゆる「夏バテ」と呼ばれる症状がでてきます。ネットやSNS上で、夏バテに関する以下のような解説記事を一度は目にしたことがあると思います。

夏バテのときは、ビタミンB_1の摂取がおすすめです！　ビタミンB_1は、糖質を利用する際にはたらくビタミンで、それが不足すると疲れやすくなります。ビタミンB_1は、豚肉、ウナギなどに多く含まれています。ビタミンB_1が豊富な豚肉を冷しゃぶにすると余分な脂を落とせるので、食べやすくなり、夏バテ解消につながります。

TV番組でも、夏バテ解消レシピとして豚の冷しゃぶがよく紹介されています。しかしながら、

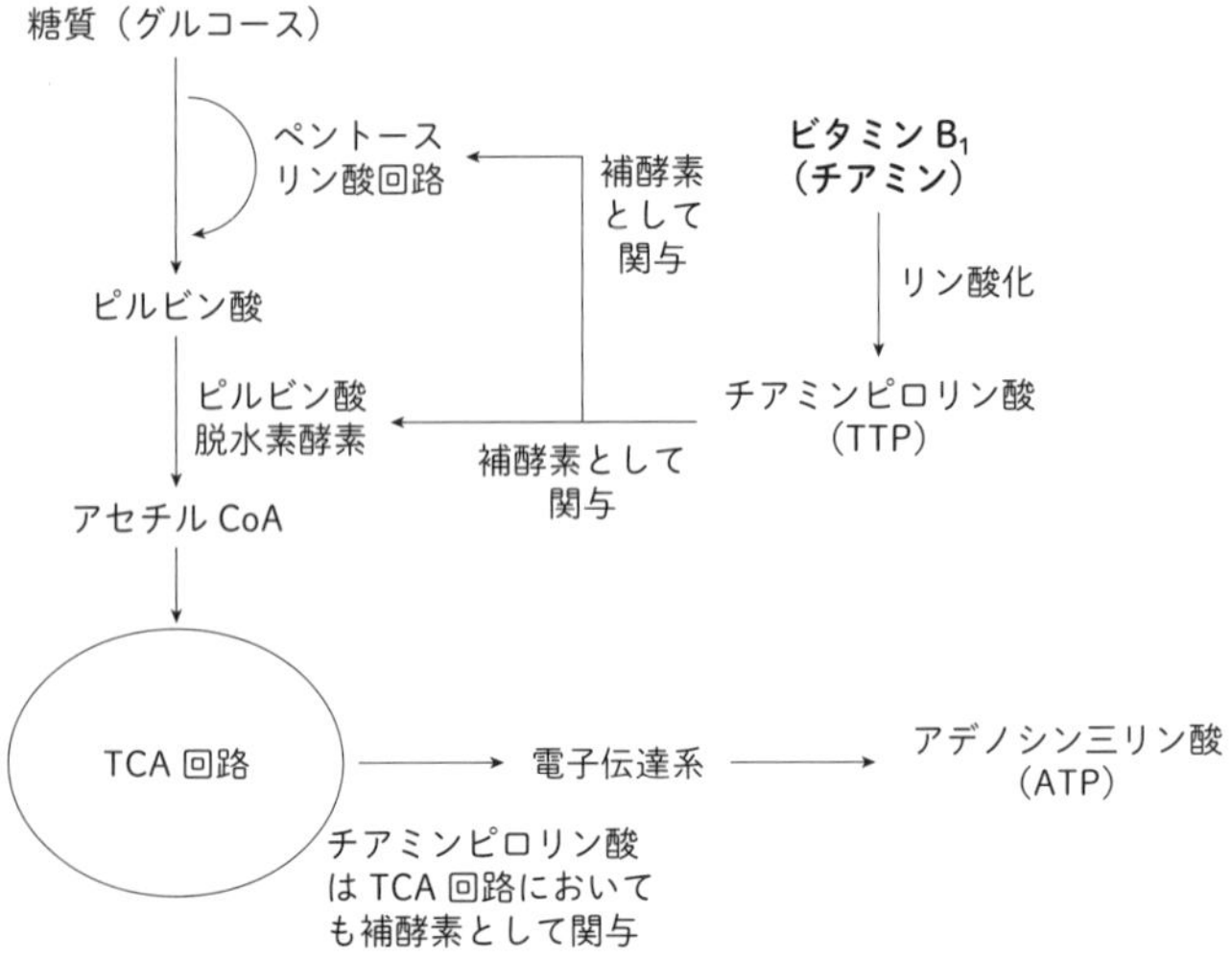

図 7.1　糖質の利用経路におけるビタミン B_1（チアミン）の役割

研究者はこのような表現に対して少なからず違和感を感じてしまいます。それはなぜでしょうか？

ビタミンB_1のはたらきは？

ビタミンB_1（別名チアミン）は、図7・1に示すように、糖質を利用する経路において「補酵素（酵素の働きを補助する分子）」として機能します。したがって、それが不足・欠乏した場合、糖質からのエネルギー産生が滞ります。ビタミンB_1が著しく不足・欠乏することで起こる病気として、「脚気」がよく知られています。脚気になると、末梢神経障害や心不全が生じます。日露戦争では、5万人弱の戦死者のうち、約3万人が、脚気が原因で亡くなったと伝えられています。とくに、陸軍において脚気による死者がとても多かったのに対して、海軍では、軍医の高木兼寛が、脚気になる人が少なかった欧米の食事を参考にして白米の代わりにパンや麦飯を取り入れることで、脚気による死者を劇的に減らしたという話がよく知られています（当時はまだビタミンB_1が発見される前であり、その後、麦や玄米などにビタミンB_1が豊富に含まれることが明らかになりました）。脚気では、全身の倦怠感、食欲不振などが初期症状として現れるため、同じような症状が見られる夏バテにもビタミンB_1の不足や欠乏が関係していると考えられるようになったようです。

「夏バテにビタミンB_1」という理論の根拠は？

では、ビタミンB_1の不足や欠乏が本当に夏バテの原因なのでしょうか？　また、ビタミンB_1を摂ったり、それを多く含む豚しゃぶを食べたりすることが夏バテの解消に効果的なのでしょうか？このことを科学的に証明するためには、以下のようなデータ・エビデンスが必要になります。

（1）夏には体内のビタミンB_1が減少・不足する。
（2）ビタミンB_1の減少・不足が原因で、夏バテの症状が現れる。
（3）ビタミンB_1もしくは豚しゃぶを摂取することで、夏バテの症状が改善される。

まず、（1）に関してですが、ビタミンB_1が不足する人は、どのくらいいるのでしょうか？　健康的な日本人において、ビタミンB_1が不足する人の割合はとても少なく、0.3パーセント未満であると推定されています（この推定値に関しては、東京大学の佐々木敏名誉教授が豚しゃぶの効果について解説されたご著書[1]に詳しく書かれていますので、ぜひ参考にしてみてください）。ただし、季節による体内ビタミンB_1量の違いを検討するという研究が一九四〇—一九五〇年代にいくつか行われており、調査対象者の数がとても少ないという問題点があるものの、他の季節に比べて夏に体内のビタミンB_1量が少なくなることが報告されています（同じ食事を摂っていても少なくなる傾向が認められたため、夏になると体内におけるビタミンB_1の消費が増えるようです[2]）。したがって、日本人でビタミンB_1が不足する人の割合はきわめて少ないと予想されるものの、夏にはその割合が上がるのかもしれません（夏バテになる人はとても多いので、ビタミンB_1が不足する人がそこまで増えるとは考えにくいのですが……）。

次に、（2）のエビデンス、つまり、ビタミンB_1の不足と夏バテの症状との因果関係については、夏バテの症状が現れた人において、実際に体内のビタミンB_1が不足・欠乏しているかどうかを確認することができれば、その可能性が見えてきます。しかしながら、そのような検討を行った研究はまだないようです（筆者が探した限り、見当たりません）。さらに、実際にそうした研究が行われていたとしても、その結果を解釈する際には注意が必要です。たとえば、夏のある時点において、体内のビタミンB_1量と夏バテの症状（疲労感など）の程度との間に（相関）関係が見られたとしても、それだけでは「ビタミンB_1の減少（原因）が夏バテ（結果）を引き起こした」という因果関係を証明することはできません。というのも、「ビタミンB_1が不足したから夏バテになった」という可能性のほかに、「夏バテになった（＝食欲がなくなり、食事の量が減った）から（原因）、ビタミンB_1の摂取量、さらには体内のビタミンB_1量が減少した（結果）という可能性（つまり、原因と結果がまったく逆になる可能性）も否定できないからです。夏のあいだ、定期的・経時的に体内のビタミンB_1量と疲労感の評価を行い、ビタミンB_1の減少が疲労感の増大よりも先んじて生じていることなどが確認できれば、「ビタミンB_1の減少が夏バテの原因になっている」という可能性が見えてきます。ただし、他の栄養素もビタミンB_1と同じように減少・不足している可能性もあるため、これだけではまだ十分な証明とはなりえません。

では、どのような研究結果・データが必要になるのでしょうか？ たとえば、体内のビタミンB_1量が減少・不足し、夏バテの症状も現れている人たちを集め、ビタミンB_1を摂取する群と偽薬（プラセボ）を摂取する群に無作為に分けて、その後の体内のビタミンB_1量と夏バテ症状の回復過程を比較検討したり、夏のあいだ、ビタミンB_1を摂取する群と偽薬を摂取する群に無作為に分けて、体内のビタミンB_1量の変化を評価しながら、夏バテのなりやすさ、なりにくさを比較したりするという「ランダム（無作為）化比較試験」を行う必要があります（ランダム化比較試験に関しては第1章をご参照ください）。このような試験を行うことで、「夏バテの症状は、ビタミンB_1が不足することが原因で生じ、ビタミンB_1が不足しないように摂取することで、その症状が改善する」ということを判断できる（（2）と（3）に関するエビデンスが得られる）ようになります。残念ながら、夏バテとビタミンB_1に関してこのような試験が行われたことはないと思われます。

また、上記の実験では、ビタミンB_1が夏バテの予防や回復に有効かどうかを検証することはできますが、豚しゃぶそのものが同じような効果をもつのかどうかは、厳密にいうとわかりません。

「豚しゃぶが夏バテに効果的」ということを確実に証明するためには、豚しゃぶそのものを用いた検証を行うことがもっとも理想とされます。というのも、ビタミンB_1に夏バテ解消の効果があり、それを豊富に含む豚しゃぶを摂取したとしても、豚しゃぶに含まれるその他の栄養素との間で相互作用が生じ、ビタミンB_1の効果が相殺されたり、もしくは効果が飛躍的に高まったりするという可能性を完全には否定できないためです（たとえば、あるアミノ酸を、通常の食事のなかで摂取した場合と、精製・抽出された純度の高いサプリメントとして摂取した場合では、消化・吸収のされ方が変わり、そのアミノ酸の血中濃度の変化が大きく異なることが報告されています）[3]。また、このような実験を行う際には、エネルギーおよび他の栄養素の摂取量などを統一したうえで検討する必要があります（豚肉を冷しゃぶにすることで、すっきりと食べやすくなり、エネルギー摂取量が増えて疲労回復につながるという可能性もあるので、それを排除するために、豚しゃぶ以外の要因をコントロール・統一しながら研究を行う必要があります）。

エビデンスに対する認識・考え方の違い

過去の文献を調べてみたところ、ビタミンB_1の不足が夏バテの原因であり、それを補充することが重要という考え方は、以下のように一九四九年の時点ですでに示されていたようです[4]。

私共は、蒸し暑い梅雨から夏にかけては、出来る丈多量のビタミンB_1並びに其の他のビタミン類をも不足なく摂取する様にして、平素よりも夏に多量に消費されるビタミンB_1を十分に補うようにすればたとえ暑い時でも又労働をする場合でも著しく疲労を感ずることなく、いたづらに眠いだの、體《からだ》がだるいだのと云う事も少なくて済むのではないかと考えられます。

（文章は原文ママ、傍点、ルビは引用者による）

この文章でもわかるように、「ビタミンB_1の減少・不足が夏バテの原因であり、ビタミンB_1を摂取することで、その症状が改善できる」ということは、「明らかになっていた」のではなく、「考えられていた」だけです。しかしながら、この点についてまったく検証・証明されないまま、「夏に体内のビタミンB_1が減りやすい（不足するかどうかまでは、わかっていない）」という結果が独り歩きしてしまい、さらに「ビタミンB_1が不足すると疲れやすくなる」という結果と結びつけられ、拡大解釈されたことで、現在の「夏バテの原因はビタミンB_1不足であり、それを解消するためには、ビタミンB_1を豊富に含む豚しゃぶが有効」という考えに至っているように思われます。

以上のように、豚しゃぶによる夏バテ解消という考え方は、「ビタミンB_1が不足した人では倦怠感がでるし、夏になるとビタミンB_1が減りやすいから、きっと夏バテの原因もビタミンB_1の不足だろう」「豚肉にはビタミンB_1が豊富に含まれているから、それを積極的に摂れば夏バテの解消につながるだろう」という推論のもとに成り立った理論のようです。第4章で解説した「グルテンフリー」は研究者の視点から見ると、「エビデンスがまだ十分ではない」と思える部分が多く残った理論でしたが、それと同じく、「豚しゃぶによる夏バテ解消」という考え方も、確固たるエビデンスがほとんどない理論といえます。研究者は、確固たるデータ・エビデンスがないと「これが効果的である」とはいわない（断言しない）人種です。実際に先述したような研究が今後行われ、夏バテ解消にビタミンB_1が効くということが証明されるかもしれません。ただし、そのような確固たるデータが得られるまでは、「有効である」とは断言しないのが研究者なのです。一方、ＴＶなどのメディアでは、「考えられる」と濁した表現をするよりも、「効く」と断言してしまったほうが（シンプルなメッセージのほうが）視聴者に伝わりやすいため、そのような言い方が好まれますし、そのような歯切れのよいコメントをいう専門家が重用されます。このような科学的根拠や理論に対する研究者とその他の人たちの考え方の乖離は、豚しゃぶやグルテンフリーといった世の中で広まっている健康理論の多くで見られます。

注意していただきたいのですが、「夏に豚しゃぶを食べるな」とか「豚しゃぶを食べても意味がない」と、その行為自体を否定しているわけではありません。夏の暑さで食欲がなくなっているときに、食事量やエネルギー・栄養素の摂取量を少しでも増やすために、さっぱりと食べられる豚しゃぶを食べるというのはよい考えだと思います。「ビタミンB_1こそ夏バテ解消の特効薬だ！」という理論に関しては、疑問点が多く残されているということをお伝えしたかったのです。

ここまでの話は、一般の方々を対象とした話になりますが、激しいトレーニングを行うスポーツ選手の場合、エネルギー・糖質の利用量が大きく増えるため（高強度運動時には主に糖質がエネルギー源として利用されるため）、一般の方に比べるとビタミンB_1が減少・不足しやすくなります。[5] ビタミンB_1が不足したスポーツ選手では、高強度での運動を行うことができず、運動能力が低下したという報告もあります。[6] したがって、スポーツ選手の場合には、パフォーマンスの低下を予防するうえでビタミンB_1が不足しないように注意する必要があるといえそうです。

栄養素の機能の拡大解釈

最初に示した例文では、「ビタミンB_1は、糖質を利用する際にはたらくビタミン」と書かれています。このことを根拠に、「ビタミンB_1を摂れば、糖質の利用が促進される」と記載しているサイトも多く見られます。なかには「ビタミンB_1を摂ると、糖質の利用が高まるので、太りにくくなります」ということを記載しているサイトもあります。ビタミンB_1は、糖質を利用する際に必要となる分子であることは間違いありませんが、それを多く摂ったからといって糖質の利用が普段以上に増えることはありません。たとえば、骨格筋では、運動中に糖質を多く利用しますが、そのスイッチは筋を収縮させること（さらに詳しくいうと、筋を収縮させるために筋小胞体と呼ばれるところからカルシウムイオンが放出されることと筋収縮の直接的なエネルギー源であるアデノシン三リン酸［ATP］がアデノシン二リン酸［ADP］へと分解されること）で入ります。そのようなスイッチが入らない限り、いくらビタミンB_1を積極的に摂取したとしても、それだけで糖質の利用が増えることはないですし、また、多く摂取したとしても、余分なビタミンB_1は尿によって体外へと排出されてしまいます。さらに、運動選手ではビタミンB_1が不足すると、運動能力が低下することが報告されていますが、サプリメントなどによって必要以上に摂取しても、パフォーマンスが向上することはない（ビタミンB_1を摂れば摂るほど糖質を利用しやすくなり、高い強度での運動を遂行できるわけではない）という結果も報

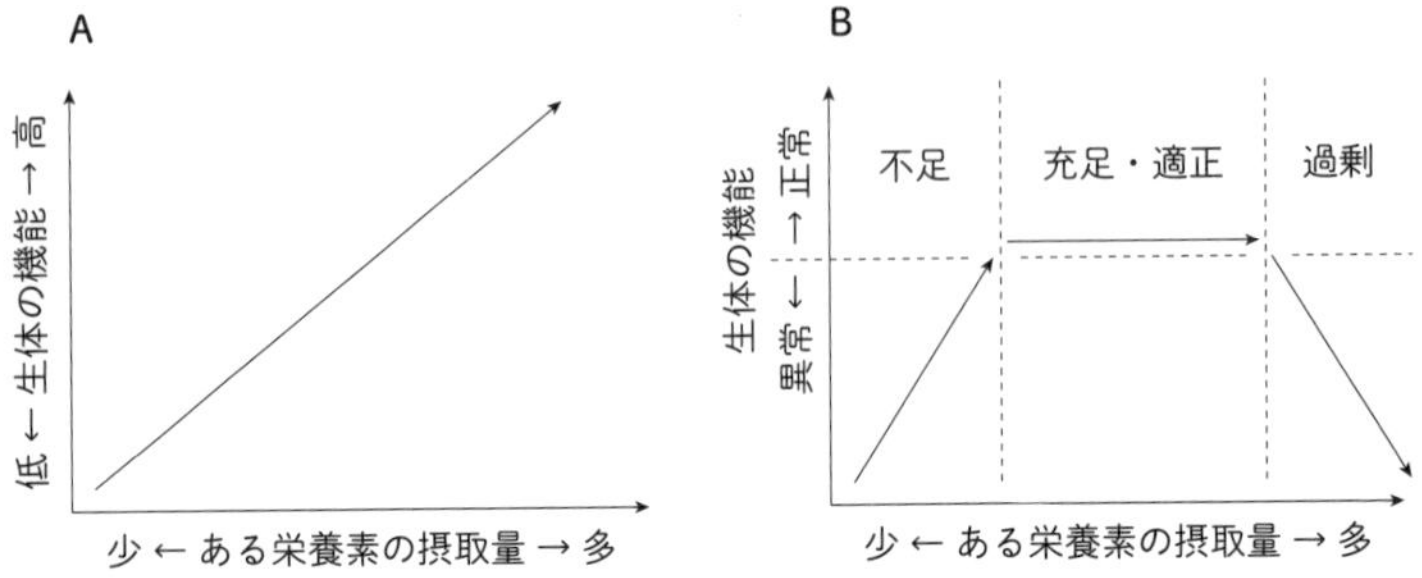

図 7.2　栄養素の摂取量とその効果についての考え方

告されています。[7] つまり、ビタミンB_1は糖代謝の調節に関わっており、それが不足すると、糖質の利用が滞り、疲労感や脚気などの病気の発症につながるものの、それを多く摂取したからといって、プラスアルファの効果が得られるわけではないのです。

　ネットやＳＮＳでは、「○○という栄養素は、△△という機能の調節に関わっています。したがって、それを摂ることで△△という機能が高まり、□□という効果が期待できます。○○を多く含む食品として×××（食品名）があるので、普段の食事でそれらを積極的に摂りましょう」という表現（先述したような「糖代謝に関わるビタミンB_1を多く摂れば、それだけ糖を使えるようになって痩せる」というような文章）がよく見られます。このような表現を見た多くの人は、図7・2-Aのように、「その栄養素を摂れば摂るほど、△△の機能・はたらきが高まる」というイメージをもつようになります。しかしながら、実際にはそのようなことはなく、多くの栄養素では、図7・2-Bのように、「不足すればある生理機能に異常をきたす。必要量を充足できていれば、その機能は適切な状態に維持されるものの、それ以上摂取量を増やしたとしても、さらに大きく高まることはない。また、摂取しすぎると逆に悪影響が生じる」という考え方のほうが正しいと思われます（同じような考え方を示した図は、厚生労働省から発表されている「日本人の食事摂取基準」にも掲載されていて、当たり前といえば当たり前の考え方なのですが、忘れさられることが多いような気がします）。

繰り返しとなりますが、栄養素は生体内のさまざまな生理機能に関わっていて、それが不足すれば何らかの問題が生じますが、摂れば摂るほど大きな効果が得られるということはほとんどありません。重要なのは不足しないようにすることなのです。栄養素の機能は、このように拡大解釈されることが多くあるため、上記のような表現を見かけたときには、「本当にそのような理論を支持するエビデンスはあるのか？」と少し疑いながら、読んでいただきたいと思います。

第8章

コーヒーやお茶って体によいの？

24時間、戦えますか？

「昨日レポート課題を二つ仕上げなきゃいけなくて、ほとんど寝てないの。講義中寝落ちしないように、今朝エナジードリンクを1本飲んできたの」「今日は、語学の小テストが1限からあるので、気合いを入れるためにブラックコーヒーを3杯飲んだから、ちょっと気持ち悪い」「コーヒーや栄養ドリンク剤って記憶力を向上させるんだって?!」、学期末になると学生たちのこんな会話を耳にする機会が増えます。

それらの会話を聞いていて、「疲れがタモレば、ユ〇〇ルだ！」「ファイト！ 一発！」「24時間戦えますか？」といった栄養ドリンク剤のCMキャッチコピーがふと頭の中で蘇ります。そこで筆者の研究室の学生たちにこれらのキャッチコピーを知っているか聞いてみたところ、「聞いたことはありますが、働き方改革が叫ばれている今では、そんなキャッチコピーはブラックですよ」と即答されました。ただ、「疲れているときや集中したいとき、また風邪をひいているときには、コーヒーやエナジードリンク、栄養ドリンク剤をたまに飲むことがあります。でも、体調や飲む量によって気分が悪くなったり、友人のなかには、ほんのわずかなコーヒーですら気分が悪くなる人もいます」という答えもありました。

コーヒーやエナジードリンクに含まれているもの

コーヒーやお茶、お酒、そしてたばこは、世界の三大嗜好品と呼ばれます。古くから、コーヒーやお茶の摂取によって、眠気がおさまったり、集中力が高まったりすることは経験的に知られていました。そのため、コーヒーやお茶に関する研究の多くは、主な成分であるカフェインの睡眠や覚醒、記憶力や運動能力への影響などについて焦点が当てられていました。

カフェインは、ドイツの化学者フリードリープ・フェルディナント・ルンゲによってコーヒーから単離されました。ちなみにコーヒーの有効成分を抽出してみるようにルンゲに進言したのは、ドイツの詩人ヨハン・ヴォルフガング・フォン・ゲーテだったともいわれています。

カフェインは、コーヒー豆以外に茶葉（緑茶、ウーロン茶、紅茶）やカカオ豆に含まれています。またカフェインは苦いため、風味付けの食品添加物とともにエナジードリンクや栄養ドリンクに添加されています。さらに、風邪薬や酔い止め、頭痛薬や鎮咳去痰薬（咳を鎮め痰を喉から排出しやすくする薬）にも配合され、医薬品としても用いられています。

たとえば、粉から淹れたコーヒー100ミリリットル中には、60ミリグラムのカフェインが含まれています。同量の煎茶には20ミリグラム、紅茶には30ミリグラムのカフェインが含まれています。エナジードリンクや栄養ドリンク剤、眠気覚まし用飲料のカフェイン濃度には幅があり30—300ミリグラムとなっています。一方で、頭痛薬や鎮咳去痰薬には、製品によって異なりますが、1回の摂取量あたり80—100ミリグラム程度含まれています。

カフェインの吸収と代謝や解毒

お茶やコーヒーに含まれているカフェインですが、食品などから抽出・精製されたものは、医療用医薬品として使用され、劇薬にも指定されています。カフェインは、摂取後素早く大部分が体内に吸収されます。ただ体内に吸収されるスピードには個人差があり、速い人では30分で血中濃度が最高値に到達しますが、遅い人では120分かかります。[1] 私たちのさまざまな臓器には、血管の中を流れる毒物などの有害物質が血流を介して臓器内に容易に流入してこないようにするために調節するしくみがあります。このしくみを血液関門と呼び、脳、胎盤、乳腺、精巣に血液関門があります（図8・1）。しかしながら、カフェインはこれらの関門を容易に通過します。[3] そのため、脳に届いて作用します。また乳腺にも届くため、母乳を介して乳児がカフェインを摂取することもあります。

私たちが毎日摂取する食事に含まれる栄養素は、消化管から肝臓をつなぐ門脈を介して肝臓に輸

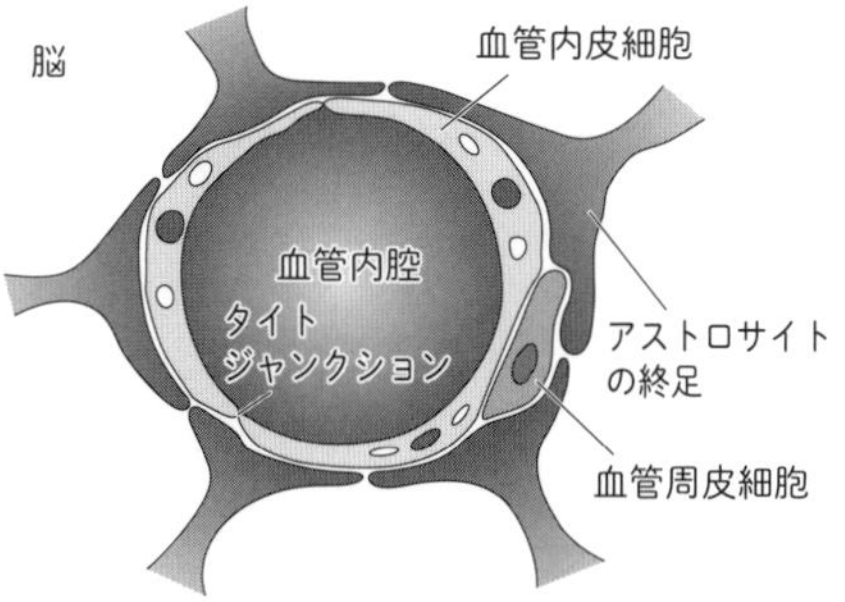

図 8.1　血液関門の例（血液脳関門）(2)

脳では、体内を循環する血液と脳との間の物質輸送が制限されている。脳内に存在するグリア細胞（ニューロン以外の細胞）の一種であるアストロサイトは、ニューロンや脳内の毛細血管（血管内皮細胞）の周りを取り囲み、保持している。これにより、血管内腔から脳内への物質輸送を制限している。このようなしくみを「血液脳関門」と呼び、正常なニューロンのはたらきを維持する役目を担っている。

送されます。そして、肝臓に存在する何百種類もの酵素によって分解され、分解されて得られた物質を用いて他の物質の産生を行います。これらの一連の過程を代謝と呼びます。一方で、肝臓には、私たちの体にとって有害な薬剤や食品添加物、細菌などの病原体も運ばれ、無毒化が行われます（図8・2）。また、今回取り上げたカフェインも肝臓で無毒化されます。この一連の過程を解毒と呼びます。この解毒は、肝臓にある薬物代謝酵素、シトクロムＰ４５０（ＣＹＰ《シップ》）によって行われます。このＣＹＰは、異物を解毒して、水に溶ける物質へと分解し、尿として排出するために日々活躍しています。

　ヒトには約60種類ものＣＹＰが存在します。カフェインはそのうちのＣＹＰ１Ａ２によって分解されます。ＣＹＰ１Ａ２によって分解されカフェインの血液中の濃度が半減するまでの時間は、約４時間だといわれていますが、これには個人差があり、２―８時間程度だと考えられています[4]。

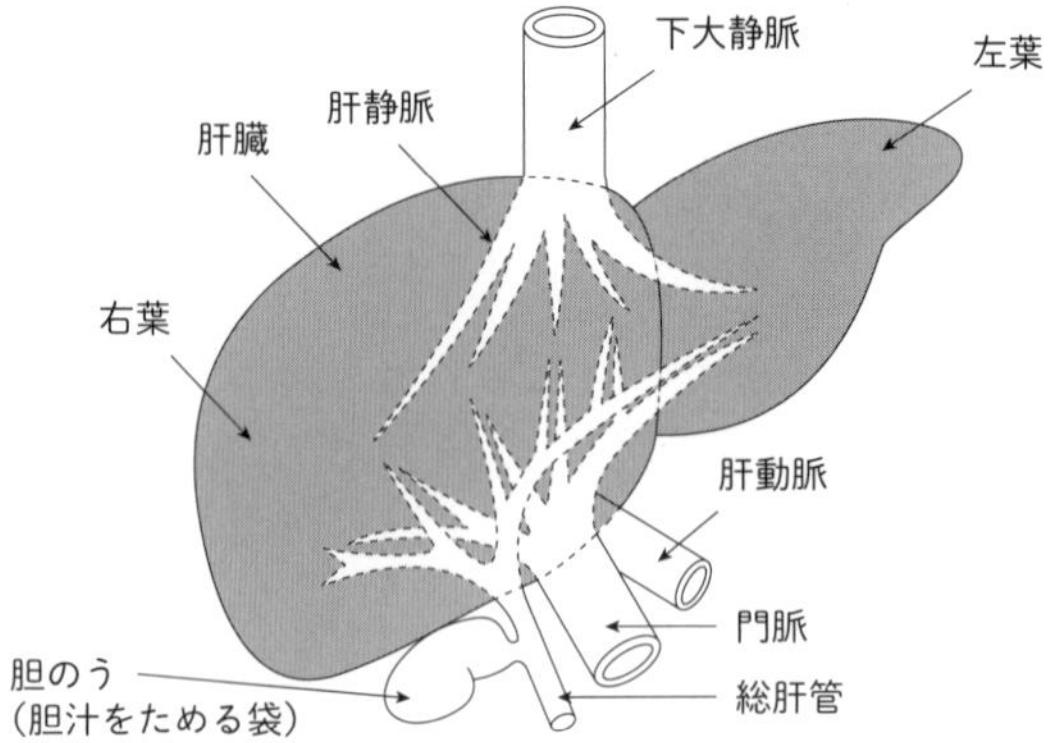

図 8.2　肝臓のしくみ

肝臓では門脈と肝動脈・肝静脈がつながっている。小腸から毛細血管が集合してできた門脈は、肝臓へ栄養豊富な血液を運ぶ。大動脈から枝分かれした肝動脈は肝臓へ酸素を運ぶ。肝静脈は、肝臓で代謝した物質を全身へ送り出す役割をしている。
肝臓は胆汁の生成と分泌を行い、胆のうに肝臓内で産生された胆汁が蓄えられ、食事の刺激によって胆管を通って、十二指腸へと放出される。また、グルコース、アミノ酸、脂肪酸を代謝して体内で必要なエネルギーを産生する。アルコールや薬剤などの解毒も行い、解毒を行うために必要な一連の酵素群を CYP という。

また、CYP1A2はエタノールの代謝、つまりお酒の代謝・解毒にも重要なはたらきをしています。酔いざましにコーヒーを飲むことも多いかもしれませんが、実は飲酒後のコーヒーは、エタノールの分解だけでなく、カフェインの分解を遅らせることになるため、避けるべきです。ましてや、飲酒しながらコーヒーを飲む、焼酎のコーヒー割などはいちばんよくありません。一方、たばこに含まれるニコチンには *CYP1A2* 遺伝子の発現を誘導する作用があるため、習慣的に喫煙をしている人はカフェインの解毒能力が高くなっています。ヘビースモーカーといえば、コーヒーをたくさん飲んでいるイメージですが、その裏にはこのような理由があったのです。

体質と遺伝子

遺伝情報を担うＤＮＡの塩基配列（アデニン（Ａ）、グアニン（Ｇ）、チミン（Ｔ）、シトシン（Ｃ）の4種類の塩基の並び方）は、ヒトの場合、99・9パーセント同じ配列をしています。しかし、この塩基配列に0.1パーセントほどの違いがあります。この違いにより、私たち一人一人の顔や体、さらには能力といったものに違いが生まれます。たとえばあるヒトの集団（アジア人やアフリカ人など）において、ある塩基配列の違いが1パーセント以上の頻度で見られる場合、その塩基配列の違いを多型と呼びます。一方で、もし1パーセント未満である場合は、変異（mutation, ミューテーション）やまれなバリエーションと呼ばれます。

この多型にはさまざまな種類があり、1個の塩基が他の塩基に置き換わっている（たとえばＡからＣに置き換わっている）場合を一塩基多型（single nucleotide polymorphism, SNP《スニップ》）と呼びます。このほかにも、1から数十塩基が欠失あるいは挿入している場合や、ある塩基配列（たとえばＣＡＧ）を一つの単位として、この単位の繰り返し回数が個人間で異なる多型などがあります。

ヒトを含めたさまざまな生物には、このＳＮＰがゲノム中に多数あり、このＳＮＰこそが疾患へのかかりやすさや薬への応答性など、体質を決めているのではないかと考えられています。たとえば、アルコール代謝に重要な酵素であるアルデヒドデヒドロゲナーゼ2（*ALDH2*）遺伝子には、ＳＮＰがあることが知られていて、このＳＮＰによって「お酒の強さ」が決まることが知られています。

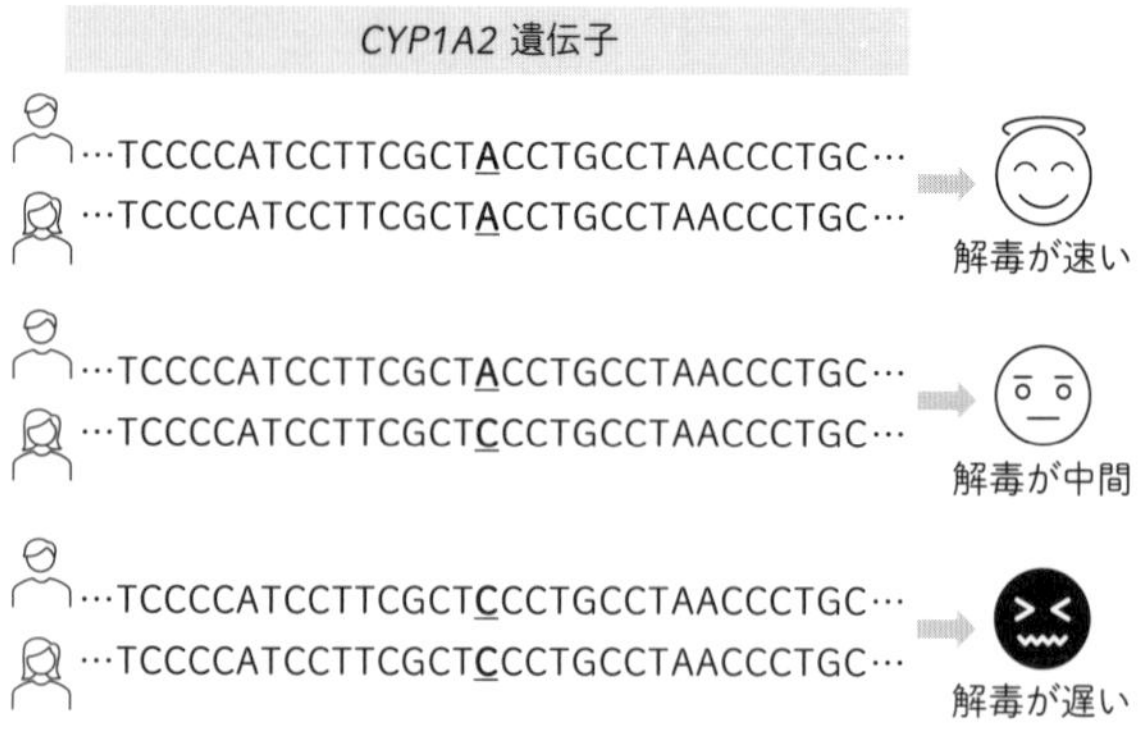

図 8.3　カフェイン代謝と SNP の関係

カフェインの代謝を行う*CYP1A2*遺伝子にもこのSNPがあります。私たちのゲノムには、母親由来のDNAと父親由来のDNAがあります。この*CYP1A2*遺伝子の734番目のアデニン（A）がシトシン（C）に変化すると酵素活性が低下します。つまり、父親からA、母親からAを受け継ぐとカフェインの代謝速度は速く、一方父親と母親の双方からCを受け継ぐと代謝速度は遅くなります（図8・3）。つまり代謝速度は、AA型、AC型、CC型の順で低下します。[5] ちなみにコーヒーの摂取量が多いとされるオランダ人では、約54パーセントがAA型だと報告されています。[6] 一方日本では、約58パーセントがAA型、約36パーセントがAC型、約5パーセントがCC型だと報告されています。[7] 日本では、お茶を飲む習慣があるため、AA型の人が多いのかもしれません。このようにSNPがみなさんの体質の違いを生み出していて、同じ量のコーヒー（つまり同量のカフェイン）を飲んでも人によってその効果が違ってくるのです。

カフェインの作用

私たちの脳の中では、神経を興奮させる作用のある興奮性神経伝達物質であるグルタミン酸や、逆に神経の興奮を鎮める作用のある抑制性神経伝達物質であるγアミノ酪酸（ＧＡＢＡ）などが神経から分泌され、お互いに情報をやりとりしています。

神経だけでなく私たちの体内のすべての細胞は、糖を分解する過程でつくられるＡＴＰ（アデノシン三リン酸）というエネルギー分子を用いて活動しています。一方、このＡＴＰが脳内で増えると、分解されてアデノシンという物質に変化します。するとこのアデノシンが、神経に発現しているアデノシン受容体に結合し、神経細胞の興奮が抑えられます。その結果鎮痛作用や睡眠を引き起こしたりします。つまり、アデノシンは脳内で抑制性神経伝達物質として機能します。

カフェインの構造はこのアデノシンと非常に似ています。そのため、カフェインはアデノシン受容体に結合して、アデノシンの作用を抑制します。アデノシン受容体を鍵穴とすると、アデノシンは正しい鍵ですが、カフェインは、正しい鍵に非常に似せてつくった偽の鍵です。鍵穴には入るのですが、開錠することはできません。そのため、正しい鍵の仕事を邪魔します。つまり、カフェインはアデノシンの神経の活動を鎮める作用を邪魔するため、神経は興奮するようになります。

総合感冒薬の中には、鼻水や炎症症状を抑えるために配合されている抗ヒスタミン剤（ジフェンヒドラミン、マレイン酸クロルフェニラミン、フマル酸クレマスチンなど）が眠気を引き起こすことがあります（詳細については、第19章をご参照ください）。そこで、カフェインの神経興奮作用を逆手にとって、眠気予防や、疲労感の回復、軽減といった目的のためにカフェインが総合感冒薬に配合されています。

アデノシン受容体には、４種類（Ａ１、Ａ２Ａ、Ａ２Ｂ、Ａ３）あります。それらの受容体は、運動調節、認知機能、感情、動機づけや学習などさまざまな機能を担っている大脳基底核にとくに多く発現しています。[8] 尿中の水分を再吸収する腎臓の尿細管の細胞には、このアデノシンＡ１受容体が発現しています。そのためカフェインを飲むと、このアデノシンＡ１受容体が阻害されてしまうため、尿中の水分吸収が抑制され、尿が近くなるのです。[9] コーヒーやお茶を飲むとトイレに行きたくなるのは、カフェインが腎臓の水分再吸収の機能を抑制するためです。

このアデノシン受容体の遺伝子にも先ほどの *CYP1A2* 遺伝子と同様にＳＮＰが存在します。[10] そのためアデノシン受容体のアデノシンに対する感度は、人によって大きく異なります。この感度の違いが、個々人におけるカフェインの作用の違いを引き起こしているのです。

カフェインと記憶や運動能力との関係

最近、カフェインの効果を確かめるためにミツバチ科のマルハナバチを用いた実験が行われました。なお、マルハナバチは、視力が弱いため、一度遭遇した花の蜜を再び探す場合、その花の匂いを手掛かりにします。

これまでの研究から、マルハナバチは、カフェインを含む蜜をもつ花（カフェイン花）を好み、カフェインを含まない蜜をもつ花（ノンカフェイン花）よりも、より頻繁にカフェイン花を訪れることがわかっています。そこで、ノンカフェイン花にカフェインを添加（カフェイン添加花）すると、マルハナバチはこのカフェイン添加花に訪れるようになることもわかっていました。しかしながら、これらの研究結果から、マルハナバチがカフェイン自体に惹かれているのか、それともカフェインを摂取したことでカフェイン花の放つ花の匂いに対する記憶力が向上したのかについては、不明でした。

そこで、マルハナバチを三つのグループに分け、カフェインの影響を調べる実験が行われました。第1のグループには、イチゴの香りのするカフェイン入り蜜を与えました。第2のグループには、イチゴの香りだけする蜜を与えました。そして最後の第3グループには、無臭かつカフェインなしの蜜だけを与えました。そして、これらのマルハナバチはこれまでに嗅いだイチゴの花の香りと、一度も嗅いだことのない香りの花が置かれた実験場に放たれました。もし、マルハナバチがイチゴの花の香りと蜜の関係について記憶していなければ、実験場に置かれた2種類のどちらの花にも寄っていくはずです。実験の結果、第1のグループ、つまりイチゴの香りのするカフェイン入りの蜜を摂取していたマルハナバチの約7割が、イチゴの花を訪れました。一方、第2のグループは約6割、第3のグループは約4割しかイチゴの花を選びませんでした。これらの結果から、カフェインはマルハナバチの花の香りを記憶する能力を向上させたと考えられます。さらに、第1グループのマルハナバチは、一定時間に訪れる花の回数も増加していました。これらのことから、カフェインの摂取により運動能力も向上していたと考えられます。[11]

それでは、ヒトではどうなのでしょうか？　少し古いデータですが、大学生を対象に行われた実験によると、コーヒー1.5杯（カフェイン約100ミリグラム）を摂取した後、1500メートルを走ると、通常よりもタイムが約2秒短縮したと報告されています[12]。なお、オーストラリア国立スポーツ研究所が公表しているサプリメントデータベースにおいて、カフェインは、スポーツパフォーマンスを向上させる効果があると認められています[13]。また、国際スポーツ栄養学会は、体重1キログラムあたり3－6ミリグラムの摂取でアスリートのスポーツパフォーマンスを高める効果がある一方で、それ以上の用量を摂取してもパフォーマンスのさらなる向上は認められないと発表しています[14]。

別の大学生を対象にした研究では、カフェイン200ミリグラム（コーヒー2、3杯に相当）またはカフェインの偽薬としてラクトース250ミリグラム（プラセボ群）を摂取してから30分後に、リストに記載されていた単語を素早く思い出すという課題を行いました。その単語リストとは、15単語からなるもので、特定の単語（たとえば、眠る）から連想する単語（たとえば、ベッド、休息、起きる、疲れる、などの単語が合計で15個記載されている。以下、リスト語）が記載されています。

カフェインを摂取した学生では、プラセボ群と比較して有意に特定の単語だけでなく、リスト語も数多く思い出すことができました。このことから、カフェインは、単なる単語の記憶（単純記憶）だけでなく、特定の単語から別の単語を推定して、その推定した単語がリスト語と一致するかどうかを判定する記憶（誘発記憶）の両方を促進したのです[15]。

薬も過ぎれば毒となる

コーヒーやお茶などカフェインを含む飲み物を摂取すれば認知症の予防にも役に立つといった研究成果も報告されています。[16] 一方で、イギリスの37歳から73歳までの1万7702人を対象に行った疫学調査では、コーヒーを1日6杯以上飲む人は、認知症や脳血管疾患のリスクが約53パーセントも高まると報告しました。[17] 国内では、エナジードリンクを日常的に大量摂取していた男性が亡くなるという痛ましい事故も起こりました。[18]

カフェインの過剰摂取は、中枢神経系の刺激によるめまいや不安、興奮、震えや不眠、さらには心拍数の増加、下痢や吐き気、嘔吐などの消化器症状といった健康被害を引き起こすことがあります。そして、場合によっては前述のように死に至ることもあります。これまで述べてきたように、「カフェインには、覚醒効果、記憶増強、運動パフォーマンスを高めるといった作用がある。だからカフェインを摂れば摂るほど、これらの有益な作用が高まる」という考えをもつ人が多いのかもしれません。しかし、実際にはそのようなことはなく、カフェインを適量を超えて摂取したとしても、有益な作用をさらにもたらしてくれるわけではありません。それよりも、一度に大量に摂取すると体に悪影響を与えてしまいます。また個々人によってカフェインに対する代謝の速度も異なるため、その効果にも大きな違いがあります。いずれにしても、薬も過ぎれば毒となるのです。

カフェインを一生涯摂取し続けたとしても、健康に悪影響が生じないと推定される1日あたりの摂取許容量については、個人差が大きいことなどから、日本においても、国際的にも設定されていません。ただ、世界保健機関（WHO）や英国食品基準庁（Food Standards Agency, FSA）、カナダ保健省（Health Canada, HC）において、1日あたりのカフェインの摂取量の目安が提案されています。たとえばHCでは、健康な成人の場合、1日にカフェイン400ミリグラム（コーヒーをマグカップ（237ミリリットル換算）で約3杯）までとし、カフェインの影響がより大きいと考えられる妊婦や授乳中、あるいは妊娠を予定している女性の場合は、1日最大300ミリグラムまで（マグカップで約2杯）。子どもの場合はさらにカフェインに対して感受性が高いと考えられるため、4－6歳の子どもは1日に最大45ミリグラム、7－9歳の子どもは1日に最大62・5ミリグラム、10－12歳の子どもは1日に最大85ミリグラムまでとするとされています。なお13歳以上については、データが不十分ではありますが、1日あたり体重1キログラムあたり2.5ミリグラム以上のカフェインを摂取しないことが望ましいとされています[19,20]。

学期末試験や受験のシーズンは、眠気覚ましや風邪をひいたなどといって、コーヒーやエナジードリンク、さらには総合感冒薬を摂取する機会が多い時期です。私たちの生活の中で、これらの飲み物や薬に触れる機会が多くなりますので、今一度確認のうえ、うまくつきあっていただければと思います。

第9章

植物性食品って体によいの？

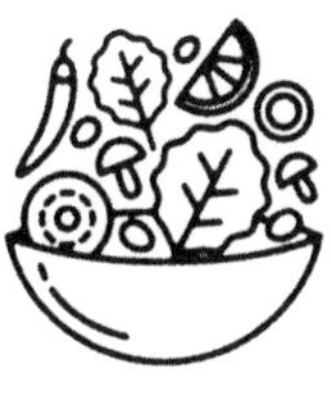

「植物性食品」や「植物成分配合」といった言葉を聞くと、多くの人が「健康的」というイメージを抱くのではないでしょうか。それくらい、「植物＝健康」という考え方が広く定着しているようです。さらに、欧米のセレブリティの間で、ベジタリアンやヴィーガンと呼ばれる菜食主義がブームとなっていたり、菜食主義関連の情報がネットやＳＮＳで数多く配信されたりすることで、その傾向がますます強くなっていると感じます。ベジタリアンやヴィーガンに関するあるサイトでは、「植物性食品中心の食生活をしていれば、老化につながる毒素を摂らなくて済み、その結果、炎症が減って、健康になれるし、寿命も延びる。そのような健康上のメリットが数多く証明されてきている」といった内容が記載されていたりします。本当に、植物性食品を摂っていれば、それだけで健康になれて、寿命が延びるのでしょうか？　反対に、動物性食品は本当に体に悪いのでしょうか？　本章では動物性および植物性食品と健康に関する情報を整理してみたいと思います。

動物性食品は健康によくないの？

食品中に含まれる脂肪（脂肪酸）は、飽和脂肪酸と不飽和脂肪酸の大きく二つの種類に分けられます。第5章および第6章でも解説したように、冠動脈心疾患は、血中の低比重リポタンパク質コレステロール（LDL-コレステロール）濃度の増加によって発症しやすくなりますが、その血中LDL-コレステロール濃度は、飽和脂肪酸の摂取量の増加にともなって高まることが明らかとなっています[1]（実際に、飽和脂肪酸の摂取量が増えるほど、冠動脈心疾患の発症率も増加します）[2]。それゆえ、飽和脂肪酸は「悪い油脂」と一般的にいわれています。肉類（とくに脂身の多い肉）、加工肉（例：塩漬け、塩せき、発酵、燻煙、その他香りや保存性を高めるための加工処理がされた肉のことで、ソーセージやサラミなど）および乳製品（例：普通牛乳、チーズ、バター）などの動物性食品には、飽和脂肪酸が多く含まれているため、その摂取量が大きく増えた場合、心疾患を発症するリスクが高まります。また、加工肉の場合には、製造過程で添加された塩分により、血圧が上昇しやすくなります。

牛肉、豚肉、羊肉（ラム、マトン）、馬肉、ヤギ肉およびその他の哺乳類からとった肉類は「赤肉」と呼ばれますが（赤身肉とは違うのでご注意ください）、赤肉のなかにはL-カルニチンとコリンと呼ばれる物質が豊富に含まれています。これらの物質が腸内細菌によって代謝されると、トリメチルアミンN-オキシド（TMAO）と呼ばれる代謝産物が産生されます。TMAOの血中濃度が高まると、炎症反応および血小板の凝集が促進され、心臓発作および脳卒中のリスクが増大すると考えられています[3]（ただし、TMAOによる影響は人種によって異なり、TMAO濃度の増加と心不全との間に関係が認められるのは主に白色人種だけだという報告もあります[4]。

国際がん研究機関（IARC）では「毎日継続して、1日あたり50グラムの加工肉を摂取するごとに、大腸がんのリスクが18パーセント増加する」（農林水産省による日本語訳[5]）という調査結果を報告しており、発がん性分類において加工肉を「グループ1」＝「ヒトに対して発がん性がある」に分類しています（より詳しい情報は6、7の文献をご参照ください）。同様に、赤肉に関しても「加工肉ほど強い証拠は見出せないものの、毎日継続して1日あたり100グラムの赤肉を摂取するごとに、大腸がんのリスクが17パーセント増加する」[5]という結果が報告されており、「おそらく発がん性がある」ということを意味する「グループ2A」に分類されています。では、なぜ加工肉や赤肉ががんの発症リスクを高めると考えられているのでしょうか？　そのメカニズムとして、以下のような要因があげられています[8]。

・食肉の加工処理（燻製や硝酸ナトリウム［発色剤］を使用した塩漬け）により、ニトロソアミンと呼ばれる発がん性物質が産生される。動物実験において、ニトロソアミンが広範な組織に影響を及ぼし、発がん作用をもつことが示されている。
・赤肉には、ヘム鉄と呼ばれる鉄分が豊富に含まれているが、ヘム鉄が腸で分解された場合、N‐ニトロソ化合物と呼ばれる発がん性物質の産生が高まる。
・赤肉には、シアル酸と呼ばれる分子が豊富に含まれており、シアル酸がヒトの組織中に取り込まれると、免疫反応および炎症反応が引き起こされ、それによりがんの発症リスクが増大する。

・ダイオキシン類（ダイオキシン、ダイオキシン様化合物）は、発がん性を有していることや免疫系機能、内分泌系機能、さらには生殖および発育・発達に悪影響を及ぼすことが報告されている。ダイオキシン類は脂溶性であるため、動物がそれらに汚染された土地の草や飼料を食べると、体内の組織、とくに脂肪を多く含む組織にダイオキシンが蓄積される。ヒトがダイオキシン類に曝露されるのは、ほとんどの場合、食肉、卵、乳製品および脂肪分の多い魚類を摂取した場合だと考えられている。

加工肉や赤肉の摂取とがんの発症を結びつけるもう一つの要因として、タンパク質および特定のアミノ酸（分岐鎖アミノ酸など）を多量に摂取することがあげられます。これらは、がんの発症につながる情報伝達経路を活性化する一方で、悪性細胞が腫瘍へと成長していく前に、そのような細胞を検知し、殺傷する作用をもつ免疫系細胞のはたらきを阻害してしまうことが知られています（詳しくは第2章と文献8をご参照ください）。

以上のように、赤肉や加工肉といった動物性食品は、それらを多く摂取することで心疾患やがんを発症しやすくなることから、確かに健康にとって好ましいものではないといえそうです。実際に、これらの摂取量と死亡率との間に関係性が認められることが、多くの研究において報告されていま す。[9] 日本人においても、赤肉・加工肉の摂取量とがんの発症率との間に関係があることが報告されています。たとえば、牛肉の摂取量が多い女性と男性では、それぞれ結腸がんと遠位結腸がんの発症率が高くなることや、豚肉の摂取頻度が週3回以上の女性では、週1回未満の人よりも遠位結腸がんの発症率が上昇すること、加工肉をほぼ毎日摂取している人では、週1回未満の人よりも結腸がんの発症率が高まることなどが報告されています[10]。

ただし、このようなネガティブな効果をもつ赤肉や加工肉を一切食べないようにすべきか、というと必ずしもそうではありません。第6章のトランス脂肪酸のところでも解説しましたが、一般的に「危険な食品」といわれているものに関しては、「ハザード」と「リスク」の違いを理解したうえで、取り扱うことが重要になります。加工肉や赤肉は、確かに他の食品に比べると発がん性が強いことから、「ハザード」があることが認められています。ただし、「ハザードがあるものは一切摂取してはならない」ということではなく、最終的には「ハザード×摂取量」によって求められる「リスク」がどのくらいになるのかが病気の発症との関係において重要となります。したがって、世界保健機関（WHO）でも、国際がん研究機関（IARC）の報告に関して「がんの発症を減らすために加工肉の摂取を適量にすることを奨励したものであり、加工肉を一切食べないよう求めるものではない」という見解、つまり、「摂りすぎはよくない」（＝リスクが大きくならないように注意しましょう）という考え方を発表しています[5,11]。日本人は、欧米人に比べ肉類の摂取量が少ないといわれていましたが、二〇〇九年から二〇一九年の10年間のあいだに約25パーセントも増加しているので[12]、加工肉と赤肉を摂りすぎないように注意することが今後必要になると思われます。

表9.1　菜食主義の種類

名称	定義	食肉	魚	乳製品	卵
雑食	すべての食肉と動物性食品（乳製品、卵、蜂蜜、ゼラチンなど）を摂取する	○	○	○	○
ペスカタリアン	魚、乳製品は摂取するが、食肉（赤肉、鶏肉）は摂取しない	×	○	○	○
ラクトオボベジタリアン	卵、乳製品は摂取するが、魚、食肉は摂取しない	×	×	○	○
ラクトベジタリアン	乳製品は摂取するが、魚、食肉や卵は摂取しない	×	×	○	×
オボベジタリアン	卵は食べるが、魚、食肉や乳製品は摂取しない	×	×	×	○
ヴィーガン	動物由来の製品をすべて避ける	×	×	×	×

ベジタリアンやヴィーガンで不足しがちな栄養素

以上のように、動物性食品を摂取しすぎないように注意することは、健康を保持するうえで重要そうだということがわかってきました。では、動物性食品をできるだけ制限し、植物性食品だけを摂っていれば、それだけで健康になれるのでしょうか？

栄養素の中には、動物性食品にだけ含まれるものもあり、菜食主義の人では、それらが不足しやすくなります。一口に「菜食主義」といっても、動物性食品をどこまで制限するかによって表9・1のようにいくつかの種類に分けられます。そのなかでももっとも厳格な菜食主義であるヴィーガンの場合、動物性食品をいっさい摂らないことから、食品の選択肢が少なくなり、重要な栄養素が不足・欠乏しやすく、場合によっては健康を害して、深刻な症状に陥ることもあります。ヴィーガンの人で不足しやすい栄養素の一つに、赤血球を産生するうえで欠かせないビタミンB_{12}があげられます[13]。ビタミンB_{12}は、ある特定の土壌細菌によって産生されますが、動物（草食動物）の場合、牧草を食べた際に、その細菌が動物の体内に取り込まれることでビタミンB_{12}が産生され、肉、乳、卵に蓄積します。一方、人間の場合、細菌や寄生虫を取り除くために、野菜類を洗浄してから食べていることもあり、生体内でビタミンB_{12}を合成することができません。それゆえ、ビタミンB_{12}を動物性食品から摂取しなければならなくなります。ビタミンB_{12}が不足するとDNAの合成が阻害され、未熟な赤血球（巨赤芽球）ができて、貧血となります。したがって、動物性食品をいっさい摂らないヴィーガンの人たちでは、ビタミンB_{12}が不足して貧血とならないように、サプリメントなどによって補うことが必要になります。

ベジタリアンやヴィーガンの人たちで欠乏しやすいその他の栄養素として、鉄（肉類に含まれるヘム鉄など）、亜鉛、カルシウムなどがあります。これらの栄養素は植物性食品にも含まれていますが、同じ植物性食品中に存在する物質（食物繊維やフィチン酸など）によって吸収が阻害されるため、生体内に入ってくる量が動物性のものに比べると少なくなってしまいます。なお、一部の必須アミノ酸（生体内で合成することができず、食事から摂取することが必要なアミノ酸）の含有量が少ない植物性食品もありますが、植物性食品を上手に組み合わせることで（例：全粒穀物と豆類など）、必須アミノ酸を十分に摂取することができるようになります。

植物性食品だけを摂っていれば健康になれるの？どのような科学的根拠が報告されているの？

ベジタリアン、ヴィーガンの人たちでは、動物性食品の摂取量が減ること、もしくはなくなることで、それにともなう健康への悪影響を軽減できると考えられますが、実際にベジタリアンやヴィーガンの人たちの健康に関してどのようなエビデンスが報告されているのでしょうか？　ベジタリアン（肉および魚類を摂取しない人）とそうではない雑食性の人たちから得られたデータ（合計7万6172人分のデータ）を解析した研究では、ベジタリアンの人では心疾患による死亡率が24パーセント低かったという結果が報告されています。[14]　しかしながら、イギリスで約6万人を対象として行われた研究では、心血管疾患による死亡率および総死亡率（原因を問わないすべての死亡率）は、ベジタリアンの人と雑食性の人でほぼ同じであったことが報告されています。[15,16]　さらに、ベジタリアンによる心疾患に対する予防効果や全死亡率に対する抑制効果は、キリスト教の一派であるセブンスデー・アドベンティスト派[1]のベジタリアンの人たちを対象にした研究においてのみ認められるものであり、それ以外の集団では明確な影響は認められなかったという解析結果も報告されています。[17]

では、ベジタリアンの効果が認められているセブンスデー・アドベンティスト派の人びとにはどのような特徴があるのでしょうか？　実は、セブンスデー・アドベンティスト派の人びとには、たばこは吸わず、お酒も飲まず、定期的に（少なくとも週3日ほど）身体活動を行い、社会的な繋がりも強い、という特徴、すなわち、食事（ベジタリアン）だけではなく、生活習慣全般が健康にとって好ましいという特徴があります。[17] したがって、これまでに報告されている結果から判断すると、植物性食品を摂るということだけではなく、食生活以外の部分も、健康を保持・増進し、死亡率を下げるうえで重要な要因になっているという可能性が高いと考えられます。

また、一言で「植物性食品」といえどもさまざまな種類のものがあり、種類によってはよい効果が得られないどころか、逆効果になるという結果も示されています。たとえば、最近報告された研究では、健康的な植物性食品（全粒穀物、果物、野菜、種実類など）で構成された食事を摂取していた男女では、冠動脈心疾患および糖尿病の発症リスクが低くなるのに対して、植物性の食事であっても、健康的ではない食品（フルーツジュースや糖類が添加されたソフトドリンク、精製穀物、じゃがいも、揚げ物など）を多く摂取している場合には、冠動脈心疾患と糖尿病の発症率がむしろ高くなるという結果が示されています。[18,19] したがって、植物性食品中心の食生活にすることで、加工肉や赤肉を多く摂取することによるネガティブな影響を軽減できても、質の悪い不健康な植物性食品で構成された食事であった場合には、その効果は相殺され、むしろ悪影響が生じることもあるようです。

菜食主義の人たちは、動物性食品を摂らないように気をつけていますが、その他の不健康な食品、すなわち糖類を多く含むソフトドリンクやフルーツジュース、精白パンおよびその他のエネルギー

i ―― 「セブンスデー（Seventh Day）」とは「第7日」の意味で、これは週の第7日である聖書の安息日を聖日として守る教会であることを表しています。「アドベンティスト」とはキリストの再臨（アドベント（Advent））を待ち望む人びとを指します。

密度の高い食品（トランス脂肪酸、植物油、食塩を多く含む食品）を好きなだけ食べたり、孤独な生活を送って、たばこを吸ったり、ワインやビールを飲んだりしながら、体を動かすことなくテレビの前で一日中過ごしたりすることはできます。つまり、このような食事以外の部分も健康に対して同等もしくはそれ以上の影響を及ぼすといえます。

なお、植物性食品には、生体に対してよい効果をもたらすと考えられているファイトケミカル（植物が紫外線や昆虫などの有害なものから体を守るためにつくりだした化学物質：ポリフェノールや抗酸化剤）が豊富に含まれていることから、それらを多く摂取することで健康の保持・増進が期待できるともいわれています。たしかに、植物性食品を摂取することで、ファイトケミカルを補給しやすくなるものの、雑食性の健康的な食事であれば、必要量を充足することは十分可能ですし、食事の中身をすべて植物性のものに置き換える必要はないといえます。通常の雑食性の食事に対してファイトケミカルを付加的に摂取することで健康状態が改善するというエビデンスもほとんど報告されていません。第7章で解説したように、栄養素は不足しないように摂取することが重要であり、摂れば摂るほど生体の機能が向上するというわけではないのです。

最近では、ベジタリアンやヴィーガンを実践するスポーツ選手も増えています（ある動画配信サービスでもベジタリアンやヴィーガンがスポーツ栄養の新常識であるといった内容の番組が配信され、話題となりました）。確かに、「ベジタリアンやヴィーガンによって体調がよくなった、パフォーマンスが向上した」というスポーツ選手の経験談を見かけることがありますが、通常の雑食性の食事に比べて、ベジタリアンやヴィーガンがパフォーマンスを高めるうえでより効果的な食事であるということを支持するデータ、エビデンスはこれまでに報告されていません。[20]また、先ほど述べたとおり、ベジタリアンやヴィーガンを実施した場合、動物性食品にしか含まれない栄養素が不足したり、また、植物性食品に豊富に含まれる食物繊維によって、栄養素の吸収阻害や満腹感が生じやすくなり、スポーツ活動に必要なエネルギー・栄養素を摂取・吸収できなくなったりするといったデメリットがあることが指摘されています。したがって、現時点においては、「ベジタリアンやヴィーガンは、それにともなうデメリットに注意を払いながら実施すれば、スポーツ選手でもとくに問題が生じることはなく、パフォーマンスに悪影響を及ぼすこともないが、それを実践することで、パフォーマンスがさらに向上する可能性は低い」と認識されています。[21]

健康を保持・増進するうえで大切なこと

以上のように、「植物性食品中心の食生活」や「菜食主義」によって、動物性食品の摂取にともなう悪影響を軽減することはできそうですが、健康を保持・増進するためにはそれだけで十分とはいえないようです。植物性食品中心の食事といっても、その内容・質によっては、効果が大きく変わってきますし、食事以外の生活習慣（身体活動、禁煙など）も重要な要因になります。同様に、禁煙したり、身体活動・運動を活発に行ったりしていれば、食生活がいい加減なものでも健康を保持できる、ということでもありません。ベジタリアンやヴィーガンを実践しているセレブリティの人たちの姿をネットやＳＮＳで見ると、それが健康や美の最大の秘訣だと思われるかもしれません

（そのように喧伝しているサイトも多々あります）。しかしながら、彼らは、健康意識がとても高く、食生活以外の部分にも注意を払っていると思われます。ネットやSNSで伝えられる情報は、彼らの健康的な生活の一部分だけを切り取ったものですし、「食事」や「運動」に関する情報がそれぞれ別々に伝えられていたりするため、その全体像を把握するのが難しくなっています。食生活だけではなく、運動や休養も含めて全体としてどのような生活を送るべきなのかという情報を集め、それを精査することが必要です。「植物性食品は健康的であり、それさえ摂っていれば健康になれる」とイメージで判断したり、過信したりすることなく、生活全般を見直し、改善してみてください。

column 1

健康食品と医薬品って何がどう違うの？

第5章で「特定保健用食品」（トクホ）について簡単に解説しましたが、トクホ以外にも「栄養機能食品」や「機能性表示食品」といったものがスーパーやドラッグストアで販売されています。これらは一般的な食品と何が違うのでしょうか？　また、このような、いわゆる「健康食品」と「医薬品」はどこがどのように違うのでしょうか？

経口的に摂取するものがどのように分類されるかを図1に示しました。私たちが口から摂取するものは、薬機法（医薬品、医療機器等の品質、有効性及び安全性の確保等に関する法律）と食品衛生法により、食品と医薬品、医薬部外品および再生医療等製品とに明確に区別されています。食品は、たとえそれが事実であったとしても、原則として医薬品のような効果・効能を標榜することはできません。もし、ある食品が、病気の治療や予防に役立つことを説明したり、ほのめかしたりする表示や広告を行っていれば、それは「医薬品」と判断されて、厚生労働省による承認がない場合には薬機法違反に問われることになります。

食品は原則として効果・効能を標榜することはできませんが、それを許されたものが一部存在します。食品は大きく「一般食品」と「保健機能食品」に分類されますが、このうち、保健機能食品では、ルールに則り機能性を表示することが許可されています。保健機能食品のなかでもっともよく目にするものは「栄養機能食品」と呼ばれるもので、すでに科学的な根拠が十分に確認された栄養成分（ビタミン、ミネラルなど）を、その不足分を補えるように一定の基準量含んだ製品となっています。基準を満たしている製品であれば、とくに届出をしなくても、栄養機能食品として国が定めた表現によって機能性を表示することができるようになっています。

保健機能食品のなかで次によく知られているものとして、「トクホ」があげられます。これは、健康の保持・増進に役立つことが科学的に証明された食品であり、かつ、その効果や安全性について国による審査を受けて、機能性表示

栄養機能食品

必要な栄養成分が不足しがちな場合に、その補給・補充のために利用する食品。条件を満たしていれば、届出をしなくてもよい。

特定保健用食品

健康の保持・増進に役立つことが科学的に証明されており、その効果や安全性について国が審査を行い、消費者庁長官が機能性表示の許可を出した食品。通称「トクホ」と呼ばれる。

機能性表示食品

事業者が安全性および機能性の科学的根拠についてまとめた情報を消費者庁長官へ届け出たうえで、事業者の責任のもと機能性を表示する。

第一類

- 対応する専門家：薬剤師
- 販売者からの説明：書面での情報提供（義務）
- インターネット販売：可

第二類

- 対応する専門家：薬剤師／登録販売者
- 販売者からの説明：努力義務
- インターネット販売：可

第三類

- 対応する専門家：薬剤師／登録販売者
- 販売者からの説明：法律上の規定はない
- インターネット販売：可

図1　経口的に摂取するものの分類

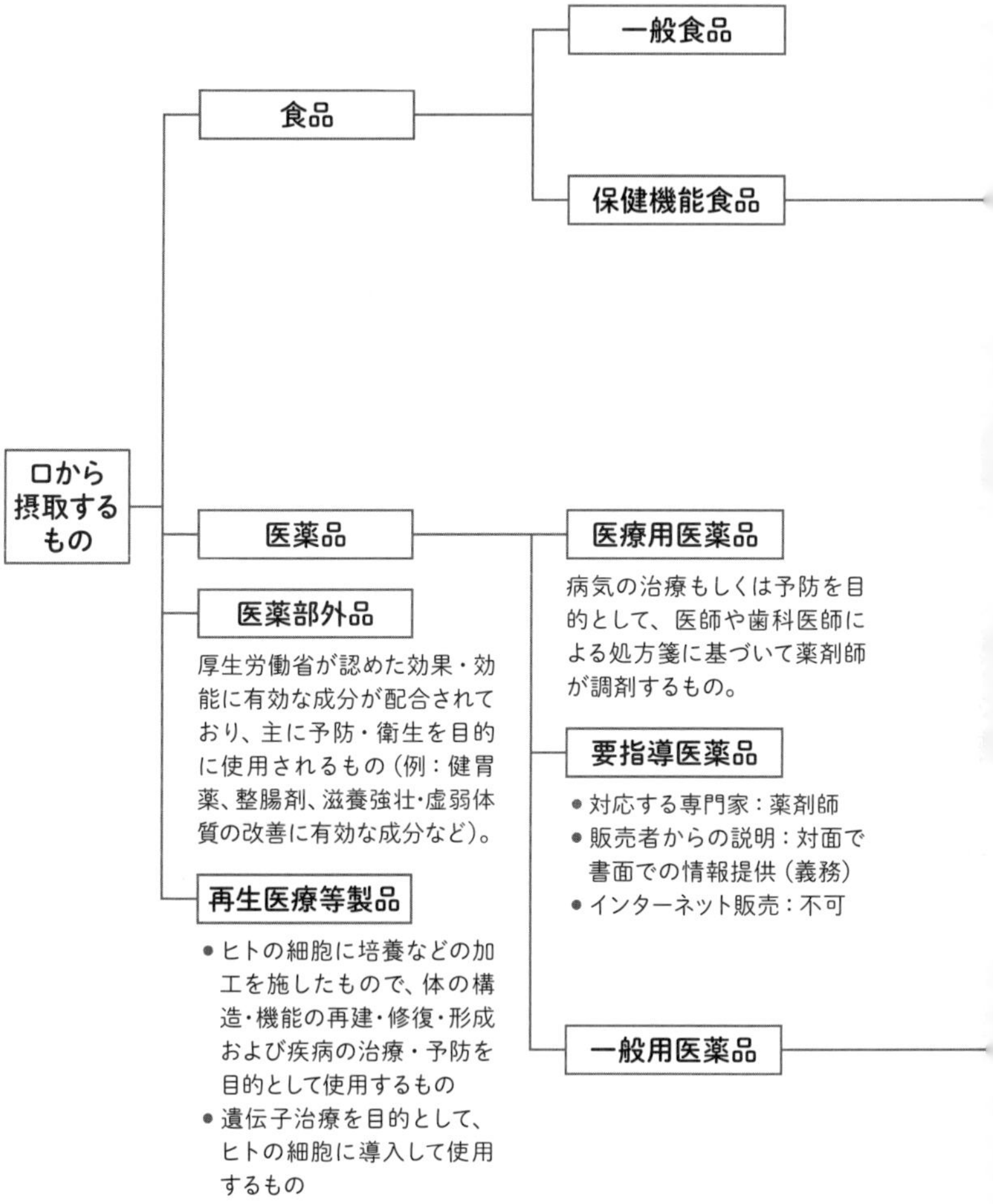

の許可を得た製品です。トクホとして認可されると、「お腹の調子を整える」「血糖値が気になる方に適している」「体脂肪がつきにくい」といった機能表示を商品ラベルにつけたり、宣伝したりすることができるようになります。一九九一年に施行されたこの制度は、食品に機能性を表示するきっかけとなった画期的な制度といえます。

トクホは国による認可を得た機能性食品であるのに対し、事業者の自己責任において、食品の機能性を表示できる制度が二〇一五年に立ち上がりました。これが「機能性表示食品」制度です。機能性表示食品として販売するためには、事業者が安全性および機能性の科学的根拠に関する情報をまとめて消費者庁長官へ届け出ることが必要とされます。ただし、それは消費者庁や国によるお墨付きを得たことを意味するわけではなく、事業者の責任においてそれを表示することになります。トクホは国が認可した機能性食品であり、その認可を得るためには多くの労力と費用そして時間がかかるため、事業者側（とくに中小企業など）にとってはハードルの高い制度でした。そのハードルを若干下げるかわりに、事業者（企業）自身が責任をもつことで、機能性を表示できるようにしたものが機能性表示食品制度です。この制度が立ち上がった背景の一つに、先に述べたトクホの市場規模が停滞していたこと（健康食品市場を活性化する起爆剤が必要であったこと）があげられます。また、ある程度の有効性が認められつつある食品でも、その効果を表示することが許可されていないがために、国民が自ら選択してそのような食品を購入しようとしても、十分な情報が得られないという状況があったことも、この制度の成立を後押ししたといわれています。

一方、医薬品にはどのような種類のものがあるのでしょうか？　医薬品は、医療用医薬品、要指導医薬品、一般用医薬品の大きく三つに分類されます。医療用医薬品とは、病気の治療もしくは予防を目的として使用する薬品のことで、医師や歯科医師の処方箋に基づいて薬剤師が調剤する薬です。これらは、高い効果が期待できるものの、その使い方によっては副作用などがでる恐れもあるため、医療専門家による指導が必須となっています。

一般用医薬品とは、薬局やドラッグストアで処方箋がなくても直接購入できる薬で、「市販薬」や「OTC医薬品」と呼ばれることもあります（OTCとは、Over The Counter の略語で、カウンター越しに対面で薬を販売・購入できる薬ということを意味しています）。一般用医薬品は、使用上の注意点、他の成分との相互作用、副作用などによって3種類に分類されます（それにより販売方法などが異なります：図1）。医療用医薬品と一般用医薬品の中間に位置するのが、要指導医薬品で、医療用医薬品から一般用医薬品になって間もないもので、副作用などのリスクが不確定なため、購入の際には薬剤師からの説明を受けることが必要になります。

以上のように、私たちが日頃摂取しているものは、とても細かく分類されています。パッケージに書かれている謳い文句を鵜呑みにして購入してしまう前に、その商品は図1の分類のうちどれにあたるのか（どのような制度に基づいて販売されているものなのか）、その効果はどのような研究によって証明されているのか、といったことを自ら事前に確認することが重要です。また、第5章でも述べたことですが、医薬品であっても、健康食品であっても、それを摂っているだけで健康になれる、病気が治るというものではありません。いい加減な食生活を送ったり、身体活動量が不足したりすれば、健康状態はなかなか改善しません。まずは生活習慣を見直すことが何よりも大切です。

第II部

運動と体の「どうなってるの？」

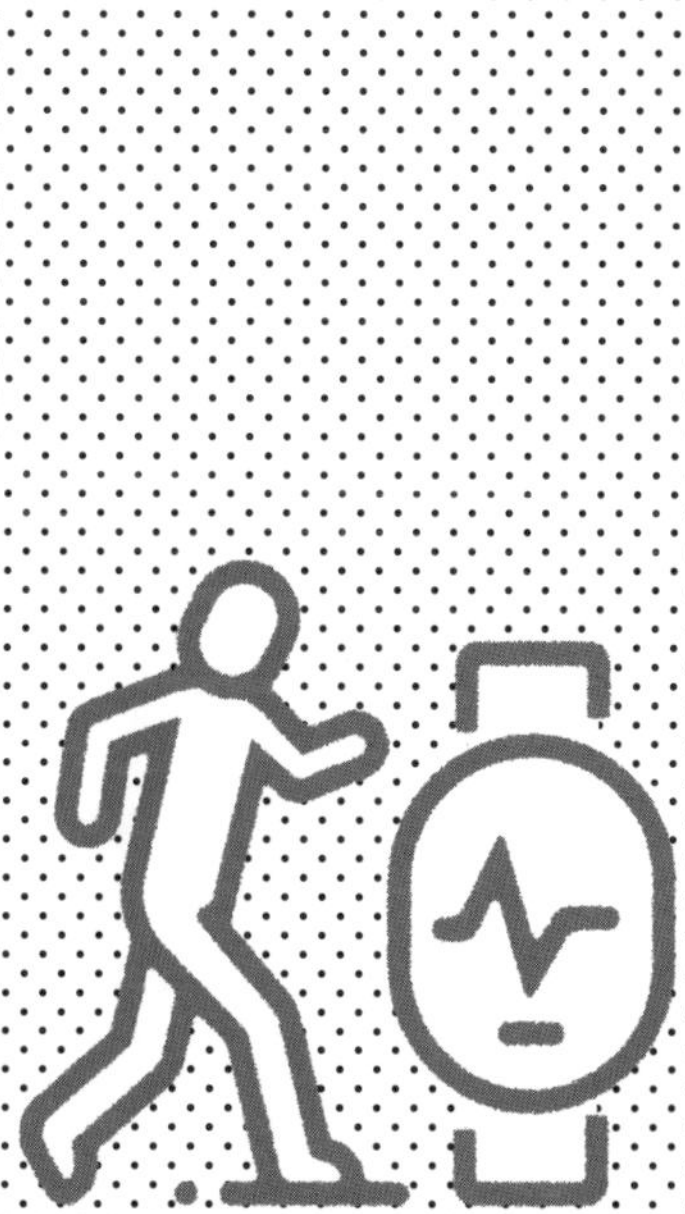

第10章

ホルモンってなに？

ホルモンに対するイメージ

みなさん、ホルモンという言葉にどのようなイメージをおもちでしょうか？　同じ質問を講義中に学生にしてみたところ、「体内に存在してさまざまな生理機能を調節する物質」という答え以外に、「ホルモン焼き」や「マキシマムザホルモン（アーティスト）」という答えが返ってきました。それに加えて、「美肌ホルモン」や「脳内ホルモン」といった言葉もちらほらと出てきました。さらに、いつもお世話になっている事務の方からは、「『痩せホルモン』や『若返りホルモン』って存在するのですか？」、そして編集担当の方からは、「『幸せホルモン』ってあるのですか？」という質問も受けました。

このように私たちの身の回りでよく見聞きする「ホルモン」ですが、そもそも「ホルモン」とは何なのでしょうか？

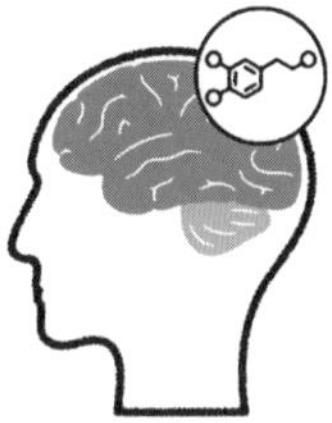

ホルモンにもさまざまな種類がある

私たちの体内には、現在までに約100種類もの物質がホルモンとして作用することが明らかになっています。ホルモンは、コレステロールからつくられる「ステロイドホルモン」、アミノ酸が鎖のようにつながってつくられる「ペプチドホルモン」、そしてアミノ酸から酵素反応によってつくられる「アミノ酸誘導体ホルモン」の3種類に分類されます。たとえば、レプチンと呼ばれる脂肪細胞から分泌され食欲を抑制する作用のあるホルモンは、ペプチドホルモンの一つで、146個のアミノ酸が鎖状につながってできたものです（詳細は、第17章をご参照ください）。

ステロイドホルモンは脂溶性であるため、リン脂質でできた細胞膜（細胞膜も脂溶性）を容易に透過することができます。ステロイドホルモンを鍵とすると、その鍵穴に該当するものがステロイドホルモン受容体で、細胞の内部に存在し、細胞質受容体や核内受容体とも呼ばれます。

たとえば、私たちがストレス環境にさらされると、副腎皮質からステロイドホルモンの一つである糖質コルチコイド（コルチゾール）が分泌されます。このコルチゾールは、血糖値や血圧を調節するだけでなく、免疫細胞の活性を抑制するはたらきがあります。これらの性質を利用して、皮膚に塗るとさまざまな細胞のステロイドホルモン受容体に作用し、湿疹やアトピー性皮膚炎などの原因となる炎症反応を抑えることができます。そのため炎症性疾患の治療に用いられています。

一方、ペプチドホルモンは水溶性です。ペプチドホルモンはアミノ酸でできているため、口から摂取すると消化酵素によって分解されてしまい、ホルモンとしての生理機能を失います。つまり、ペプチドホルモンは、血中に注射することで初めて作用をもたらすのです。そのため、1型糖尿病の患者さんは毎食後血中のグルコース濃度（血糖値）を測定して、その値に応じて血糖値を下げる作用をもつインスリンを注射します。

アミノ酸誘導体ホルモンには次のようなものがあります。チロシンを原料として酵素反応によってつくり出され、心臓や肝臓、腎臓や脳などのさまざまな臓器に作用して体の代謝を活性化する甲状腺ホルモンや、心拍数や血圧を上昇させ、瞳孔を開き、血糖値を上昇させる作用のあるアドレナリンなどです。甲状腺ホルモンは脂溶性ですが、アドレナリンは水溶性です。水溶性ホルモンは細胞膜を透過できないため、その受容体は細胞膜表面に存在し、細胞膜受容体と呼ばれます。

このようにホルモンといってもそれぞれ異なる性質をもっているのです。

血中に分泌されるものがホルモン

私たちの体内には、細胞の中で産生した消化酵素やホルモンなど、生体内でさまざまな生理作用を引き起こす物質（生理活性物質）を分泌するための特殊な組織があります。そのような組織を分泌腺と呼びます。たとえば、皮膚の汗腺、口腔内の唾液腺、胃の消化腺などは、生理活性物質を体外に分泌します（外分泌）。胃などの消化管は体内に相当するのではないか、と思われるかもしれませんん。しかし、私たちの体は、口から肛門まで、竹輪のように真ん中に1本の穴が開いている状態です。この竹輪のような穴から食物が入り、消化腺から消化酵素を分泌して食物を分解し、食物に含

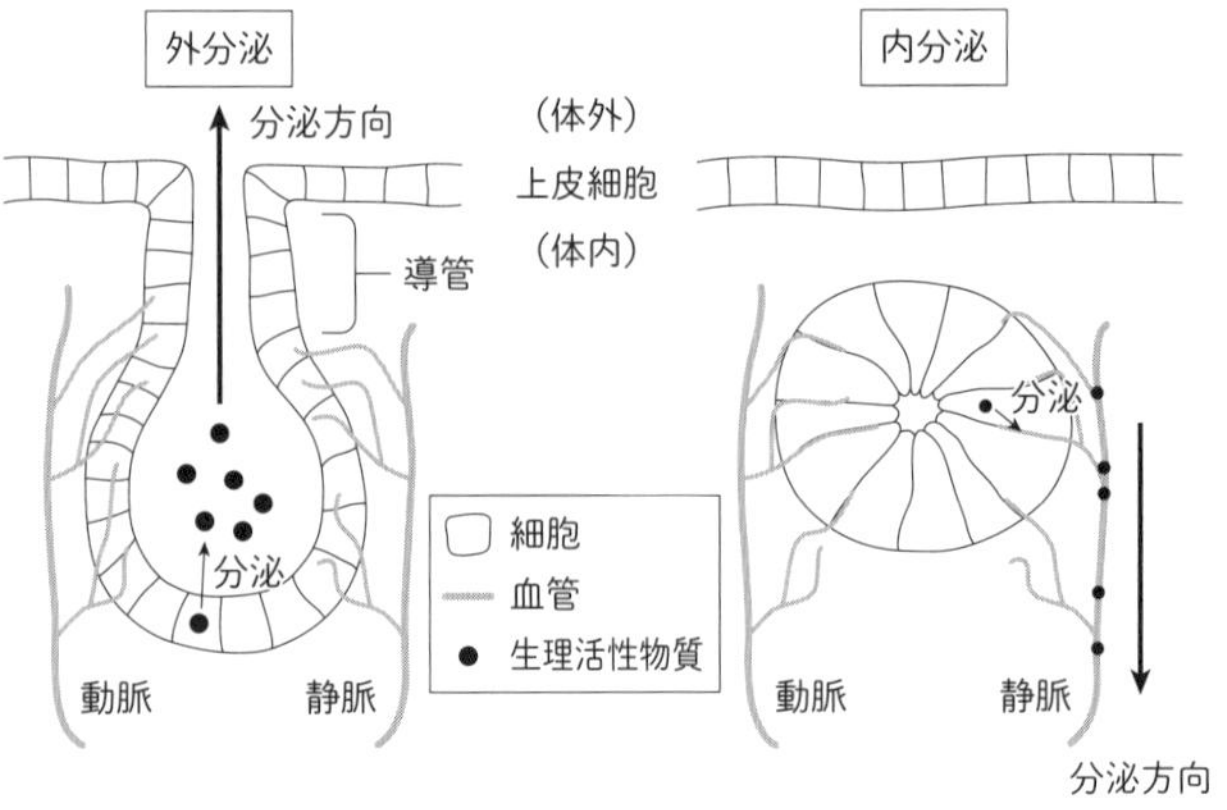

図10.1　外分泌と内分泌の違い（(1) を改変）

まれる栄養素を体内に吸収します。そして、吸収できなかった残りを便として肛門から排出しています。つまり、口から肛門までの消化管は体外に対応します。そのため、消化腺が消化酵素を分泌する様式は外分泌に該当します（図10・1左）。

一方、分泌腺や特殊な細胞から生理活性物質が直接血中に分泌されるしくみもあります（内分泌）。たとえば、食事を摂取すると血中のグルコース濃度が上昇します。すると膵臓のランゲルハンス島のβ細胞からインスリンが血中に分泌されます。そして、インスリンは血流を介して、遠く離れた臓器（肝臓、筋肉、脂肪細胞など）に作用します。このように血中に分泌される、つまり内分泌される生理活性物質のことをホルモンと呼びます（図10・1右）。

ホルモンを分泌する細胞をラジオ局だとすると、ホルモンは音声の電気信号が乗せられたラジオ局の電波に該当します。そして、ホルモンを感受する受容体は、その電波を受信するために、そのラジオ局の周波数に合わせたラジオにたとえることができます。つまりホルモンは、ホルモン分泌細胞とその情報を受けとる細胞との間をつなぐ電波のようなものです。そのため、あるラジオ局の周波数に合わせたラジオをもっている細胞すべてにいっせいに情報を伝えることができるのです。また、一つの細胞がさまざまな種類のラジオをもっていて、それぞれを異なるラジオ局の周波数に合わせておけば、一度にたくさんの情報を受けとることもできるのです。

ちなみに、胃の組織は消化酵素を外分泌する消化腺だけでなく、ペプチドホルモンを分泌する内分泌細胞も存在しています。食欲を促進するはたらきのあるグレリンは、この胃の内分泌細胞から分泌されます（詳細は、第17章をご参照ください）。胃だけではなく、十二指腸や小腸、さらには大腸の組織には、粘液を外分泌する粘液細胞だけでなく、消化管に存在する物質に反応してさまざまなホルモンを分泌する内分泌細胞も存在します。

余談ですが一九二〇年代の日本では、精の付く料理のことをホルモン料理と呼んでいました。スッポンやウナギ、山芋、マムシ、そして動物の内臓を焼いて食べるホルモン（モツ）焼きもこのホルモン料理に含まれていました。昭和初期の人びとにとってホルモンとは、私たちを元気にしてくれるものだと思われていたようです。なお、ヒトだけでなく動物の胃や十二指腸、小腸や大腸にもホルモンを分泌する内分泌細胞が含まれているので、ホルモン焼きは、その名の通り、ホルモンを焼いて食する料理といえます。

脳の中の司令塔

脳の視床下部や脳下垂体という小さな領域では、ニューロンに形が似ており、ペプチドホルモンを分泌する細胞が存在します。このような細胞を神経内分泌細胞と呼びます。視床下部には脳下垂体という内分泌細胞が集まった小さな組織がぶら下がっていて、2種類の神経内分泌細胞が存在しています。脳下垂体は、構造的に異なる三つの部位からできていて、私たちの顔側を前葉、中央が中葉、後頭部側を後葉と呼びます。前葉内部には、脳下垂体門脈と呼ばれる静脈が流れています。その静脈に対して、視床下部の神経内分泌細胞が突起を伸ばしています（図10・2の丸印）。その突起から、前葉の内分泌細胞から放出されるホルモンの放出を促すホルモン（放出ホルモン）や、逆にホルモンの放出を抑制するホルモン（放出抑制ホルモン）が分泌されます。放出ホルモンや放出抑制ホルモンは、血流を介して前葉に届けられ、前葉の内分泌細胞に作用して、ここから分泌される脳下垂体前葉ホルモンの分泌を調節します（図10・2）。たとえば、甲状腺ホルモンの分泌を促すために、視床下部からは甲状腺刺激放出ホルモンが分泌されます。

前葉から分泌されるホルモンには、成長を促進させる成長ホルモン、甲状腺ホルモンの分泌を促す甲状腺刺激ホルモン、副腎皮質ホルモンの分泌を促す副腎皮質刺激ホルモン、性腺刺激ホルモン、乳汁分泌ホルモン（プロラクチン）があります。一方、視床下部から脳下垂体後葉まで長い突起を伸ばし、その末端から血管に対して分泌されるものには子宮の収縮や乳汁の射出を調節するオキシトシンや尿量を調節するバソプレシンがあります。

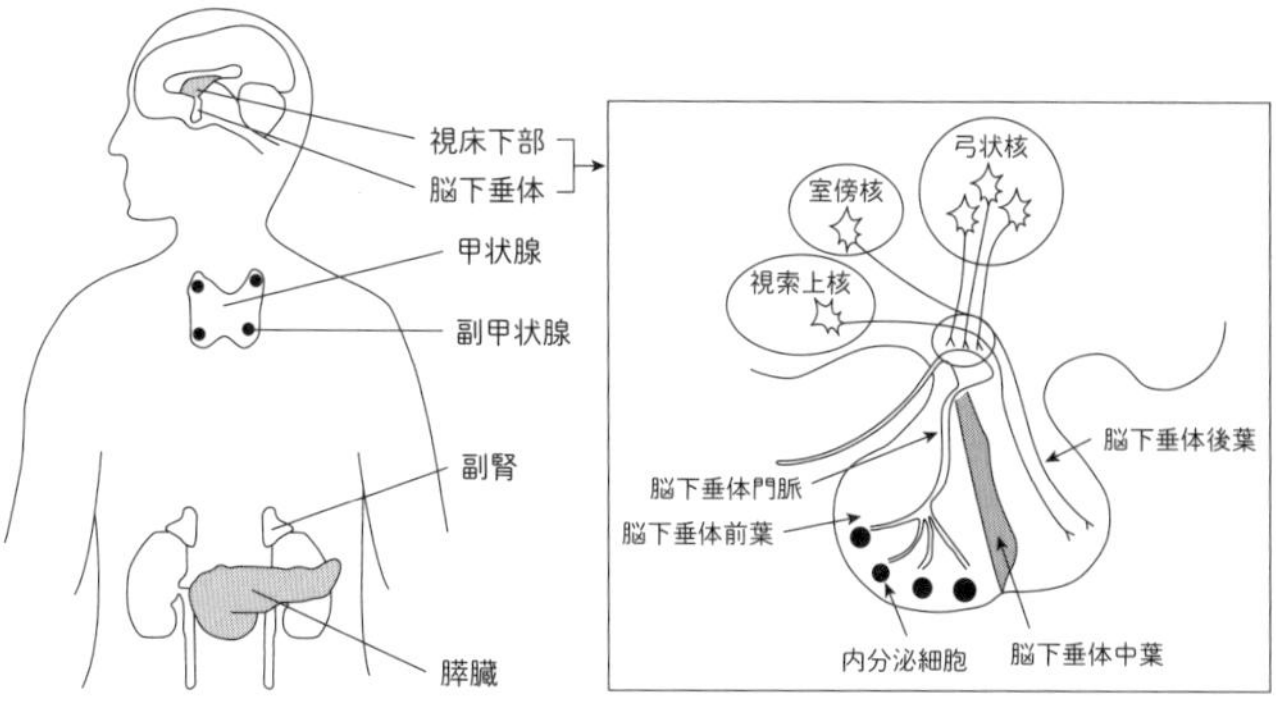

図 10. 2　視床下部と脳下垂体の概略（(2) を改変）

ホルモンの分泌は、血中のホルモン量によって新たに産生される量が決まるという「フィードバックループ」によって調節されています。たとえば、甲状腺ホルモンは、全身の細胞に作用して代謝を高めます。また、視床下部や脳下垂体にも甲状腺ホルモンに対する受容体が存在します。甲状腺ホルモンが視床下部や脳下垂体の受容体に結合すると、甲状腺刺激ホルモン放出ホルモンと甲状腺刺激ホルモンの産生が抑制され、甲状腺ホルモンの分泌が抑えられます。このようなしくみを「ネガティブフィードバックループ」と呼びます。一方で、「ポジティブフィードバックループ」と呼ばれるしくみも私たちの体内にはごくわずかですが存在します。たとえば、乳児が母親の乳首を吸って母乳を飲むと、その吸引刺激が視床下部に到達し、脳下垂体からプロラクチンが分泌されます。プロラクチンは、乳腺を刺激して母乳の産生を促します。すると、乳児がさらに乳首を吸うようになり、さらにプロラクチンが分泌され母乳が産生されるというしくみになっています。つまり、乳児に母乳を飲ませれば飲ませるほど母乳の出がよくなるしくみになっています。

このようにみなさんの脳の奥底には、視床下部があり、体内の状況の変化を感受すると、脳下垂体にさまざまなホルモンを分泌して、指令を出します。それによって私たちの体内環境をつねに一定の状態に保ちます。このことを恒常性（ホメオスタシス）と呼びますが、視床下部はその司令塔の役割をしています。

脳内ホルモンはあるの？

オキシトシンは、視床下部にあるオキシトシン産生細胞で産生され、脳下垂体後葉まで伸ばした突起から血中に分泌されます。一九〇六年、イギリスのヘンリー・H・デールが、脳下垂体後葉で産生された何らかの物質が子宮を収縮させると報告しました[3]。この報告は、一九四〇年代まで忘れ去られていましたが、一九五三年にアメリカのヴィンセント・デュ・ヴィニョーによって、脳下垂体後葉で産生された物質の一つが9個のアミノ酸からできているオキシトシンであることを同定します。そして翌一九五四年には、ペプチドホルモンとして世界で初めて人工的に合成することに成功しました[4-6]。なお、オキシトシンとは、「素早い誕生」を意味するギリシャ語が由来です。

視床下部のオキシトシン産生細胞は、その軸索を脳下垂体後葉まで伸ばすだけでなく、脳内のさまざまな場所や延髄にも伸びています。そして興味深いことにその終末から神経細胞に対して、神経伝達物質としてオキシトシンを分泌します。つまり神経細胞のような情報伝達を行う場合があるのです。[7] また、オキシトシン産生細胞は、その細胞体や樹状突起から直接オキシトシンを分泌し、オキシトシン受容体を発現している周囲の細胞に情報伝達をする場合もあることが明らかになってきました。さまざまな分泌様式で脳内に分泌されたオキシトシンは、ストレスの緩和、信頼感、子育て行動といった高次脳機能の調節に関与することが報告されています。[8,9] このように、オキシトシンは、子宮の収縮や乳汁の射出を調節するために脳下垂体後葉から血中に分泌されホルモンとして作用することもあれば、脳内のさまざまな場所に軸索を伸ばし、その終末から分泌され、神経伝達物質として作用することもあるのです。

さて、ここまで読み進められた方なら、もう気が付かれたかもしれません。ホルモンとは、血中に分泌され、全身の細胞に情報を伝達する際に用いられるものです。そのため、脳内だけで作用する「脳内ホルモン」という表現には、少し問題があると感じられたのではないでしょうか。脳内の神経細胞同士が情報伝達を行うために用いているのは、神経伝達物質です。想像をたくましくして考えると、脳の中の視床下部や脳下垂体の神経内分泌細胞が血中へ分泌するホルモンの存在から、「脳もホルモンを分泌する」と思われるようになり、さらに簡略化されて「脳内ホルモン」が存在すると考えられるようになったのかもしれません。

それほど単純ではない

これまで見てきたように、ホルモンは血流を介して全身を駆け巡り、そのホルモンの受容体を発現しているさまざまな細胞に作用します。「美肌ホルモン」や「痩せホルモン」、「若返りホルモン」さらには「幸せホルモン」といった名前から、一つの作用だけを引き起こすホルモンが私たちの体内にあるように思われていたかもしれません。しかし実際はそうではなく、ラジオのリスナーが多種多様な反応をするように、一つのホルモンはさまざまな生理作用を引き起こすのです。そして、XというホルモンがYというホルモンが増えると、Yというホルモンが減る（または増える）、するとZというホルモンが減る（または増える）、その結果Xというホルモンが減る（または増える）……という、フィードバックループが私たちの体内では形成されているのです。そのため、あるホルモンだけを人為的に増やしてしまうと、今まで盤上の石がほとんど黒かったのに、一気に白い石にひっくり返ってしまうオセロのように、予期せぬホルモンまで影響を受け、体調を崩してしまうことがあるのです。今回解説させていただいた内容を踏まえ、メディアやSNSなどで「〇〇ホルモン」と見かけたときには、少し身構えてその内容について精査していただきたいと思います。

第11章

男性ホルモンって毛髪によくないの？

　ある日のこと、講義を終えて黒板を消していると、2人組の学生が近寄ってきました。2人は中学校以来の友人で、大学に入学してから、それぞれ野球部とラグビー部に入部したとのことでした。「競技パフォーマンスを高めたいので、一緒に筋力トレーニングをしているのですが、運動強度の高いトレーニングや競技をしていると毛髪によくない、つまり薄毛になると先輩から聞いたのですが、本当ですか？」と質問してきたのです。「そんな話は聞いたことがないですね。運動するとなぜ毛髪によくないのでしょうか？」と話を振ってみました。

　すると彼らは、「激しい運動をすると男性ホルモンであるテストステロンが多量に分泌されつづけるようになり、それが毛髪のもととなる細胞の成長を阻害するためだ、ということを先輩から聞きました」と答えたのです。

毛髪のライフサイクル

毛髪とそれを取り囲む毛包をまとめて、毛器官と呼びます。皮膚の深部には、毛球部と呼ばれる部分があり、ここに毛母細胞が存在します。この毛母細胞は分裂して毛幹、つまり毛をつくり出します。この毛母細胞の下には、毛乳頭と呼ばれる周囲の組織との隙間を埋めるための組織があります。寒いときに鳥肌が立ちますが、これは皮膚の下にある立毛筋が収縮し、毛が立ち上がり、毛穴の周りの皮膚が持ち上がることで起こります。この立毛筋が毛包に付着している部分をバルジ領域と呼びます。毛球部には毛髪原基と呼ばれる領域があり、それらの領域では毛器官を形づくるために必要なさまざまな細胞に分化できる毛包幹細胞があります（図11・1）。

一つの毛包は、成長期と退行期、そして休止期というライフサイクルを一定の周期で繰り返しています。成長期では毛母細胞の細胞増殖が盛んに行われ、皮膚方向に向かって押し出されることによって毛幹が伸びていきます。頭髪の場合、1日に約0.5ミリ伸びるといわれています。この成長期は2－6年ほど続きます。その後、毛母細胞が細胞分裂を停止し、プログラムされたように自らが死んでいきます。この時期を退行期と呼び、この自ら死んでいく現象をアポトーシスと呼びます。この退行期では、毛母細胞の数が急速に減少するため、毛包がバルジ領域まで上方向へと移動しながら退縮していきます。この退行期は、2－3週間ほど続きます。その後、周囲の脂肪細胞や線維芽細胞、さらに毛包幹細胞は、骨形成タンパク質（bone morphogenetic protein, BMP）を産生し、周囲に分泌します。BMPは、骨組織や軟骨の分化を促進する因子として発見されたためこのように

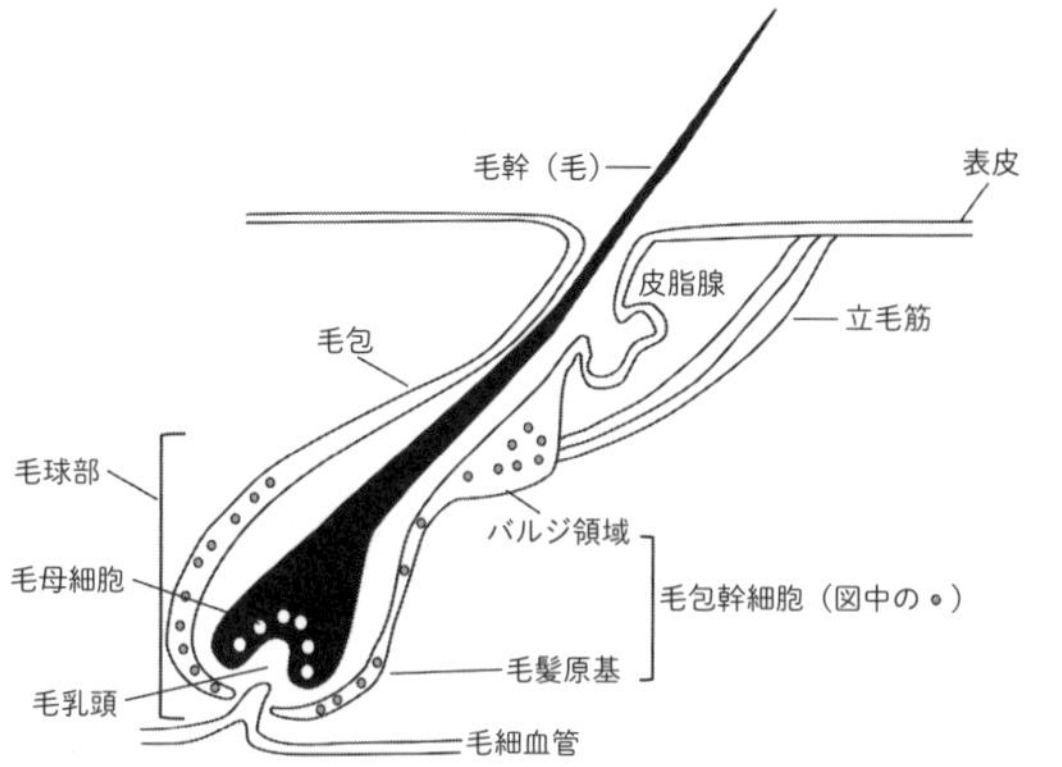

図 11.1　毛器官の構造

名付けられましたが、その後細胞分化やアポトーシスの誘導など多彩な機能をもっていることが明らかになりました。このＢＭＰは、毛包幹細胞に対してその休眠状態を保つように作用します。この状態を休止期と呼び、３−４か月ほど続きます。ヒトの頭髪は、約10万本あり、これらのうちの約10パーセント（つまり約1万本）が休止期にあると推定されています。この1万本の頭髪が休止期の間に抜けると仮定すると、１日に約１００本は、自然に抜け落ちていることになります。

休止期から再び毛幹が出てくる成長期へと移行する時期には、毛包幹細胞の直下に存在する毛乳頭がトランスフォーミング増殖因子β（transforming growth factor-β, TGF-β）を産生、分泌することで毛乳頭の近くの毛髪原基とバルジ領域の毛包幹細胞を活性化します。これによって、毛包幹細胞内ではさまざまなタンパク質が産生され、その結果、休眠状態が打破されて再び成長期に入ります。細胞分裂を開始した毛包幹細胞が毛母細胞へと分化する頃には、ＴＧＦ-βの産生が抑制されます。それによって、毛包が下へと伸長し、発毛が始まります。

ホルモンと毛髪

毛髪の成長期の期間が短くなり、そのまま毛髪のライフサイクルが進行すると、毛包の大きさが徐々に小さくなっていきます。その結果、今まで太い毛幹だったものが、細い毛幹へと変化し、脱毛します。このような状態を男性型脱毛症（androgenetic alopecia, AGA）と呼びます。ＡＧＡは、女性や昔の中国の宦官では見られないことから、男性ホルモンが原因ではないかと考えられていました。今から80年以上も前の戦前に行われた実験結果ですが、思春期前に去勢されたヒトと思春期後に去勢されたヒトに男性ホルモンの一つであるテストステロンを投与し、毛髪の脱毛への影響が解析されました。その結果、テストステロンの投与により脱毛が起こることから、男性ホルモンが脱毛を引き起こす原因の一つであることが報告されました[1]。

このＡＧＡは、男性ホルモンだけでなく遺伝的な要因、さらには環境的な要因も含め、これらが複雑に絡み合って発症することが示唆されています。たとえば、ＡＧＡの原因となる遺伝子は一つではなく、複数あると考えられています。具体的には、男性ホルモン（アンドロゲン）を受容するアンドロゲン受容体の遺伝子の一部にグリシンをつくり出す塩基配列が23回繰り返される箇所がある場合、ＡＧＡの発症が早まる可能性があるといった報告[2]や、20番染色体上の動物の胎生期に組織や器官発生を司る *PAX1* 遺伝子と発生において重要な遺伝子の転写を調節する転写因子である

表11.1　性ステロイドホルモン（6）

性ステロイドホルモンは、コレステロールを原料に精巣や卵巣、さらには副腎皮質でもつくられる。

男性ホルモン（アンドロゲン）	女性ホルモン（エストロゲン）
デヒドロエピアンドロステロン	エストロン
アンドロステンジオン	17β-エストラジオール
テストステロン	エストリオール
ジヒドロテストステロン	エステトロール

*FOXA2*遺伝子の近傍に存在する一塩基多型がＡＧＡの発症と相関するといった報告があります[3,4]。一方で、アンドロゲン受容体のある遺伝子多型を保有していると、ＡＧＡの発症が抑制されるという報告もあります[5]。ただ、これらの報告は、ある遺伝子とＡＧＡとの相関関係について示しただけで、ＡＧＡにおけるアンドロゲン受容体や*PAX1*、*FOXA2*の役割について、つまり因果関係については明らかになっていないことに注意が必要です。なお、一塩基多型や遺伝子多型については、第8章をご覧ください。

ちなみに、男性ホルモンと呼ばれるアンドロゲンは、男女に共通して存在する臓器である副腎皮質で産生されています。男性ホルモンという名前から男性にだけ分泌されているように思われるかもしれませんが、女性でもこのアンドロゲンは分泌されています（表11・1）。

男性ホルモンにもいろいろある

精巣のある細胞からアンドロゲンの一つであるテストステロンが分泌されます。テストステロン、ジヒドロテストステロン（ＤＨＴ）、デヒドロエピアンドロステロン（ＤＨＥＡ）などをまとめてアンドロゲンと呼びます。ステロイドホルモン（第10章をご覧ください）であるアンドロゲンは、血流を介して全身に運ばれ、男性器の形成と発達、筋力増強、体毛の増加、変声といった、第二次性徴を引き起こします。

さらに、5α-還元酵素（5α-レダクターゼ）の作用によってテストステロンからDHTが産生されます。この5α-レダクターゼにはⅠ型とⅡ型があり、それぞれ発現している組織や部位が異なります。Ⅰ型は、頭髪が薄くなっている部分だけでなく、後頭部やひげ、そしてわきの下などの毛乳頭細胞や肝臓に発現しています。一方、Ⅱ型は、頭髪が薄くなっている部分とひげ、そして男性にしかない臓器である精巣や前立腺に発現しています。また、Ⅱ型の遺伝子に変異がある患者さんには、第二次性徴で見られる性毛が生えず、またAGAも起こりません[7]。これらの結果から、AGAには、Ⅱ型が関与していると考えられています。

Ⅱ型によって産生されたDHTは、毛乳頭細胞に発現しているアンドロゲン受容体に作用して、毛乳頭細胞内でのTGF-βの産生と分泌を促します。このTGF-βは、先にも述べたように毛包幹細胞を休止期から成長期へと移行させるためのスイッチの役割をしています。一方、成長期の毛母細胞に作用すると、毛母細胞の分裂と増殖を抑制するため、毛髪の成長が抑制され、毛髪が細いまま抜け落ちるようになると考えられています。これらのことから、Ⅱ型を阻害すれば、毛髪が抜け落ちるのを抑えられるとの考えから開発されたのが、Ⅱ型の阻害剤であるフィナステリドです。このフィナステリドを毎日経口摂取することで、毛髪の脱毛を抑制することはできますが、発毛は促進しない点に注意が必要です。

一方、頭皮に塗布するミノキシジルは、もともとは高血圧の治療薬として開発されたため、フィナステリドとはまったく異なる作用をもっています。この薬を毎日頭皮に塗布することで、頭皮の毛細血管を弛緩させ血流を促すことにより脱毛の進行を抑制するとされています。ただいずれの薬も、発毛を促進するわけではなく、脱毛を抑制するように作用するため、摂取や塗布をし続けなければなりません。

女性の場合、女性ホルモンである卵胞ホルモン（エストロゲン）と黄体ホルモン（プロゲステロン）が体内で産生されています。中でもエストロゲンは、成長期の期間を延長する作用があるため、太い毛幹が形成されます。たとえば、妊娠期間中の女性では、血中のエストロゲンの濃度が通常の100倍以上にもなります。そのため妊娠中は毛髪が太くなることがあります。しかし出産後には、エストロゲンの産生量が一気に減るため、脱毛が起こります。女性の場合でも毛髪が薄くなる場合がありますが、男性とは異なり局所的に薄くなるわけではなく、全体的に薄くなる場合が多いです。また、エストロゲンの分泌量が急激に低下する閉経後に毛髪が薄くなる場合がありますが、その薄毛の程度は個人差があります。そのため、女性の場合は、エストロゲンの分泌量やエストロゲン受容体の発現量の違いなどの影響も考えられ、男性のAGAとは異なる機構で脱毛が起こっているとされますが、まだ詳細なメカニズムについては不明です。そのため、女性の場合Ⅱ型の阻害剤であるフィナステリドを服用することはできません。一方で、頭皮に塗布するミノキシジルは、フィナステリドとは作用が異なるため、女性も用いることができます。いずれにしても、何か不安なことや疑問に思うことがあれば、専門家である医師や薬剤師に相談することをお勧めします。

運動と男性ホルモン

これまで見てきたように、体内では、テストステロンが日々産生され、５α-レダクターゼによってＤＨＴが産生されています。それにもかかわらず、ＡＧＡを発症する人とそうでない人がいます。これは、先にも述べたアンドロゲン受容体の遺伝子多型やアンドロゲン受容体のテストステロンやＤＨＴに対する感受性の違い、*PAX1*遺伝子と*FOXA2*遺伝子の近傍に存在する一塩基多型の違いや５α-レダクターゼの発現量の違い、血中アンドロゲン濃度の違いなどさまざまな因子が年齢や個々人によって大きく異なるためだと考えられます。

規模の小さい少し古い研究ですが、66–76歳までの男性７名を対象に自転車を漕ぐといった運動によって、テストステロン濃度にどのような変化が起こるのか解析が行われました。その結果、運動中にテストステロン濃度が安静時の1.5倍にまで有意に増加し、運動をやめてから１時間後に安静時のレベルにまで戻ることがわかりました[8]。次に市民マラソンランナー（45–69歳までの11名を対象）のマラソンレース１週間前（安静時）、ゴール１時間後、レース１週間後の血中テストステロン濃度を測定したところ、ゴール１時間後のテストステロン濃度は、安静時よりも約30パーセントも有意に低くなっていました。が、レース１週間後には安静時のレベルに回復していました[9]。このように、運動をすることでテストステロン濃度は一過的に変化し、運動をやめてしばらくすると運動前のレベルにまで戻ります。つまり、運動をすることで血中テストステロン濃度がつねに高い濃度のままであり続けるということはありません。そのため、筋力トレーニングや運動強度の高い競技をすることが毛髪によくない、つまり脱毛を引き起こすとは考えにくいです。

髪を長い友にするために

マウスでの実験結果ではありますが、高脂肪食の過剰摂取や肥満が脱毛を引き起こすことが示されました。具体的には、高脂肪食の摂取で毛包幹細胞内に脂肪滴が蓄積し炎症が起こると、毛包幹細胞が自己複製されなくなり、表皮細胞や皮脂腺へ分化し始めます。その結果、毛包幹細胞の数を維持できなくなり、毛包のサイズが小さくなって毛が細くなり、最終的には毛が再生されなくなってしまうことが明らかになりました。[10] また、加齢によって起こる脱毛は、この毛包幹細胞数の減少によって起こることも報告されています。[11] これらの研究成果から想像をたくましくして考えると、髪をいつまでも長い友にしたければ、若いころから暴飲暴食をせず、過度なストレスを避け、肥満を防ぐために運動をすることが脱毛の進行を抑制するための方法の一つなのかもしれません。

このような話を学生にしたところ、「安心して筋力トレーニングに取り組めそうです。焼き肉や唐揚げなどの脂っこいものばかり食べず、魚や野菜もバランスよく食べて、しっかり寝て、活躍できるように頑張ります」と笑顔で話してくれました。

第12章 性差ってなんだろう？

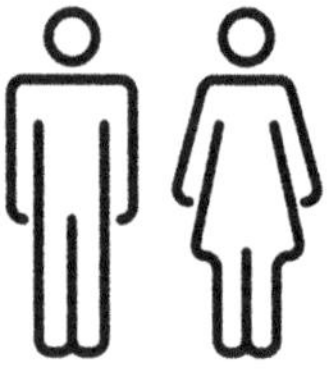

ある日のこと、大学構内の書籍販売部に向かって歩いていたところ、私の講義を受講していた学生が近寄ってきて、質問を投げかけてきました。「女性と男性といった生物学的な性別、つまり性差はどのように決まるのでしょうか？」。「あなたはどう思います？」と話を振ってみました。するとその学生は「Ｙ染色体の有無で決まり、Ｙ染色体があれば男性、なければ女性になるのではないでしょうか」と答えたのです。

性染色体と卵巣と精巣

ヒトの体細胞には、生物学的な性別を決定づける性染色体があります。女性は、Ｘ染色体を二つ、男性はＸ染色体とＹ染色体を一つずつ持ちます。ヒトは、それぞれ23本の染色体を母親と父親から受け継ぎ、全体で23対（46本）の染色体をもちます。染色体というとき、それは46（ＸＸ）か46（Ｘ

Y）の2通りの染色体のセットを意味します。このセットを核型と呼びます。ヒトの細胞の核型は、女性（46（XX））もしくは男性（46（XY））です。(i) では、卵巣や精巣といった体内にある生殖器（内生殖器）は、どのようにして形成されるのでしょうか？

将来卵や精子になる細胞は、生殖細胞と呼ばれます。この生殖細胞のもととなる原始生殖細胞は、受精から5週頃、将来の卵巣や精巣といった生殖腺になる部位に移動してきます。そして、将来精管や精囊へ分化するウォルフ管が左右に1本ずつ形成され、その後、受精から7週頃に、将来卵管や子宮へと分化するミュラー管も左右に1本ずつ形成されます（図12・1-A）。

発生がこの段階まで進むと、体細胞の *WT1* 遺伝子からWT1というタンパク質の産生が始まります。このWT1は、他のタンパク質と協力して核型が46（XY）の細胞にある特定の遺伝子、つまりY染色体中にだけ存在する遺伝子発現を開始する転写因子として機能します。(2) その遺伝子とは *SRY*（sex-determining region of the Y chromosome）遺伝子です。(3) SRYタンパク質は、WT1と同じ転写因子ですが、SRYは、WT1が結合する遺伝子とは違う遺伝子に結合し、活性化します。具体的には、17番染色体に存在する *SOX9*（SRY-related HMG box9）遺伝子を活性化します。(4) この遺伝子が活性化されると、細胞は男性へと分化し、二度と未分化の状態には戻りません。

---

i ——核型記載の原則では、正常女性（XX）は、46, XXと、正常男性（XY）は、46, XYとなります。本章では、46本（23対）の染色体以外にXXやXYの性染色体を保有しているように思われてしまうため、便宜上、正常女性を46（XX）、正常男性を46（XY）と表記しています。

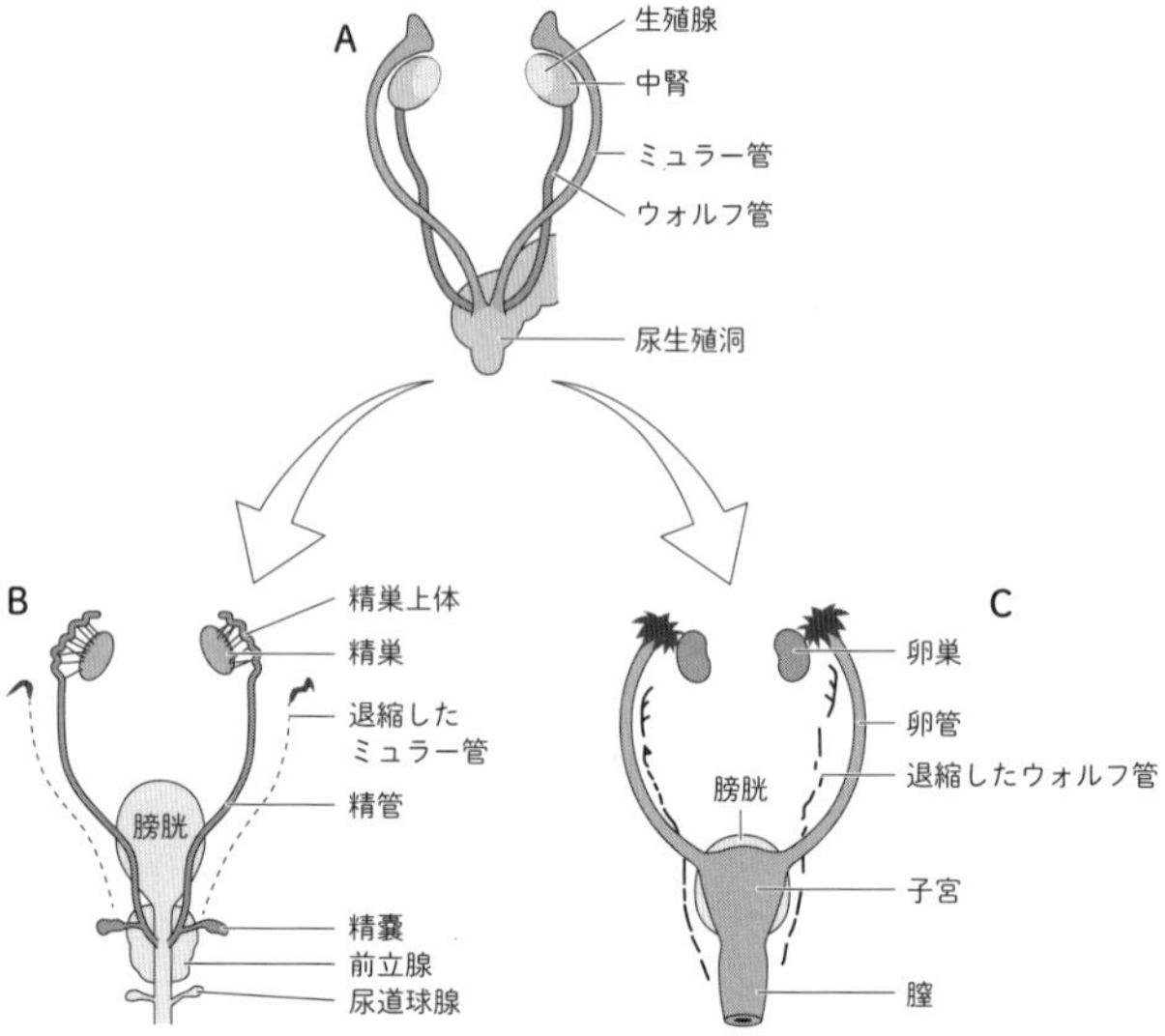

図 12.1　内生殖器の発生と分化（(1) を改変）

一連の過程を経て、Y染色体を保有している原始生殖細胞は、精子のもととなる精原細胞、セルトリ細胞、ライディッヒ細胞へと分化します。セルトリ細胞からは、抗ミュラー管ホルモン（anti-Müllerian hormone, AMH）（ミュラー管抑制因子とも呼ばれます）が分泌されます。このAMHは、ミュラー管を退縮させ、卵管と子宮の形成を抑制します。そして、ライディッヒ細胞からは、男性ホルモンの一種であるテストステロンが分泌されます。このテストステロンがウォルフ管に作用し、精管、精巣上体、精嚢といった男性内性器の形成を促します（図12・1-B）。

一方、核型が46（XX）の細胞では、Y染色体が存在しないため、SRY遺伝子が活性化されず、結果としてライディッヒ細胞が形成されないため、テストステロンも分泌されません。その結果、原始生殖細胞は卵巣へ分化します。[5] その後、母体や胎盤から分泌される女性ホルモンの一種であるエストロゲンの作用によって、ウォルフ管が退縮します（図12・1-C）。また、セルトリ細胞も形成されません。そのため、AMHの分泌が起こらず、ミュラー管が分化を開始します。その結果、ミュラー管の下部が癒合し、腟の上部3分の1と子宮、そして卵管が形成され、女性へと分化します。

このように、Y染色体上に存在する*SRY*遺伝子と、それによって分泌されるようになるテストステロンにより原始生殖細胞は男性化されます。たとえば、性染色体異常の例として、X染色体を二つ、Y染色体を一つもつヒトの場合47（XXY）、男性になります。つまり、性染色体がXXであっても*SRY*遺伝子を含むY染色体をもつと男性になります。このような状態をクラインフェルター症候群と呼びます。[ii]

他にも、核型が46（XY）のヒトでも精巣形成プログラムを抑制する*WNT4*遺伝子を余剰に保有すると、未発達の子宮や卵管が形成されます。[6] また卵巣形成関連遺伝子である*RSPO1*遺伝子が正常に機能しない場合、卵巣と精巣の両方が発生します。[7] このように生殖器の発生異常は、遺伝子の

ii——45（X）といった、X染色体の片側が部分的または完全に欠失した核型も存在します。このような状態をターナー症候群と呼びます。さらに、同じヒトの体内に、46（XX）と46（XY）（46（XX）／46（XY））あるいは、45（X）と46（XY）（45（X）／46（XY））といった二つ以上の異なる核型の細胞をもつヒトも存在します。なぜ、性染色体の分配が異常になるのか、その原因については明らかになっていません。

変異によって起こることも明らかになってきました。これらの発見から、性別の決定は、Y染色体上にある*SRY*遺伝子だけでなく、さまざまな遺伝子が複雑に絡んでいることがわかってきたのです。

性ステロイドホルモンによる生殖器の形成

男性の生殖器は、先に述べたようにテストステロンの作用によって形成されます。しかし、テストステロンだけでなく、5α-レダクターゼによってテストステロンから産生されるジヒドロテストステロンが、男性の外生殖器である陰茎と陰嚢の形成に必要不可欠です。では、5α-レダクターゼが欠損するとどうなるでしょうか？　体内でテストステロンが産生されていたとしても、ジヒドロテストステロンが産生されないため、外生殖器を男性化することはできません。つまり、精管、精巣上体、精嚢、精巣といった男性特有の内生殖器は形成されても、外生殖器は形成されず、女性のような外生殖器をもった子どもが生まれます。

ただ、このような症状をもつ子どもが思春期を迎えると、外生殖器が男性化する場合があります。思春期で起こる男性化、つまり第二次性徴は、ジヒドロテストステロンではなく、高濃度のテストステロンが必要となります。思春期を迎えると、体内の内生殖器で高濃度のテストステロンが産生されるようになり、その高濃度のテストステロンによって前述のような子どもでは陰茎が発達し、あたかも性別が女性から男性へと変化するように、外生殖器が男性化するのです。このような疾患は、5α-レダクターゼの遺伝子に変異があるために起こるため、5α-レダクターゼ欠損症と呼ばれます。

このように、卵巣や精巣といった内生殖器と、大陰唇や陰茎といった体外から見える性器（外生殖器）が、細胞の核型とは異なる性別の場合もありえるのです。このような状態を性分化疾患（differences/disorders of sex development, DSD）と呼びます。

これまで見てきたようにテストステロンは、男性の内生殖器や外生殖器の形成に重要な分子です。テストステロンやジヒドロテストステロンなどの一連の分子の総称をアンドロゲンと呼び（アンドロゲンの詳細については、表11・1をご覧ください）、そのアンドロゲンと結合する受容体をアンドロゲン受容体と呼びます。このアンドロゲン受容体遺伝子は、X染色体上に存在しますが、アンドロゲン受容体遺伝子に変異が起こると、その変異によっては、アンドロゲンに対する結合能力がまったくないものから、結合してもその結合能力が非常に低いもの、そしてほぼ正常に機能するものといったように、さまざまなアンドロゲン受容体が生み出されます。

アンドロゲン受容体がまったく機能しないような変異の場合、たとえば核型が46（XY）の場合には、SRY遺伝子が活性化し、精巣が形成され、精巣からテストステロンが分泌されても、細胞はテストステロンに反応しません。そのため、ウォルフ管は発達せず、精巣上体、精管、精嚢も形成されません。一方で、AMHは分泌されるため、ミュラー管は退縮します。つまり、女性の内生殖器は形成されません。一方、外生殖器は、アンドロゲン受容体が機能しないため女性型になります。つまりアンドロゲン受容体がまったく機能しない場合、外見は女性であっても、卵巣と女性内生殖器をもちません。46（XY）染色体をもっていて外見が女性という状態になります。このような状態を完全型アンドロゲン不応症（complete androgen insensitivity syndrome, CAIS）と呼びます。つまり、男性化には、テストステロンだけでなくアンドロゲン受容体も正しく機能することが大切です。

女性でもテストステロンはつくられる

副腎は、腎臓の上に位置する小さな臓器です。副腎の外側を皮質、内側を髄質と呼びます。副腎皮質からはテストステロンの他に血圧や電解質のバランスを整えるアルドステロン、血糖値や血圧上昇、抗ストレス、抗炎症作用のあるコルチゾールが分泌されます。一方副腎髄質からはカテコールアミン（アドレナリン、ノルアドレナリン、ドーパミンの混合物）が分泌され、体のさまざまな生理機能を調節しています。そのため、女性でもテストステロンは副腎皮質で産生されています（第11章をご覧ください）。

テストステロンは、血中のコレステロールを原料に、さまざまな酵素反応を経て産生されます。その酵素の一つに21-水酸化酵素（*CYP21A2*遺伝子から産生される）があります。この酵素が欠損すると、コレステロールからコルチゾールやアルドステロンといったホルモンの産生が行われなくなります。その代わりに、副腎皮質では本来微量しかつくられないテストステロンが大量に産生されるようになります。

テストステロンには、軟骨細胞の増殖を促す成長ホルモンの分泌を促進する作用（骨を伸ばす作用）と、軟骨細胞に作用して骨化させる作用（骨が伸びるのを止める作用）があります。つまり、テストステロンと成長ホルモンの分泌量がうまくバランスを保っていれば、身長が伸びます。しかし、21-水酸化酵素に欠損があると、テストステロンが過剰に分泌され、慢性的に血中テストステロン濃度が高くなり、軟骨細胞がすぐに骨化するため、女性も男性も身長が低くなります。

また女性の場合、母親の胎内にいるときに、胎児自身の副腎皮質で産生された過剰のテストステロンに曝露されることで、外生殖器が男性化し、一見して男女の区別がつきにくい非典型的な外生殖器をもって生まれてきます。このような疾患を先天性副腎過形成症（congenital adrenal hyperplasia, CAH）と呼び、日本では赤ちゃんの先天性代謝異常などの病気を見つけるための新生児マススクリーニング検査項目の一つになっています[iii]。

このようにヒトの性分化は、Y染色体上に存在するSRY遺伝子だけでなく、さまざまなホルモンや酵素、さらには受容体によって制御されているのです（図12・2）。

オスは絶滅するのか？

ヒトを含む哺乳類は、進化するにしたがってY染色体の長さが短くなってきたという報告がなされました。そして、このペースでY染色体が短くなり続けると、500－600万年後にはY染色体は消失するのではないかとオーストラリアのグレーブス博士は予測しました[9]。実際にそのような

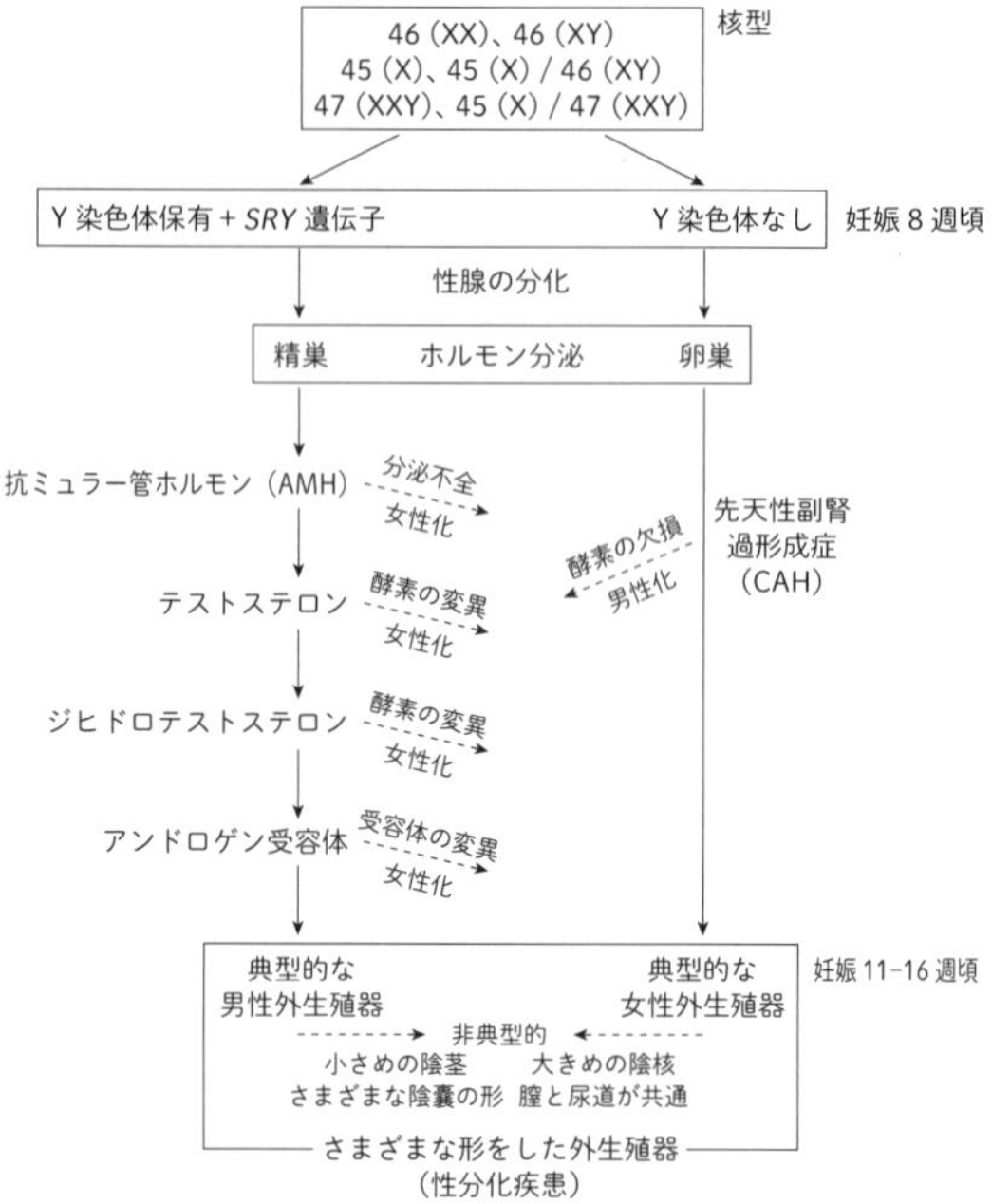

図 12.2　ヒトにおける性分化の流れ (8)

ことは起こるのでしょうか？

　これまで見てきたように、ヒトを含む哺乳類の場合、女性がXX、男性がXYと2本の性染色体をもっています。そして*SRY*遺伝子によって性が決定します。しかし、南西諸島に生息するトゲネズミの2種類と中東に生息するモールボールと呼ばれるげっ歯類の合計3種類は、メスもオスもX染色体を1本しかもっていません。つまり、XO型（エックス・ゼロ）です。

　トゲネズミのゲノムを解析したところ、1本のみ残っているX染色体ではなく、常染色体（3番染色体）上に性決定を制御するための塩基配列があることがわかりました。つまり、トゲネズミは*Sry*

遺伝子に依存せず、別の染色体にある*Sry*遺伝子とは違う遺伝子によって性決定が行われていたのです。(10) もしY染色体が仮に消滅したとしても、性決定をする遺伝子が他の染色体に移動して存在してさえいれば、オスは絶滅する可能性はないと考えられます。

このような話を学生にしたところ、「性染色体も遺伝子も大切。そして遺伝子からつくられるタンパク質やホルモンも大切。驚くことばかりです」と真剣な眼差しで話してくれました。すると、その学生からまたしても質問が投げかけられました。「生物学的な性別とは、肉体的な性別ですよね？　では、行動の性差はどのように決まるのでしょうか？　そこにも性ステロイドホルモンが関

---

iii――先天性代謝異常とは、先天性代謝異常と先天性甲状腺機能低下症および先天性副腎過形成症（CAH）をあわせたものを意味します。先天性代謝異常とは、生まれつき特定の酵素に異常があって起こる疾患です。この疾患にはさまざまなもの（アミノ酸、有機酸、脂肪酸、糖質代謝異常症など）があります。中でもよく見られるものにフェニルケトン尿症があります。これは、タンパク質に含まれているフェニルアラニンをチロシンに変換するための酵素に異常があるため、体内にフェニルアラニンが蓄積してしまい、発育や知能の障害を引き起こすものです。先天性甲状腺機能低下症では、甲状腺ホルモンが正常に分泌されないため心身の発育不良を引き起こします。現在では、CAHも含むこれらの疾患に対して新生児マススクリーニング検査が行われています。検査は、生まれて4―6日の間に、新生児のかかとから極微量採血します。採血した血液を専用のろ紙にしみ込ませ、そのろ紙を検査センターに送付します。ろ紙にしみ込んだ血液に含まれる物質は、質量分析計という、極微量の物質を同定することのできる機器によって検査されます。詳細は、こちらをご参照ください：https://www.ncchd.go.jp/scholar/research/section/screening/original1.html

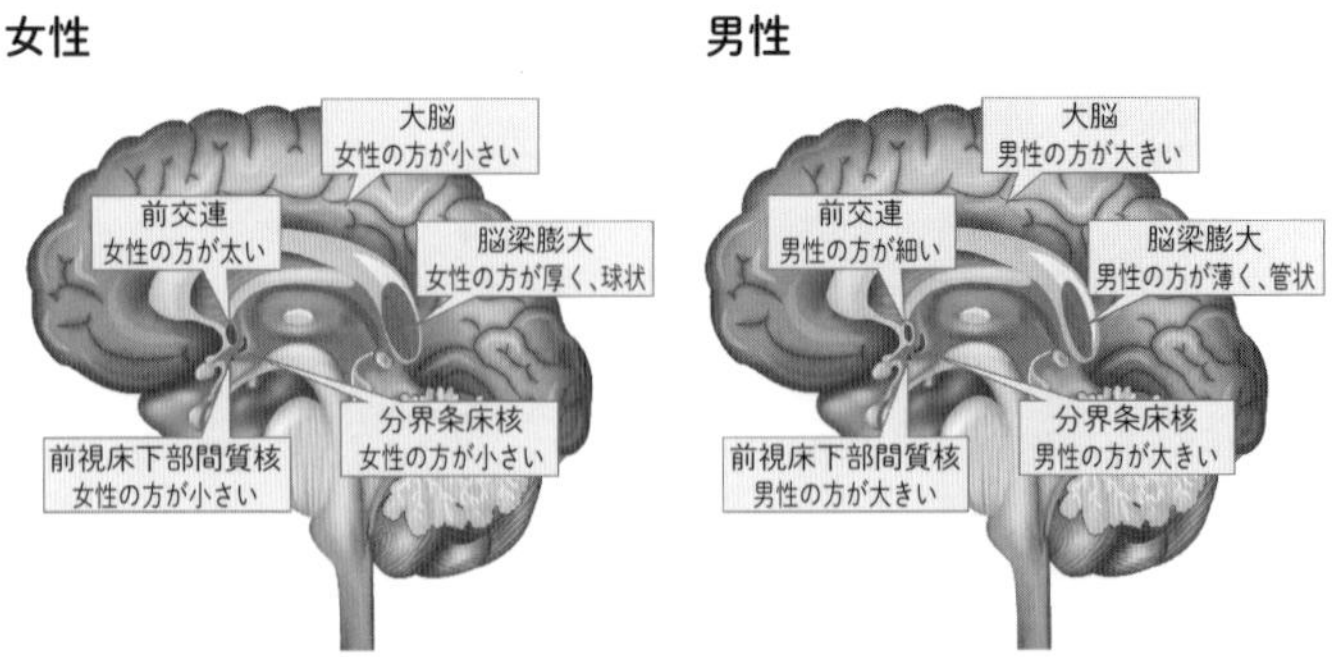

図 12.3　ヒトの脳の性差（(1) を改変）

わってくるのでしょうか?」。

脳の構造的な性差

女性と男性には、内生殖器や外生殖器だけでなく、脳にも構造的な違いが見られる領域があります。たとえば、大脳は男性の方が約1割大きいのですが、脳梁膨大と呼ばれる部分では、女性の方が球状で分厚くなっているのに対して、男性では管状で薄くなっています。また、前交連と呼ばれる部位も、女性の方が太くなっています（図12・3）。

脳には、神経細胞（ニューロン）の細胞体が局所的に密集した部分があり、神経核と呼ばれます。神経核のニューロンでは、ニューロンの体積や数、樹状突起の数や形、そしてシナプスの数などに性差が見られます（ニューロンの構造と機能については、第10章をご覧ください）。このような構造に性差が見られる神経核のことを性的二型核と呼びます。

最初に発見された性的二型核は、ラットの視索前野と呼ばれる脳領域です。オスラットの視索前野の体積は、メスラットよりも大きく、さらにニューロンの数も多くなっています[11]。オスラットの視索前野を破壊するとオスの性行動が完全に消失するため、視索前野は、オスの性行動を調節する中枢だと考えられています。一方で、交尾経験のないオスラットの視索前野の一部分だけを破壊すると、性行動が起こるまでの時間が長くなるだけでなく、性行動の頻度も低下します[12]。しかし、交尾を経験したオスラットでは視索前野の一部分だけを破壊しても、性行動に対する影響は見られません[13]。これらのことから、ラットの視索前野は、性的覚醒を引き起こす中枢としても機能しているのではないかと考えられています。

ヒトにおいてもラットと同様に性的二型核が存在します。神経核の一つである前視床下部間質核の大きさは、男性の方が女性よりも有意に大きいことが報告されています。また、分界条床核と呼ばれる神経核でも性的二型核が見られました（図12・3）。男性の分界条床核は女性よりも有意に大きく、ニューロンの数も有意に多くなっています。ただ、神経核の大きさがどのような行動に関与するのか、今後の研究の進展が待たれます。

脳の性分化

先述したように、脳の構造的な性差によってメスまたはオスの性行動が調節される可能性が明らかになってきました。では、どのようなしくみで脳の構造的な性差、つまり脳の性分化は起こるのでしょうか？

男性ホルモン（アンドロゲン）は主に精巣から分泌されますが、オスラットの精巣を生まれた直後に摘出すると、性成熟（生殖可能な状態）後にメス特有の性行動（オスが背中に乗るというマウントという刺激によって背を平らにし、臀部をオスへと突き上げるロードーシスという姿勢をとる）を示すようになります。一方、生後1週間までにメスラットに男性ホルモン（アンドロゲン）の一種であるテストステロンを投与すると、性成熟に至っても、メスの性周期（発情周期と月経周期）が起こりません。このメスラットに、性成熟後、再度テストステロンを投与すると、オスで見られる性行動（マウント）をとるようになります。これらの実験結果から、げっ歯類であるラットの脳は、生後1週間までは性的に分化しておらず、アンドロゲンによって脳の雄性化と脱雌性化が起こることが示されています。

メスラットにテストステロンの代わりにジヒドロテストステロン（DHT）（詳細は、第11章をご覧ください）を投与しても、脳の雄性化と脱雌性化は起こりません。一方、女性ホルモン（エストロゲン）の一種であるエストラジオールを投与すると脳の雄性化と脱雌性化が起こります。脳内には芳香化酵素（アロマターゼ）が存在します。このアロマターゼは、テストステロンをエストラジオールに変換します。そこで、メスラットにテストステロンとアロマターゼ阻害剤を同時に投与し、脳内でテストステロンからエストラジオールの変換が起こらないようにすると、脳の雄性化と脱雌性化が抑制されます。次に、メスラットにテストステロンの代わりにエストラジオールを投与すると、脳の雄性化と脱雌性化が起こります。これらの結果から、ラットやマウスなどのげっ歯類では、脳内に存在するアロマターゼによってテストステロンから産生されるエストラジオールが脳に作用することで、脳の雄性化、つまり脳の性分化が起こります（図12・4上）。

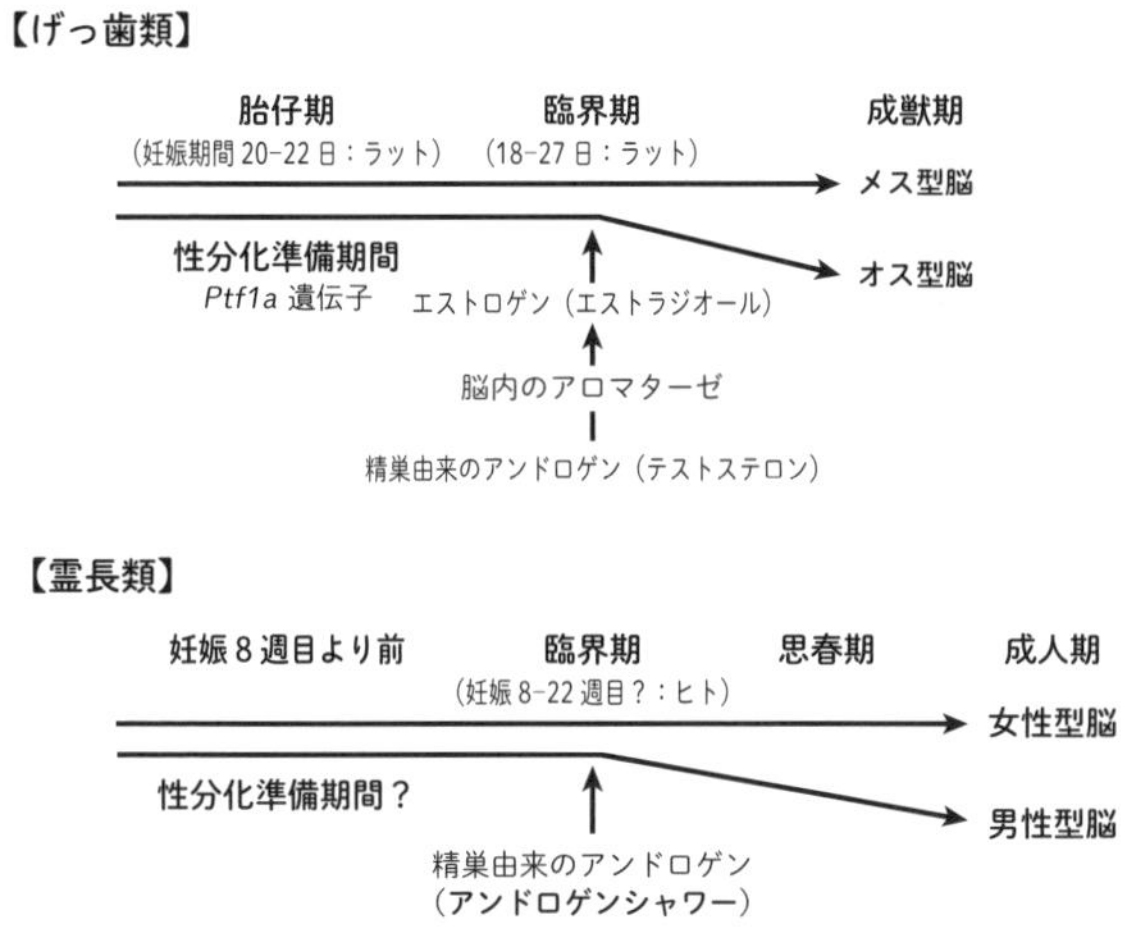

図 12.4　脳の性分化における性ステロイドホルモンの作用

一つ疑問が湧いてきます。ラットやマウスなどのげっ歯類で、脳の雄性化がアンドロゲンではなく、エストロゲンによって起こるのであれば、母親由来のエストロゲンが胎盤を介してメスラットの胎仔に作用して、脳の雄性化と脱雌性化を引き起こすのではないか、というものです。しかし、メスラットの脳は正常な性分化、つまり脳は雌性化します。つまり、げっ歯類の胎仔には、エストロゲンから脳を守るしくみが存在します。実は、胎仔や新生仔には、エストロゲンに結合するタンパク質であるα-フェトプロテインが存在し、このタンパク質がエストロゲンと結合することで、エストロゲンの脳への直接的な作用を防いでいるのです。

霊長類（私たちヒトも含む）であるアカゲザルを用いた研究も行われています。具体的には、妊娠しているアカゲザルにテストステロンまたは、DHTを投与すると、生まれてきたメスザルの性行動がオス化します。[14] 一方、人工合成エストロゲンであるジエチルスチルベストロールを妊娠しているアカゲザルに投与しても、ラットやマウスなどのげっ歯類とは異なり、生まれてきたメスザルの性行動はオス化しません。[15] つまり、アカゲザルの脳の雄性化には、げっ歯類で見られたエストロゲンではなく、アンドロゲンの脳に対する直接的な作用が重要であることを示しています。

ラットやアカゲザルに対して行ったような実験、つまり赤ちゃんの精巣を摘出したり、あるいは妊娠中にアンドロゲンを投与したりするといった実験をヒトで行うことは不可能です。先に取り上げたヒトのアンドロゲン不応症の場合、核型は、46（XY）であるため遺伝的には男性で、内生殖器として精巣を保有しています。しかしアンドロゲン受容体に変異があり、正常に機能しないため、外生殖器や外見は女性になります。また、ニューロンのアンドロゲン受容体にも変異があるため、アンドロゲンの作用を受けません。アンドロゲン不応症の場合、自身の性（性自認）を染色体の（あるいは遺伝的な）性とは異なり女性と感じ、性的指向は、異性（男性）である場合が多いです。[iv]

女性においてアンドロゲンの過剰によって男性化兆候を示すアンドロゲン過剰症があります。たとえば、遺伝的には女性（46（XX））で、内生殖器として卵巣を保有していても、卵巣などに発現しているアロマターゼ遺伝子（*CYP19*）に変異がある場合、アンドロゲンから女性ホルモンの一つであるエストラジオールなどが産生できないため、血中のテストステロン濃度が上昇します。その結果、進行性の男性化が起こります。このような女性の場合、性自認は男性で、性的指向は女性である場合が多いです。[v] これらの結果から、ヒトの場合も、アカゲザルと同様に、脳の性分化にはアンドロゲンの作用が重要だと考えられています。

ヒトの男性の胎児の場合、妊娠16週目をピークに、8週目から22週目にかけて、胎児の精巣からテストステロンが大量に分泌されます[16]。このことをアンドロゲンシャワーといいます。つまり、ヒトの男性の胎児の脳は、この期間に高濃度のアンドロゲンの作用を受けます。この時期を性分化の「臨界期」と呼びます。一方、ヒトの女性の胎児では、精巣がないため、テストステロン濃度は低く、アンドロゲンシャワーは起こりません（図12・4下）。

逆にいうと、臨界期の間に何らかの原因によって、たとえば妊婦が摂取した薬物やストレスなどによって通常量以上のアンドロゲンが分泌される（あるいは分泌されない）といったことが起こり、胎児に作用した場合、脳の性分化に変化が起こり、性同一性や性的指向が非典型的になる可能性があるのではないかと考えられています。

iv――性的指向とは、「ヒトの恋愛や性愛がどのような対象に向かうのかを示す概念」とされています。なお、性的指向には、「恋愛・性愛の対象が異性に向かう異性愛」「同性に向かう同性愛」「男女両方に向かう両性愛」などがあります。

v――性自認とは、自分の性別に対するアイデンティティを意味します。出生時に割り当てられる生物学的性（身体的性別）と自身が認識している性が一致する人をシスジェンダーといいます。一方、生物学的性と自身が認識している性が異なる場合をトランスジェンダーといいます。

アンドロゲンだけなのか？

先述したように、霊長類の脳は、臨界期に胎児の精巣から分泌されるアンドロゲンの刺激を受けると男性化し、その刺激を受けないと女性化します。しかし、精巣以外の臓器が直接脳の性分化に関わることはないのでしょうか？

霊長類を用いて実験することが難しいため、鳥類やげっ歯類を用いて、この疑問に答えるための研究が行われています。たとえば、鳥類は卵の中で胚が成長するため、外科的操作によって初期段階の胚の脳を体の性とは異なるものに交換することができます。そこで鳥類であるニワトリを用いて、精巣や卵巣ができ上がる前、つまり性ステロイドホルモンによって脳の性分化が起こる臨界期の前に脳の交換を行い、脳とそれ以外の体の性が異なるキメラニワトリを作製し、脳の性によってオスとメスの行動がどのように変化するのか解析がなされました。

その結果、脳がメスで体がオスのニワトリは、性行動も含めて、通常のオスのニワトリと同様の行動をしました。また、脳がオスで体がメスの場合にも、その行動は、通常のメスのニワトリと同様でした。しかし、脳がオスで体がメスのニワトリの産卵周期を調べたところ、産卵開始時期が遅れ、産卵数が減少しました。これらの結果から、メスのニワトリの特徴である、性成熟（産卵開始時期）のタイミングと性周期（産卵周期）は、遺伝的にメスの脳が必要であり、遺伝的にオスの脳では、その機能を完全に補完することはできないことがわかったのです。そして、体内の性ステロイドホルモン濃度を測定したところ、精巣や卵巣から分泌される性ステロイドホルモンではなく、脳内で合成された性ステロイドホルモンが直接脳の性分化を決定する可能性が示されました[17]。

視床下部（体温、食欲、睡眠や体の水分量や塩分量を調節する脳の部位、図10・2）に存在する神経前駆細胞では、*Ptf1a* 遺伝子と呼ばれる遺伝子が臨界期よりもはるか前に発現していることが明らかになりました。この *Ptf1a* 遺伝子は、転写因子をコードする遺伝子で、もともとは膵臓をつくり出すために必要な遺伝子として知られていましたが、小脳をつくるためにも重要なことがわかっています[18]。

そこで、*Ptf1a* 遺伝子を破壊したノックアウトマウスが作製され、*Ptf1a* 遺伝子の機能が解析されました。その結果、*Ptf1a* 遺伝子ノックアウトマウスでは、臨界期にアンドロゲンの刺激を受けても、脳がオス化しないことがわかりました。さらに、アンドロゲンの刺激を受けない場合、通常であれば脳がメス化されるところが、典型的なメス化が起こらないこともわかったのです。これらのことからマウスの脳の性分化には、臨界期の前に「性分化準備期間」と呼ばれる状態が存在すること、そして胎仔期の視床下部に存在する神経前駆細胞内の *Ptf1a* 遺伝子が脳を性分化準備期間へと導き、その後の臨界期のアンドロゲンシャワーによって脳がオス化されることがわかったのです[19]。さらに最新の研究では、アンドロゲンシャワーに曝露される前の胎仔期のマウスの脳の遺伝子発現が解析されました[20]。解析の結果、脳の性分化は、アンドロゲンシャワーが起こる臨界期よりもかなり前の神経発生の早い段階から始まっている可能性が示唆されました。ただし、上述したニワトリやマウスで得られた研究成果がそのままヒトを含む霊長類にも当てはまるかどうかについては、今後の研究の進展が待たれます。

ヒトの脳内のアロマターゼと性差

ヒトを含む霊長類においても、げっ歯類と同様に脳内にアロマターゼが発現しています。ヒトの死後脳を解析したところ、脳内のアロマターゼが、社会性に障害をもつ自閉スペクトラム症などの発達障害に関与する可能性が報告されています[21]。しかし、生きているヒトの脳内のアロマターゼの分布や、アロマターゼとヒトの気質や性格との関係については不明でした。そこで、生体内の分子の挙動を定量的に可視化できる陽電子放射断層画像法（positron emission tomography, PET）によって生きたヒトの脳のアロマターゼの分布の解析が行われました。

ＰＥＴによる解析の結果、感覚情報を大脳皮質へ送る中継地点である視床や、自律神経や内分泌活動を司る視床下部、情動や記憶に関わる扁桃体や延髄でアロマターゼ量が多いことがわかりました。女性において左脳の扁桃体のアロマターゼ量が多いと攻撃性が高いことがわかりました。一方、男性ではそのような結果は認められませんでした。また男女ともに視床下部のアロマターゼ量が多いほど、協調性が低いことも示されました[22]。この研究結果から、気質や性格というヒトの特徴に脳内のアロマターゼ量が関与し、アロマターゼ量が行動の性差を引き起こす可能性が示されたのです。ただ、アロマターゼ量がどのようなメカニズムで気質や性格、さらには行動の性差を引き起こすのか、その因果関係を明らかにする詳細な研究が今後必要です。

生物学的な性差が起こるしくみを理解する重要性

このような話を学生にしたところ、「ヒトだけでなくさまざまな生物の脳の性分化や行動の性差には、なんとなく性ステロイドホルモンが重要だろうと思っていました。でも実際には、性腺から分泌される性ステロイドホルモンだけでなく、ニワトリやげっ歯類では脳内で産生される性ステロイドホルモンも必要で、転写因子が性分化準備期間を構築しているのですね。このしくみが非常に複雑だということがわかりました。ヒトではまだ解明されていないことが多いことも含めて、これらは、みな初めて知ったことばかりで、驚きました」と話してくれました。

これからの時代、みなさんの一番身近にあって、普段は大切だと気付かないもの、つまり私たちの体のしくみについて、なんだか難しそうだといって敬遠するのではなく、正しく知ることが、ますます大切になると思われます。

第13章

どうしてダイエットの後にリバウンドするの？

自分の体型が気になり、ダイエットしてみようかなと思ったことが誰しも一度はあるのではないでしょうか？　一念発起してダイエットに励み、体重を減らすことができたとしても、すぐに元の体重に戻ってしまう（もしくは、それ以上に増えてしまう）ことがよく知られています（すでに経験済みの方も多いのではないでしょうか？）。このような「リバウンド」と呼ばれる現象はなぜ起こってしまうのでしょうか？　リバウンドした人に対して「意志が弱い」などと思ったことはないでしょうか？
果たして、リバウンドは自分の意志だけで予防できるものなのでしょうか？

1日のエネルギー消費量と摂取量はどのくらいになるの？

第1章でも解説しましたが、体重は、食事で摂取したエネルギー量（エネルギー摂取量）と運動などで消費したエネルギー量（エネルギー消費量）とのあいだのバランスで主に決まります。エネルギー摂取量のほうが消費量よりも多いと体重は増え、反対にエネルギー消費量のほうが多ければ、体重は減ります。体重を減らそうとした場合、まず自分自身のエネルギー摂取量と消費量の現状を知ることが重要です。エネルギー摂取量を正確に調べようとした場合、食事調査を行わなければなりませんが、スーパーやコンビニエンスストアなどでお惣菜やお弁当を買った場合には、商品ラベルに記載されている情報が参考になります。また、レストランではメニューにそれぞれの料理のエネルギー量が記載されていることもありますし、ネット検索すれば、一般的な料理のおおよそのエネルギー量を調べることができます。

一方、エネルギー消費量はどのように調べたらよいのでしょうか？　エネルギー消費量には、①生命活動を維持するために使われる「基礎代謝量」、②摂取した食べ物を消化・吸収するために使われる「食事誘発性熱産生」、③運動や家事・労働などで体を動かすために使われる「活動時代謝量」という三つがあります。このなかでもっとも大きいものが基礎代謝量で、1日の総エネルギー消費量のうち、約60パーセントを占めます。では、1日の基礎代謝量は実際どのくらいになるのでしょうか？　基礎代謝量を算出するための推定式を図13・1に示しました（自分自身の基礎代謝量がどのくらいになるのか、ぜひ一度計算してみてください）[1]。標準的な体型の成人女性でおおよそ〜1200キロカロリー、男性では〜1500キロカロリー程度になります。ちなみに、牛丼の並盛り1杯が約600キロカロリーなので、丸一日中何をしなくても、生命活動を維持するだけで牛丼2—2.5杯分のエネルギーを使っていることになります。

基礎代謝量の次に多いのは活動時代謝量で、METsという指標を使って計算することができま

基礎代謝量の推定式
女性：(0.0481×体重[kg]+0.0234×身長[cm]−0.0138×年齢−0.9708)×1000÷4.186
男性：(0.0481×体重[kg]+0.0234×身長[cm]−0.0138×年齢−0.4235)×1000÷4.186

計算例：35歳、女性、身長155 cm、体重53 kgの人の場合
=(0.0481×53+0.0234×155−0.0138×35−0.9708)×1000÷4.186
=(2.5493+3.627−0.483−0.9708)×1000÷4.186
=4.7225×1000÷4.186=1128 kcal

図13.1　基礎代謝量の推定式(1)

す。METsとは、その活動・運動を行ったときのエネルギー消費量が安静状態の何倍になるのかを表した指標です(図13・2)。この数値に自分の体重を掛けた(乗じた)値が、その活動・運動を1時間行ったときのおおよそのエネルギー消費量となります。たとえば、体重60キログラムの人がウォーキング(METs：4)を1時間行った場合、240キロカロリーのエネルギーを消費したと計算できます(より正確にエネルギー消費量を推定したい場合には、この値にさらに1・05を乗じてください)。当然のことながら、強度の高い(METsの数値が大きな運動)を、長時間にわたって行うほど、エネルギー消費量が大きくなります。

基礎代謝量と活動時代謝量で1日の総エネルギー消費量の大部分(約9割)を占めるので(残りの1割は食事誘発性熱産生となります)、上記の計算で求めた数値を合算すれば、1日の総エネルギー消費量のおおよその値を算出できます(さらに正確に算出したい場合には、その値を0.9で割ることで求められます)。同様に、基礎代謝量の値を0.6で割ることでも(基礎代謝量は全体の6割を占めるので)、総エネルギー消費量のおおよその値を算出できます(女性で~2000キロカロリー、男性で~2500キロカロリー程度になります)。このエネルギ

ー消費量のほうがエネルギー摂取量よりも多くなる状況が続けば、体重は減っていきます。

ダイエットによるエネルギー消費量の変化

では、エネルギー摂取量よりもエネルギー消費量をどのくらい多くすれば、体重や体脂肪量が減るのでしょうか？　1グラムの脂肪組織には、おおよそ7キロカロリーのエネルギーが貯蔵されています（脂肪そのものは1グラムあたり9キロカロリーですが、組織の場合には水分が20パーセント含まれるので、この値になります）。たとえば、エネルギー摂取量よりもエネルギー消費量を毎日100キロカロリーずつ多くした場合、1日で約14グラム（100 kcal÷7 kcal/g≒14 g）の脂肪組織が減り、1年後には5キログラム（14 g×365日=5,110 g）の脂肪が減少するという計算になります。しかしながら、実際にはこのようなダイエットを行ったとしても、最初の頃は順調に体重が減っていくものの、次第にその減り方がゆるやかになり、最終的には1年間で2キログラム程度の減量にとどまることが知られています。[2]では、なぜこのようなダイエットの停滞期をむかえてしまうのでしょうか？

図13・1に示したように、基礎代謝量を推定する際には体重の値を使います。つまり、基礎代謝量は体重によってその値が変わり、ダイエット前と同じような生活を送っていたとしても、ダイエットによって体重が減ることで、基礎代謝量も減ります（体重が軽くなって体が小さくなるほど、その生命活動を維持するのに必要なエネルギーも少なくてすむようになるためです）。したがって、体重減少量にあわせて食べる量も減らさないと、ダイエット後の体重を維持できなくなります。

代表的な運動・身体活動の METs

歩行	4.0
サッカー（試合）	10.0
テニス（シングルス）	8.0
バスケットボール（試合）	8.0
ソフトボール・野球	5.0
卓球	4.0
バドミントン	5.5

METs を使ったエネルギー消費量の推定法
エネルギー消費量(kcal)＝METs×体重(kg)×時間(時)×1.05
計算例：体重 60 kg の人が 1 時間の歩行運動を行った場合
＝4.0(METs)×60(kg)×1(時間)×1.05＝252 kcal

図 13.2　代表的な運動・身体活動の METs の値と METs を用いたエネルギー消費量の推定法

同様に、活動時代謝量も体重によって変わるため（図13・2）、ダイエットで体重が減った場合には、ダイエット前とまったく同じ運動を行ったとしても、そのときのエネルギー消費量は少なくなります（例：同じ1時間の歩行運動でも、体重が60キログラムの場合には252キロカロリー消費できていたものの、50キログラムになると、210キロカロリーに減ってしまいます）。それゆえ、体重が重いとき（ダイエット初期）のほうが、同じ運動をしたとしても、体重が減りやすく、ダイエットが進むにつれて、その効果が現れにくくなるのです。

ダイエットで減らしたいのは脂肪組織だけで、脂肪以外の組織（「除脂肪組織」といい、筋肉などがこれに含まれます）はできるだけ減らしたくないものです。しかし、減量した場合、残念ながら脂肪組織だけではなく、除脂肪組織も減ってしまいます。とくに、「水しか飲まない！」といったように、エネルギー摂取量を大きく減らすことで体重を落とすような過酷なダイエットを行った場合には、いくら脂肪の多い肥満者であっても、脂肪組織だけでなく、除脂肪組織も大きく減少してしまいます[3]。その結果、どのようなことが起こるのでしょうか？　先ほど述べたように、基礎代謝量は生命活動を維持するためのエネルギー量ですが、その値は臓器によってかなり違います。たとえば、脂肪組織（脂肪細胞）1キログラムの生命活動を維持するために必要なエネルギー量は、1日あたりわずか4.5キロカロリーですが、除脂肪組織の一つである筋肉では、脂肪組織の3倍にあたる13キロカロリーを使います[4]。したがって、ダイエットで体重を同じだけ減らしたとしても、筋肉が少なくなってしまった場合には、基礎代謝量がより多く減ってしまいます（このように、基礎代謝量は除脂肪組織量によって左右されるため、除脂肪組織量から基礎代謝量を推定する式もあります[4]）。その結果、ダイエット後の体重を維持するために、エネルギー摂取量をより多く減らさなければならなくなる→エネルギー摂取量をより多く減らすことで、除脂肪組織（筋肉）がまた少なくなる→基礎代謝量が減る……という悪循環に陥ってしまいます。

世にも恐ろしいメタボリックアダプテーション

ダイエットによって起こる変化はこれだけではありません。これまで述べてきたように、基礎代謝量は体重や除脂肪組織量によって決まるため、それらの値を使えば、おおよその基礎代謝量を推定できます。しかしながら、ダイエット後の体重や除脂肪組織量の値を使って基礎代謝量を推定した場合、その推定値が実測値とは大きくかけ離れてしまい、実測値が推定値よりもはるかに小さくなることが知られています（つまり、ダイエット後には除脂肪組織の量的な変化だけではなく、質的な変化も起こっていると考えられます）。有名な例として、アメリカのＴＶ番組「The Biggest Loser」の参加者についての調査結果があります。(5) この番組は、肥満の人たちが、ダイエットによる体重減少量を競うという内容のもので、なるべく体脂肪量だけを減らせるように注意しながら、運動と食事制限によるダイエットを30週間にわたって行った結果、16名の参加者の体重が平均で１４９キログラムから92キログラムまで減少しました（57キログラムものダイエットに成功し、そのうちの80パーセント以上が脂肪の減少によるものでした！）。ダイエット開始前の基礎代謝量（実測値）は２６７９キロカロリーであり、体重や除脂肪組織量の変化から、ダイエット後には２３９３キロカロリーに減少すると推定されていました。しかしながら、実際に正確な方法を用いて基礎代謝量を測定してみると、その予想をはるかに超え、１８９０キロカロリーにまで基礎代謝量が低下してしまう（体重や除脂肪組織の量が減っただけではなく、質的な変化も生じて、基礎代謝量が予想よりも1日あたり５００キロカロリーも少なくなってしまう）ことがわかりました。つまり、この体重（92キログラム）の人であれば、食べても体重の変化がないと考えられる食事量から、さらに５００キロカロリーほど食事・エネルギー摂取量を減らすか、もしくは５００キロカロリーほど多く運動を行わないと、ダイエット後の体重を維持できない状況になっていたのです。こうした予想外の適応がダイエットによって起きることで、リバウンドしやすい状況になってしまうのです（単純計算になりますが、エネルギー消費量が1日あたり５００キロカロリー減ると、たった14日間で脂肪組織1キログラム（７０００キロカロリー）が増えることになります）。

このように、ダイエットによって基礎代謝量が予想以上に減ってしまう現象は「メタボリックアダプテーション」と呼ばれています。ダイエットで大きく体重が落ちると、体はそれを「体内のエネルギーが激減した危機的な状況！」と判断し、生きのびるためにエネルギー消費をできるだけ抑え、エネルギーを節約しようとします。人類が誕生して以来、これまで食料が不足した時間のほうが長かったため、メタボリックアダプテーションは、そのような状況においても生き残れるように人類が進化させてきた能力の一つだと考えられています。現代のように、いつでも・どこでも食料が得られる状況においては、むしろこのような能力がリバウンドの大きな原因の一つとなっています。

メタボリックアダプテーションが起こる詳しいメカニズムは今のところわかっていませんが、エネルギー代謝を活発にする作用をもつ甲状腺ホルモンの分泌量が減少してしまうことが一部関係していると考えられています[6]。恐ろしいことに、メタボリックアダプテーションによる影響はすぐになくなることはなく、かなり長期間にわたって残ってしまうことが知られています。たとえば、「The Biggest Loser」の参加者を追跡調査した結果によると、減量が終了してから6年後には、体重がほぼ元に戻っていた（平均41キログラムのリバウンド）にもかかわらず、基礎代謝量は、体重や除脂肪組織量から推定される値よりも、平均して約500キロカロリーほど低い状態のままであったことが報告されています[7]。つまり、メタボリックアダプテーションは体重が元に戻ったあとでも、それが残り続けてしまうようです（なんと恐ろしいことでしょう！）。

ダイエット後の食欲の変化

ここまでは、エネルギー消費量の面からリバウンドの原因を探ってきましたが、エネルギー摂取量のほうはダイエット後にどのように変化するのでしょうか？　第1章でも説明しましたが、私たちの食欲の調節に関わる物質として、消化管ホルモンと呼ばれる物質があります（本書の共著者である坪井先生はその分野のエキスパートです！）。空腹時には食欲を高める作用をもつ「グレリン」と呼ばれるホルモンが胃から放出されるのに対して、食事を摂った後には、食欲を抑制する作用をもつコレシストキニン（CCK）、ペプチドYY（PYY）、グルカゴン様ペプチド-1（GLP-1）というホルモンが小腸から放出されます。ダイエット後には、これらの消化管ホルモンの分泌にも変化が生じることが知られています。たとえば、ダイエットを行った後では、食欲増強作用をもつグレリンの分泌量が増え、逆に、食欲抑制作用をもつCCK、PYY、GLP-1の血中濃度は低くなるという研究結果が報告されています。(8)　つまり、ダイエット後には、食欲がより高まりやすくかつ抑えにくくなってしまうようです。

リバウンドは強い意志で防ぐことができるのか？

以上みてきたように、ダイエット後には、メタボリックアダプテーションや消化管ホルモンという私たちの目に見えないところで、大きな変化が生じています。ただし、その変化の程度には大きな個人差があることも知られています。[9,10] したがって、ダイエット後も体重を維持できている人では、メタボリックアダプテーションや消化管ホルモンの分泌量の変化がほとんど生じなかった可能性があります。一方、メタボリックアダプテーションや消化管ホルモンの分泌量の変化が大きかった人では、これらの影響を凌駕するほどの強い意志をもって、身体活動量を増やし、食事を制限しなければ、ダイエット後のリバウンドを回避できないようです（図13・3）。たとえば、先ほど紹介した、「The Biggest Loser」の参加者のなかにも、メタボリックアダプテーションが残ったまま（基礎代謝量が低いまま）であったものの、強い意志をもって、運動や食事制限を継続することで、ダイエット後の体重を維持できた方もいます。[7] このように、強い意志によってリバウンドを予防することは可能なのですが、それは大半の人にとっては、やはり難しいものです。ダイエットに成功した人は、一度は強い意志をもって大変な努力をされた方ですので、その人がリバウンドしたとしても、「意志が弱い」と思うのではなく、「ダイエットによってメタボリックアダプテーションが生じたり、消化管ホルモンの分泌量が変わったりしてしまったのだな」と温かい目で見てあげてください。

過酷なダイエットの先にあるものは？

ダイエットによって生じる体質の変化は、肥満者だけではなく、痩せた人に対しても影響を及ぼします。私たちが太っているか痩せているかを判定する際に用いられている基準として、ＢＭＩ（Body Mass Index）があります。ＢＭＩは次の式によって算出できます。

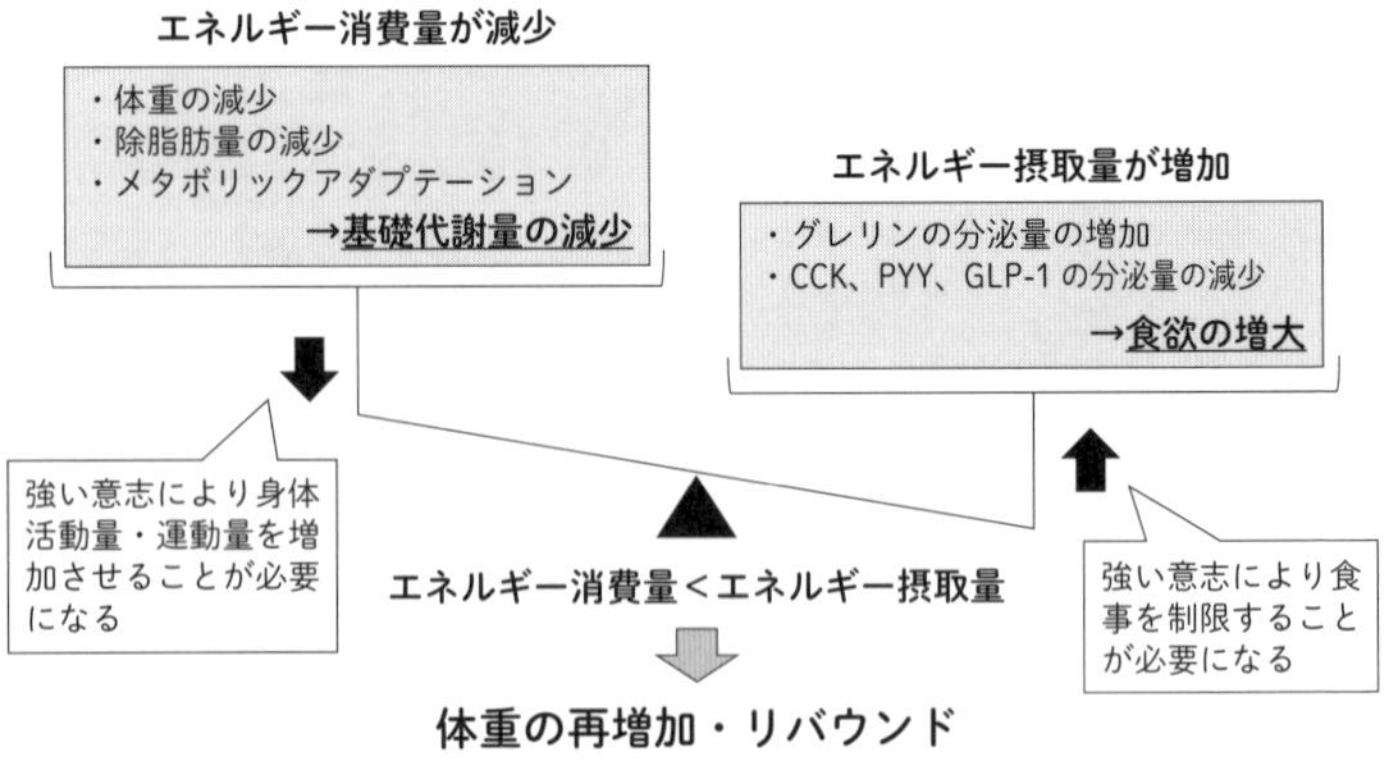
エネルギー消費量が減少
・体重の減少
・除脂肪量の減少
・メタボリックアダプテーション
→基礎代謝量の減少
エネルギー摂取量が増加
・グレリンの分泌量の増加
・CCK、PYY、GLP-1の分泌量の減少
→食欲の増大
強い意志により身体活動量・運動量を増加させることが必要になる
強い意志により食事を制限することが必要になる
エネルギー消費量＜エネルギー摂取量
体重の再増加・リバウンド

図13.3　ダイエット後に生じる体の変化

BMI＝体重（kg）÷身長（m：小数点2桁）
÷身長（m：小数点2桁）

成人の場合、ＢＭＩが18・5−24・9までが「普通体重」とされており、18・5未満だと「低体重」、25・0以上だと「肥満」と判定されます。二〇一九年に行われた国民健康・栄養調査では、20歳代女性の20パーセント（つまり5人に1人）が「低体重」と判定される状況になっています[11]。つまり、若年女性の多くが「痩せたい」という願望をもって、ダイエットに励んでいると予想されます。過酷なダイエット、とくに運動をすることなく、食事制限によるダイエットを行えば、代謝量の多い除脂肪組織（筋肉）が減ってしまいます。加えて、健康的な若年者であっても、メタボリックアダプテーションが生じることで、さらに基礎代謝が減少します。このような状況になると、痩せにくくなり、さらに食事量を少なくしようと、水しか飲まないといった、過酷なダイエットを行う人もでてきます。その結果、さらに除脂肪組織が

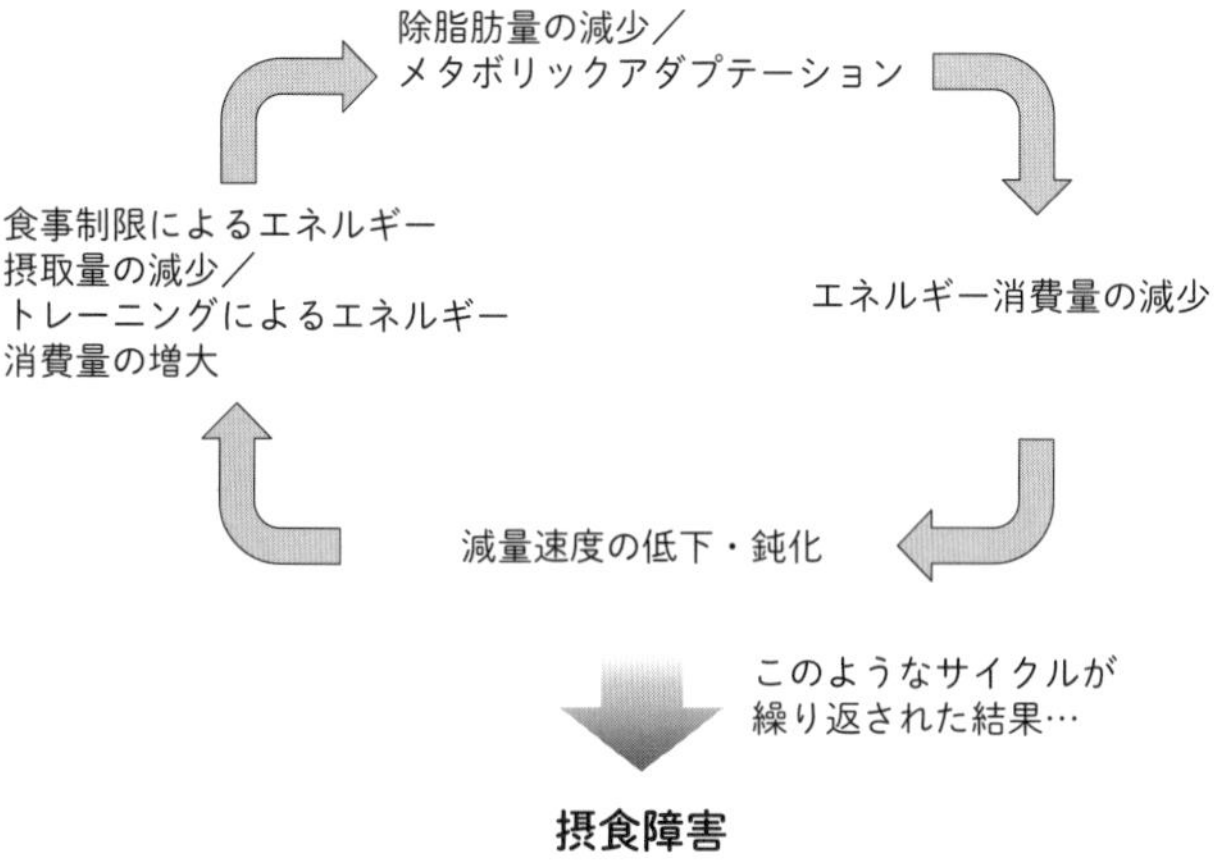

図 13.4　過酷なダイエットによって摂食障害に至る過程 (12)

減り、メタボリックアダプテーションも進行するという悪循環が形成され、最悪の場合、拒食症や過食症といった摂食障害の発症にもつながってしまいます（図13・4）[12]。そのような状況とならないように、無理なダイエットは行わないように注意してください。

第14章 有酸素性運動で脂肪を使わないと痩せないの？

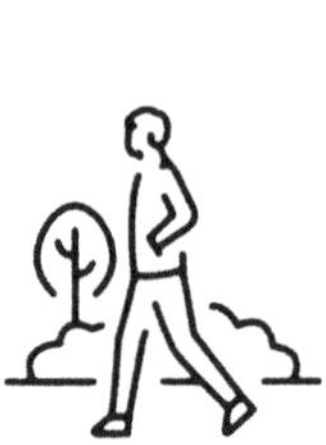

ここまでに糖質制限食やリバウンドといったダイエットに関する情報を整理してきましたが、本章でダイエットにまつわるもう一つの言い伝えの真偽を検証していこうと思います。肥満解消のために定期的に運動を行うことが推奨されていますが、その際「脂肪燃焼効果の高い有酸素性運動を行いましょう」ということがよくいわれます。この考え方・理論は「ファットバーニング」と呼ばれたりしますが、なぜ有酸素性運動が体脂肪量の減少に効果的だと考えられているのでしょうか？本当に有酸素性運動は体脂肪量を減らしやすい運動なのでしょうか？

有酸素性運動、無酸素性運動とは？

「有酸素性運動」や「無酸素性運動」という言葉を一度は聞いたことがあると思います。運動中にはアデノシン三リン酸（ＡＴＰ）と呼ばれる物質がアデノシン二リン酸（ＡＤＰ）と無機リン酸

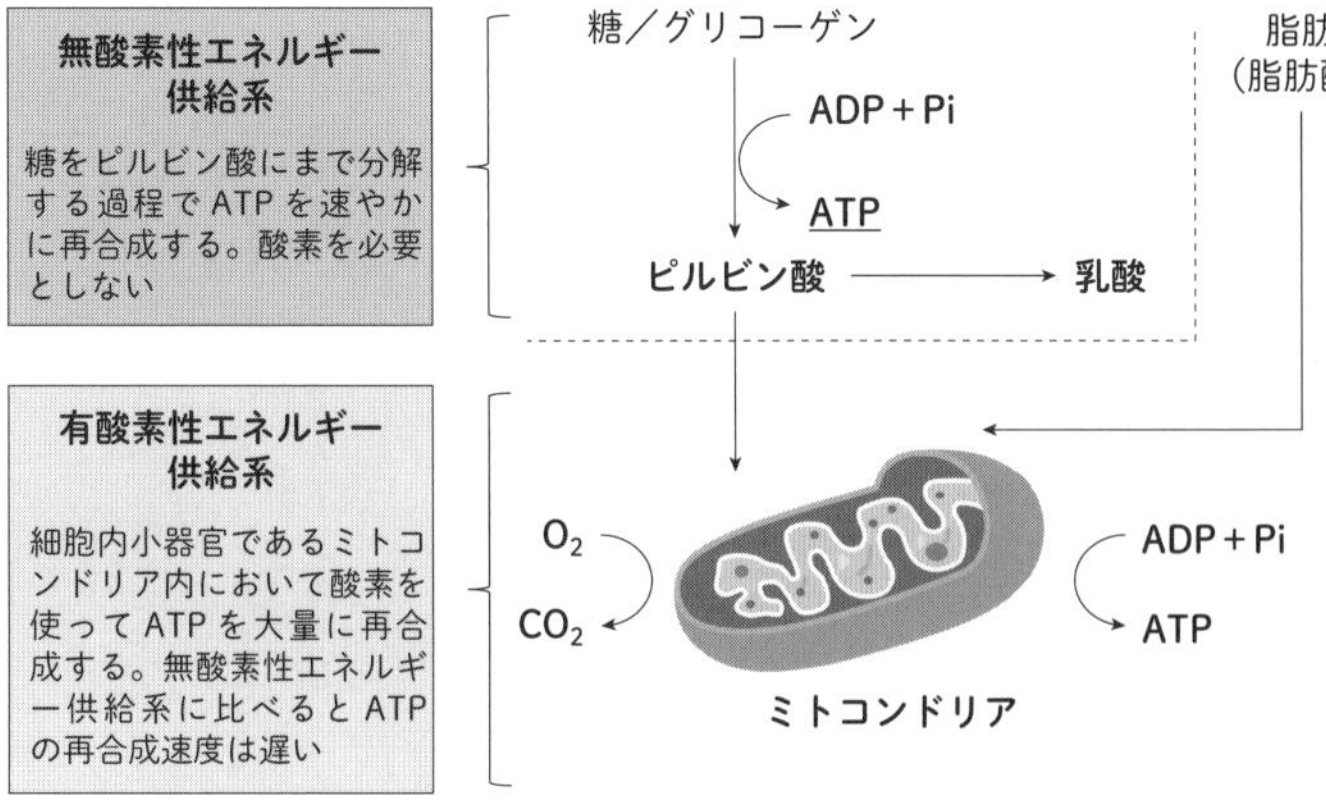

図 14.1　ATP の再合成経路

（Pi）へと分解される際に生じるエネルギーを用いて骨格筋を収縮させています。このＡＴＰは体内にごくわずかしかないため、運動を続けるためには絶えず再合成する必要があります。ＡＴＰの再合成を行う経路には、酸素を必要とするもの（有酸素性エネルギー供給系）と酸素を必要としないもの（無酸素性エネルギー供給系）があります（図14・1）。ウォーキング、ジョギング、サイクリングといった低・中強度で長時間にわたって行われる運動では、主に有酸素性エネルギー供給系によってＡＴＰの再合成が行われるため、それらは「有酸素性運動」と呼ばれます。一方、短距離走やウエイトリフティングのような高強度の運動は、無酸素性エネルギー供給系が中心的な役割を担うため、「無酸素性運動」と呼ばれます。一昔前までの教科書には「１００メートル走のような高強度の運動を行った場合、呼吸できずに体内の酸素が不足し、無酸素性エネルギー供給系が主にはたらくことから、そのような運動を『無酸素性運動』と呼ぶ」といった記載がありましたが、これは大きな間違いです。とても強度の高い運動であっても、体内（骨格筋細胞内）が無酸素状態になることはありません。無酸素性エネルギー供給系は、酸素を用いることなく（酸素を必要とすることなく）速やかにＡＴＰを再合成できるため、ＡＴＰが多量に分解される（＝ＡＴＰを素早く再合成する必要がある）高強度運動時に中心的な役割を果たします。それゆえ、高強度運動は「無酸素性運動」と呼ばれるのです（繰り返しとなりますが、酸素がなくなる状況ではたらくから無酸素性エネルギー供給系と呼ばれるわけではありません）。「有酸素性」や「無酸素性」という言葉は、このような誤解を生みやすいので使用すべきではないという意見が最近では多くみられます。

運動中の糖質と脂質の使われ方

では、なぜ、低・中強度で長時間にわたって行われる有酸素性運動は、体脂肪量の減少に効果的といわれているのでしょうか？　ＡＴＰの再合成に用いられるエネルギー源は、主に糖質と脂肪ですが、運動強度によってその使われ方が大きく変わってきます（図14・2-A）。運動強度を「最大酸素摂取量（$\dot{V}O_2max$）に対する割合（%$\dot{V}O_2max$）」で表すことがあります。運動強度を徐々に増加させながら体内に取り込まれた酸素の量（酸素摂取量）を測定すると、あるところまでは直線的に増加しますが、やがて最大値に達します（それ以上増加せず頭打ちになります）（図14・2-B）。この酸素摂取量の最大値を$\dot{V}O_2max$といい、$\dot{V}O_2max$に達したときの運動強度が100%$\dot{V}O_2max$となります（当然、１００パーセントに近いほど高強度の運動となります）。図14・2-Aに示したように、低強度（25%

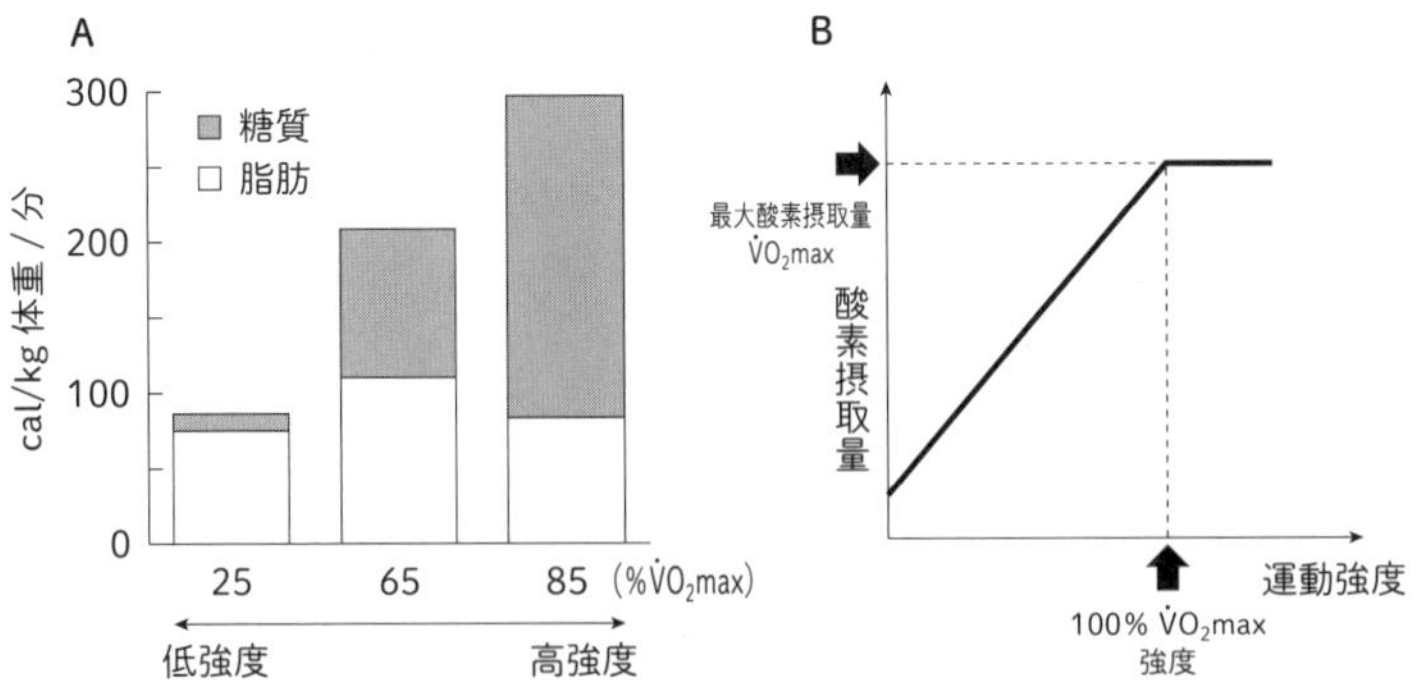

図 14.2　異なる強度の運動中における脂肪と糖質の利用量の違いと運動強度の決め方

A：自転車競技選手を対象として、異なる 3 つの強度で自転車運動を実施し、その際の脂肪と糖質の利用量を測定した（(1) を一部改変）。A の運動強度は、最大酸素摂取量が得られる運動強度（100%$\dot{V}O_2$ max）に対する割合で示してある（B）。

$\dot{V}O_2max$）運動時に比べて、65%$\dot{V}O_2max$での中強度運動時には糖質の利用量が高まり、さらに、85%$\dot{V}O_2max$の高強度運動では、糖質からの貢献度がさらに増え、全体の70パーセント以上を占めるようになります[1]。先ほど述べたように、高強度運動時には、速やかにATPを再合成できる無酸素性エネルギー供給系のはたらきが活発になりますが、無酸素性エネルギー供給系では糖質しか使えないので（図14・1）、その利用量が増加するのです。

　一方、脂肪の利用量や利用率は運動強度によってどのように変わるのでしょうか？　低強度運動時には、脂肪からの貢献度が全体の9割近くを占めていますが、運動強度の増加に比例してそれが増加するということはありません。中強度運動では、脂肪の利用量がやや増加しますが、全体の半分程度であり、さらに高強度運動になると、脂肪の利用量は低強度運動時とほぼ同程度となり、全体のエネルギー供給量に対する寄与率は大きく低下します（図14・2-A）。このように、高強度運動では脂肪の利用量や利用率が減少してしまいます。それゆえ、「高強度の無酸素性運動よりも、低・中強度の有酸素性運動のほうが脂肪燃焼効果が高い（体脂肪を多く利用する）運動であり、減量にも効果的」だと考えられているのです。なお、高強度の運動で脂肪の利用量が減少する原因・メカニズムとして、①高強度運動中には血液が主に骨格筋に送られるため、脂肪組織に供給される血液が少なくなること（その結果、脂肪分解作用をもつアドレナリンやノルアドレナリンと呼ばれるホルモンが脂肪に届かなくなる）、②脂肪（脂肪酸）をミトコンドリア（脂肪と酸素を反応させてＡＴＰの再合成を行う細胞内小器官）の中に送る際に必要となる物質（カルニチン）が不足したり、その段階に関わる酵素のはたらきが抑制されたりすること、③ミトコンドリアのなかで脂肪酸を分解する過程（β酸化と呼ばれる過程）に時間がかかること、などが関係していると考えられています（詳しくは参考文献２をご参照ください）。

高強度運動のほうが体脂肪量の減少に効果的？

ファットバーニング理論に基づけば、糖質を主なエネルギー源として使う高強度の運動よりも、低・中強度の有酸素性運動のほうが、体脂肪量が減りやすいということになります。では、本当に低・中強度の有酸素性運動のほうが体脂肪量を減らすうえで効果的なのでしょうか？　最近注目されている運動様式の一つに「高強度インターバルトレーニング」というものがあります。これは、休憩もしくは軽めの運動をあいだに挟みながら、とても強度の高い運動を何度か繰り返し行うという運動様式を指します。高強度インターバル運動と一定の強度（中強度）で長時間にわたって行う有酸素性運動による体脂肪量の減少効果を比較検討した研究もいくつか行われており、そのなかの一つを紹介します。この研究では、被験者（健康な若年女性）に対して、高強度インターバル運動（12秒間のクーリングダウン［軽い運動］をあいだに挟みながら8秒間の高強度運動を最大で60回繰り返す：高強度運動の時間は合計8分間で、クーリングダウンも含めた総運動時間は最大で20分間）、もしくは、中強度の有酸素性運動（60%$\dot{V}O_2$max の運動強度で40分間の持続的運動）のいずれかを、週3回、15週間にわたって行わせた後、体脂肪および腹部脂肪の減少量を比較しています。この高強度インターバル運動（8秒間の高強度運動）中の主なエネルギー源は、当然のことながら糖質になるため、ファットバーニング理論にもとづけば、中強度の有酸素性運動のほうが、脂肪が多く使われ、体脂肪量の減少効果も大きくなると予想されます。しかしながら、この研究では逆の結果、つまり、中強度の有酸素性運動に比べて高強度インターバル運動のほうが体脂肪・腹部脂肪量がより大きく減少したという結果が報告されています(3)。

では、なぜ糖質が主なエネルギー源となるような高強度インターバル運動のほうが、体脂肪量が大きく減少したのでしょうか？　高強度インターバル運動による体脂肪量減少効果のメカニズムはまだ完全には明らかとなっていませんが、いくつかの要因が関係していると考えられています。まず、一つめの要因として、運動後のエネルギー消費量の増大があげられます。運動を終了しても、心拍数や呼吸数（酸素摂取量）がすぐに元に戻るということはなく、しばらくのあいだは高く維持されています。これは、運動中に亢進した生体の諸機能を回復させるのにエネルギーを使っているためです。運動後に生じるエネルギー消費量の増加は、低・中強度の持続的な運動を行った場合に比べて、高強度インターバル運動を行ったときのほうが多くなることが報告されています[4]。また、運動終了後の脂肪の利用量は、低・中強度運動後に比べて、高強度インターバル運動の終了後のほうがむしろ多くなると考えられています。というのも、低・中強度運動時に比べて、高強度インターバル運動中のほうが体の興奮状態が高まり、脂肪分解作用をもつアドレナリン・ノルアドレナリンが多く分泌されることで、運動後において体脂肪の分解がより促進され、その利用が高まるからです[5]。先に紹介した研究[3]では、運動の頻度や運動時のエネルギー消費量は、有酸素性運動と高強度インターバル運動のあいだで差がなかったという結果が示されていますが、高強度インターバル運動の後では、エネルギー消費量・脂肪の利用量がより高まった状態が続き、その結果、有酸素性運動時に比べて体脂肪量が大きく減少したという可能性が考えられます[5]。

第13章で解説したように、私たちのエネルギー消費量には、「基礎代謝量」「食事誘発性熱産生」「活動時代謝量」の三つがあります。上述したような、高強度インターバル運動や有酸素性運動によるエネルギー消費量は「活動時代謝量」に含まれます。一方、「食事誘発性熱産生」とは、食べたものを咀嚼したり、消化したりするために使われるエネルギーのことです（食事を摂った後に、体がポカポカと温かくなるのを感じるのは、この食事誘発性熱産生によるものです）。食事誘発性熱産生は、1日の総エネルギー消費量の約10パーセントを占めており、この量を増やすことも、わずかではありますが、減量につながるといわれています。たとえば、同じ食品・食事であっても、よく噛んでゆっくり食べた場合には、早く食べた場合よりも食事誘発性熱産生が高まることが報告されており、ゆっくりと時間をかけて食事を摂ることの有用性を示す知見として注目されています[6]（食欲は血糖値の上昇によって抑制されますが、食事をゆっくりと摂ると、血糖値が上昇して食欲が抑えられるまでの時間を稼ぐことができるので、食べ過ぎを防ぐことにもつながります）。興味深いことに、高強度インターバル運動を行った後では、同じ食事を摂ったとしても、この食事誘発性熱産生が高まることも最近報告されています[7]。

さらに、高強度インターバル運動を行った場合には、その後の食欲が抑制されやすく、食事・エネルギー摂取量も減少するという結果も報告されています[5]。高強度インターバル運動による食欲の抑制効果は、第13章で紹介した消化管ホルモンの分泌量の変化が関与していると考えられています（高強度運動後には、食欲を高める作用をもつグレリンの分泌量が減るという報告があります[8]）。以上の結果をまとめると、高強度インターバル運動では、確かに運動中の脂肪利用量は、低・中強度の有酸素性運動に比べて少なくなるものの、運動後においてエネルギー消費量・脂肪利用量の増加や、エネルギー摂取量の減少が生じることで、より効果的に体脂肪量が減少するのではないかと考えられています。

ちなみに、その内訳に関係なく、とにかく「体重」を少しでも軽くするためには、運動時に脂肪よりも糖質を使ったほうが、理論上は効果的だと考えられます。糖質1グラムあたりのエネルギー量（エネルギー密度）は、4キロカロリーであるのに対して、脂肪1グラムあたりのエネルギー量は9キロカロリーです。たとえば、歩行運動を1時間行った場合、約250キロカロリー（第13章で解説したように、4METs×60 kg 体重×1.05＝252 kcal となります）を消費しますが、もし、このとき糖質だけを使ったとすれば、240 kcal÷4 kcal/g＝60 g 体重が減るのに対して、脂肪だけを使った場合には、240 kcal÷9/g＝27 g ほどの減少にとどまります（脂肪組織には20パーセントの水が含まれているため、1グラムあたりのエネルギー量を7キロカロリーとして計算すると、約34グラムの脂肪組織が減少するという計算になります）。さらに、糖質は体内でグリコーゲンという形（ブドウ糖が連結した状態）で貯蔵されていますが、グリコーゲン1グラムには、その3倍に相当する量の水が付着しています。グリコーゲン（糖質）がエネルギー源として使われると、それに付着していた水も失われるので、体重減少量もそのぶん多くなります（先ほどのウォーキングを行った場合には、約240グラムの体重減少という計算になります）。絶食したり、糖質の摂取量を制限したりすると、その初期において体重が大きく減少するのは、糖質（グリコーゲン）が使われることで、そこに付着していた多くの水分が失われたことによるものだと考えられています（スポーツ選手が試合前に糖質を多量に摂取して、その体内貯蔵量を増やそうとしますが、その際には体重が1―2キログラムほど増加することが知られています）。したがって、その中身にかかわらず、とにかく体重を減らしたい（体を軽くしたい）という場合には、糖質を使ったほうが理論上は効果的だといえます。

体脂肪量を減らすうえで重要なことは？

このように、「運動中に脂肪をどれだけ多く使ったか」ということは、体脂肪量を減らすうえでそれほど重要な要因ではないと考えられます。運動後の時間帯も含めて、1日全体もしくはある一定期間全体で、エネルギー消費量を多く、そしてエネルギー摂取量を少なくし、エネルギーバランスをマイナスにすることが体脂肪量を減らすうえで重要となります。

ファットバーニング理論に関して、運動後の食事・エネルギー補給という観点からも考察してみようと思います。運動に必要なエネルギーは主に脂肪組織、肝臓および骨格筋に蓄積されていますが、極端な例として、肝臓と骨格筋のエネルギー（グリコーゲンとして貯蔵されている糖質）をまったく使わずに、脂肪組織に貯蔵されているエネルギーだけを使って有酸素性運動を行った場合を考えてみます。当然、この有酸素性運動によって一時的には体脂肪量（脂肪組織）が減少します。では、その運動後に食事をした場合、摂取したエネルギーは、どこに供給され、貯蔵されるのでしょうか？　エネルギーがまったく使用されなかった肝臓や骨格筋では、その容器は満タンのままであることから、運動後の食事で摂取したエネルギーはそこに貯蔵されることはなく、結局、脂肪細胞に取り込まれていきます。そのエネルギー量が運動で消費した量よりも少なければ体脂肪量は減りますが、同じであれば体脂肪量は維持され、多くなってしまった場合には、体脂肪量が増えることになります。つまり、運動でいくら脂肪を消費したかが問題なのではなく、その後の食事で得たエネルギー量とのバランスこそが重要なのです。実際、運動で消費した量と同じ量のエネルギーを食事で摂取した場合、体脂肪量の収支は変わらなかったという結果が報告されています[9]。

なお、「肝臓や骨格筋の糖（グリコーゲン）の貯蔵庫を大きくできれば、そこにエネルギーをより多く貯められるようになり、脂肪を増やさずにすむのではないか？」といった疑問をもたれるかもしれません。確かに、マラソン選手のようなトレーニングを行った人では、骨格筋の糖質貯蔵庫を大きくすることができます。しかしながら、トレーニングで大きくなったとしても、その容量は脂肪の貯蔵庫に比べるとはるかに小さく、限界があり、入りきれなかったエネルギーは、やはり脂肪細胞に貯蔵されるようになります。一方、脂肪細胞は、かなりの大きさまで肥大することができます。それゆえ、エネルギーを摂れば摂るほど、脂肪細胞に貯蔵され、体脂肪量・体重が増加してしまうのです。

ダイエット法や健康法に関する情報を判断する際には、改善したいものに対してもっとも大きな影響を及ぼすものは何なのか、何によって決まるのか、というポイントをおさえることをおすすめします。体脂肪量を減らすうえで重要なのは、運動強度にかかわらず、1日全体を通じて運動・身体活動量を増やし、摂取したエネルギーより多くのエネルギーを消費することで、エネルギーバランスをマイナスの状態にすることです。「体脂肪量を減らすためには、脂肪を主なエネルギー源として使う有酸素性運動を行いましょう」という考えは、とても理解しやすい理論です。しかしながら、このようなファットバーニング理論は、運動を行った数十分～数時間のあいだの変動だけに着目した、とても視野の狭い理論です。そこには、運動以外の要因（運動後のエネルギー消費量や食事からのエネルギー摂取量とのバランス）が考慮されていないという大きな問題点があります。

先ほど、高強度インターバル運動のほうが体脂肪量の減少に効果的だという研究結果を紹介しましたが、低・中強度の有酸素性運動はやってもムダだということではけっしてありません。低・中強度の有酸素性運動でも時間をかけて行えば、そのぶんエネルギーを多く消費できて、食事・エネルギー摂取量が増えることがなければ、いずれ体脂肪量は減っていきます（私も街の景色を見ながらのんびりとウォーキングするのが好きで、体重管理に役立てています）。ただし、高強度インターバル運動であっても低・中強度の有酸素性運動であっても、「運動を頑張ったご褒美に」といって、運動後にケーキなどを食べてしまうと、消費したエネルギーが簡単に相殺されてしまいますので、注意が必要です（私は減量目的ではなく、美味しいものを気兼ねなく食べるために運動することもあるので、このようなご褒美ケーキを食べることに、個人的には大賛成ですが……）。

運動と体脂肪量の関係についてここまでお話をしてきましたが、運動による健康効果は体脂肪量の減少によるものだけではありません。たとえば、運動を継続して行うと、骨格筋が血糖を処理する能力が大きく向上し、糖尿病を予防できます。また、認知症、がん、心疾患などのさまざまな病気を予防する効果もえられます。暑い夏や寒さが厳しい冬には、外に出るのがおっくうになりますが、ウォーキングやジョギングをするとリフレッシュできて（紫外線を浴びることで、骨の健康維持にとって重要なビタミンDが皮膚で合成されるようにもなります）、心身ともに健康な状態になりますので、ぜひ積極的に外に出て体を動かしてみてください。

第15章

筋肉痛はどうしておこるの？

講義を終えると学生たちから、次のような質問が投げかけられました。「同じ筋力トレーニングのメニューをこなしても、彼と僕とでは筋肉痛が出てくる時間が違うのですが、どうしてでしょうか？」。また、編集担当の方からは、「先日マラソン大会に出場したのですが、筋肉痛が今までよりも遅れて出てくるようになったと感じます。加齢によって筋肉痛は遅れてやってくる、あるいは治りにくくなるものなのでしょうか？」という質問も受けました。

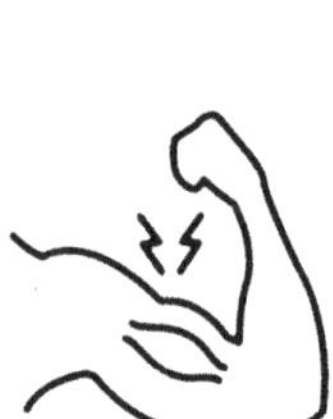

筋収縮のしくみ

私たちがさまざまな活動ができるのは、筋肉があるおかげです。筋肉には、骨格筋、心筋、平滑筋の3種類があります。骨格筋は、主に骨に結合している筋肉です。骨格筋のおかげで、筋力トレーニングやマラソンなど、自分の意志で体を動かすことができます。一方、心筋は心臓を拍動させ

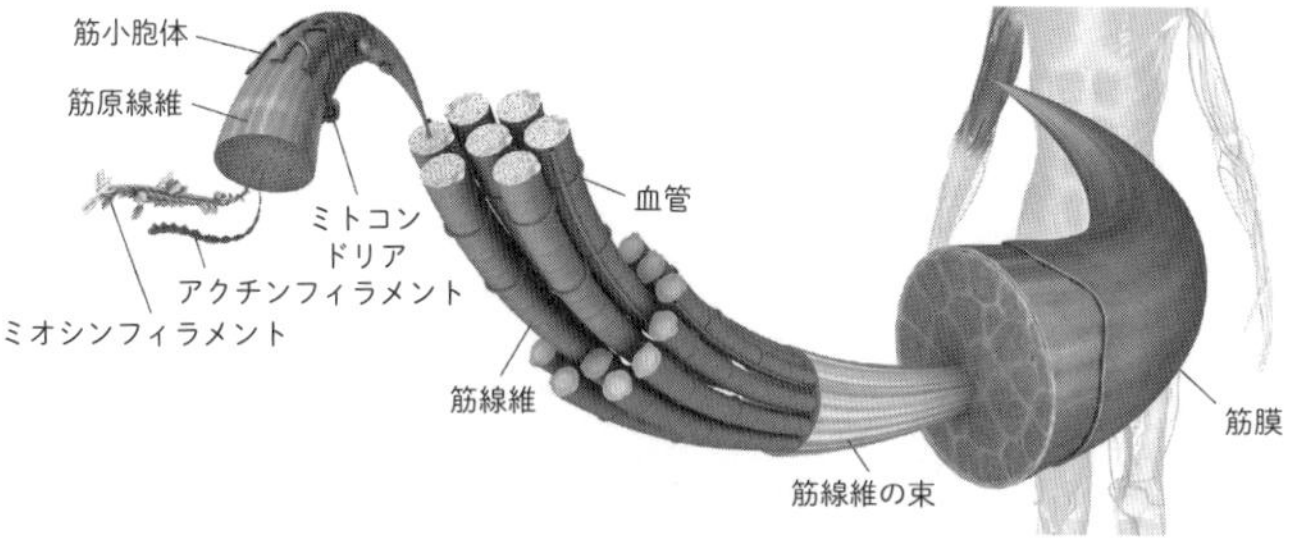

図 15.1　骨格筋の構造（(1) を改変）

るための筋肉、平滑筋は血管や内臓を動かすための筋肉で、骨格筋とは異なり、自分の意志では動かせません。

骨格筋は、筋膜という丈夫な膜に包まれていて、その中には筋線維の束が数本から数十本集合しています。この筋線維は、多数の筋細胞が融合することで形成されます。さらに筋線維は、直径1マイクロメートルほどの太さの筋原線維が束になってできています。細い糸をいくつも束ね、その束をさらに束ねていくと、硬いがしなやかな糸の塊ができるようなイメージです（図15・1）。

筋原線維は、太いミオシンフィラメントと細いアクチンフィラメントが、規則正しく交互に並んだ構造をしています。この構造の一つ分をサルコメアと呼びます（図15・2）。筋肉を収縮させる指令が脳から運動神経を介して筋肉に届けられると、その運動神経の終末からアセチルコリンという情報伝達物質が放出されます。そのアセチルコリンが、筋線維の表面にあるアセチルコリン受容体に結合すると、筋線維に活動電位が発生します。すると、筋線維内にあるカルシウムイオン（Ca^{2+}）を貯蔵している筋小胞体からCa^{2+}が放出されます。その結果、筋細胞内のCa^{2+}濃度が上昇し、それが引き金になり、筋収縮が始まります。

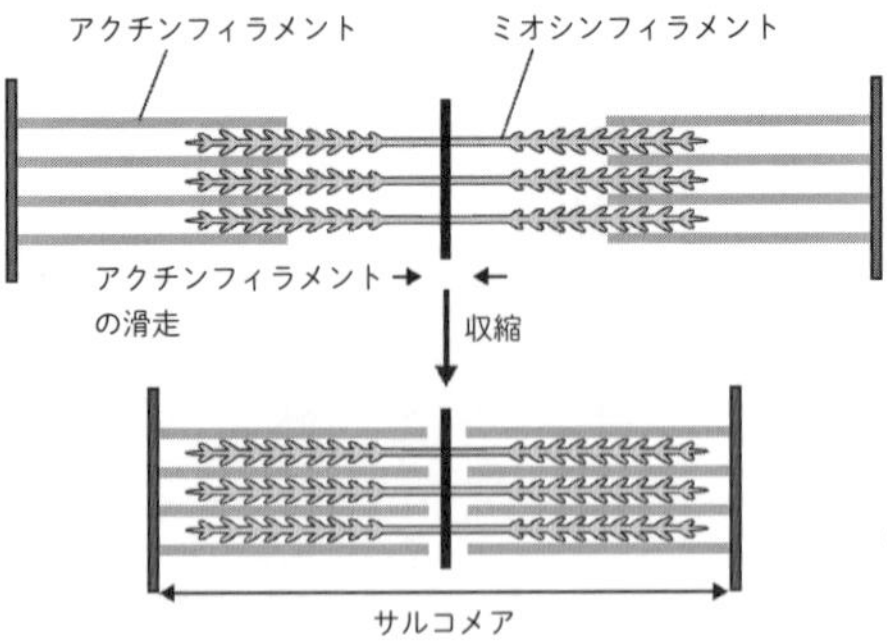

図 15.2　骨格筋が収縮するしくみ（(1) を改変）

筋細胞内のCa^{2+}がアクチンフィラメント上のトロポニンというタンパク質に結合すると、トロポニンの構造が変化します。すると、ミオシンフィラメントの端にあるミオシンの頭部がアクチンフィラメントに結合します。ミオシン頭部は、エネルギー源であるアデノシン三リン酸（ＡＴＰ）を分解して、自身の頭部を動かします。それによりアクチンフィラメントがミオシンフィラメントのあいだに滑り込みます。つまり、アクチンフィラメントもミオシンフィラメントもそのもの自体は縮みませんが、滑り込むことでサルコメアの長さが短くなり、全体として筋線維の長さが短くなります。この一連の過程を経て筋肉が収縮します（図15・2）。なお、この機構を滑り説と呼び、これら一連の過程が一瞬（10ミリ秒程度）で起こります。

乳酸は筋肉痛を引き起こす？

骨格筋が収縮するには、多量のエネルギー、つまりＡＴＰが必要です。しかし、筋細胞内に貯蔵されているＡＴＰの量は限られていて、筋収縮によって細胞内に貯蔵されているＡＴＰは数秒で枯渇します。そのため筋細胞内には、エネルギー貯蔵物質であるクレアチンリン酸があり、これを分解することでＡＴＰを取り出します。しかし、数分も経たないうちにクレアチンリン酸からのＡＴＰ供給も途絶えます。すると筋細胞内では、グルコースから解糖系と呼ばれる代謝経路によりピルビン酸が産生されます。ピルビン酸はミトコンドリアで代謝され、ＡＴＰが産生されます。運動強度が強くなると、ＡＴＰ不足を解消するためにこの解糖系が亢進し、多量のピルビン酸が産生されます。しかし、ミトコンドリアで処理できるピルビン酸量は決まっています。これは、車のエンジンに似ています。エンジンには、壊れないために回転数に上限が定められており、エンジンに燃料をいくら投入しても、回転数の上限以上にエンジンは回転しません。同様に、ミトコンドリアにピルビン酸を多量に投入したからといって、ＡＴＰが多量に産生されることはありません。

筋細胞内では、ミトコンドリアで処理できなかったピルビン酸が蓄積し始めます。すると、細胞内では、処理できなかったピルビン酸を乳酸へと変換します。つまり、激しい運動をし続けると、筋細胞内に乳酸が蓄積します。この状態は、筋肉が疲労している状態でもあるため、これまで乳酸が筋疲労を引き起こす物質ではないかと考えられていました。[2] その理由の一つとして考えられていたのは、乳酸が筋細胞内に蓄積すると筋細胞内が酸性（アシドーシス）になるため、収縮を司るタンパク質の機能が障害されるというものでした。[3]

一九六四年に開催された東京オリンピック男子８００メートルと１５００メートルで金メダルを獲得したニュージーランドのピーター・スネルを育てたトレーナーが、乳酸はアスリートにとって運動パフォーマンスに悪影響を与えるだけでなく、健康にも悪影響を与えると自著で紹介しました。[4]このことも、乳酸は筋疲労物質であり筋肉痛を引き起こす物質であるという考えを広めることにつながりました。

ところが、一方で、筋収縮を続けると筋細胞外にカリウムイオン（K^+）が蓄積します。このK^+は収縮力を低下させますが、乳酸を添加すると収縮力が回復することから、乳酸は疲労物質ではなく、むしろ筋疲労を回復させる物質である可能性が提唱されています。[5,6]また、激しい運動を行うことで解糖系が活発化し、ATP分解が亢進する結果、筋細胞内に水素イオン（H^+）が蓄積し、アシドーシスになるとも考えられています。つまり、乳酸によってアシドーシスになるのではなく、乳酸は悪者ではないと考えられはじめているのです。[7,8]

現在では、筋肉痛は、運動によって筋線維や筋線維と腱が連結している結合組織が損傷することが原因で起こるのではないかと考えられています。たとえば、階段を下りるといった筋肉を引き伸ばしながら筋力を発揮するような状態は、階段を上るといった筋肉を収縮しながら筋力を発揮するような状態よりも筋線維や腱に無数の小さな損傷が起こります。このような状態が続くと、筋細胞内にCa^{2+}が蓄積します。すると、このCa^{2+}が筋収縮を調節するトロポニンに結合したままの状態になり、アクチンフィラメントとミオシンフィラメントの結合が解離しにくくなるため、逆に収縮力が低下します。また、筋細胞膜にも極微小な穴が開き、細胞内のさまざまな物質が細胞外や血中に流出し、最終的には筋細胞が死に至ります。細胞外や血中に流失した物質は、免疫系の細胞を活性化し、炎症反応を引き起こします。また、死んでしまった筋細胞は、マクロファージが食べて取り除きます。

つまり、運動によって筋線維が損傷を受け、それによって炎症反応が起こることが、筋肉痛の原因の一つではないかと考えられています[9]。

これらのことから、同じ筋力トレーニングのメニューでも、人によって筋肉痛を感じるまでの時間が違うのは、筋線維の損傷の度合いが人によって異なるためだといえます。また、年齢を重ねると筋肉痛が遅れてくるようになるのではなく、筋線維の損傷度合いが軽い場合は、筋肉痛が遅れて出てくるように感じるともいえます。逆に、普段から何のトレーニングもせずに、急に100メートルを全力疾走したり、あるいは懸垂をしたりといった、筋線維の損傷を引き起こしやすい運動をした次の日は、筋肉痛を経験された方が多いはずです。

ここで一つ疑問が湧いてきます。損傷した後の筋線維はどのように再生されるのでしょうか？

筋肉は裏切らない

筋線維が損傷すると、筋線維を再生するために、普段は眠っているかのような状態（未分化と呼びます）で筋線維の周辺部に存在する筋衛星細胞が活性化されます。すると活性化された筋衛星細胞は、活発に増殖を開始し、既存の筋細胞と融合することで筋線維を太くします（分化と呼びます）。つまり筋力トレーニングなどによって筋損傷が起こった場合、筋衛星細胞が増殖、分化することで、筋肥大が生じているのです。

実は、筋衛星細胞が分裂する際、面白いことが起こります。それは、未分化と分化した2種類の

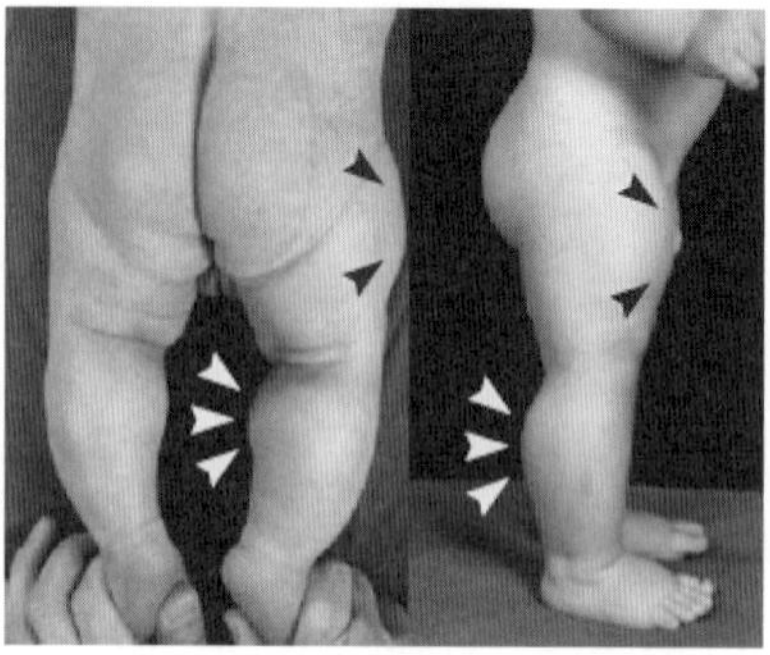

図 15.3　スーパーベビー（11）

左：生後６日目の乳児の下肢の写真。右：生後７か月目の同じ乳児の下肢の写真。矢頭の部分は、大腿とふくらはぎの筋肉の盛り上がっている箇所

状態の異なる筋衛星細胞ができるのです。つまり、分裂する際に未分化の筋衛星細胞もつくり出すことで、筋衛星細胞が枯渇しないようにしているのです[10]。老若男女、筋力トレーニングだけでなく何かしらの運動をすることで筋肥大が起こりますが、その筋衛星細胞が要因の一つになっています。流行語大賞にもノミネートされた「筋肉は裏切らない」というフレーズがありますが、このフレーズの要因の一つは、この筋衛星細胞だったのです。

では、きつい筋力トレーニングを続ければ筋肥大はいつまでも起こるのでしょうか？

マッチョな赤ちゃん？

二〇〇四年に筋肉量が通常の2倍以上、逆に体脂肪量が通常の半分しかない赤ちゃんがドイツで生まれました。この乳児は、生まれてから6か月で立ち上がって歩行をはじめ、3歳では3キロのダンベルを持ち上

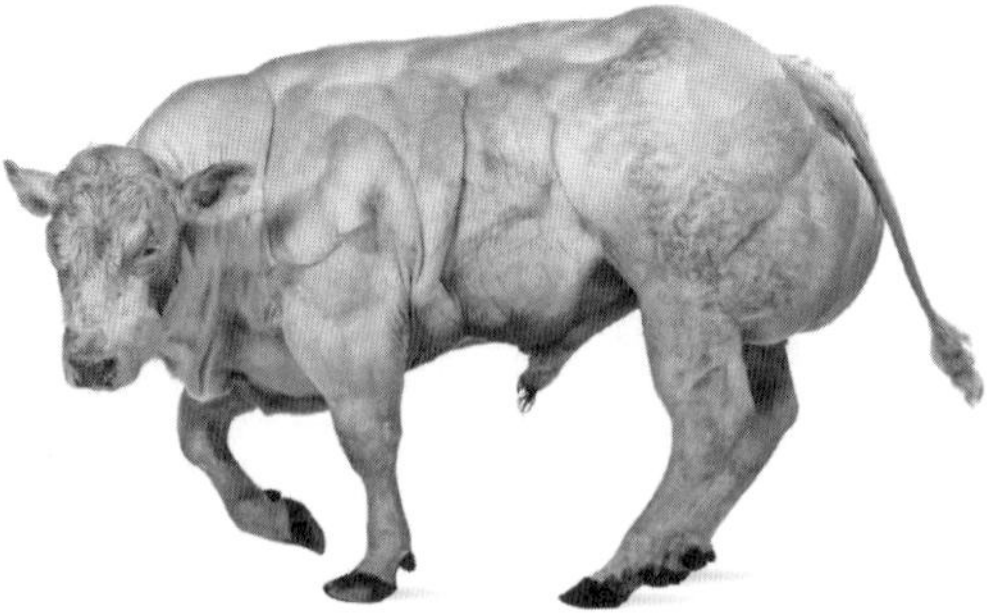

図 15.4　ベルジアン・ブルーウシ（1）

げたことから、「スーパーベビー」と呼ばれるようになりました（図15・3）。この乳児の家系を調査したところ、両親はトップアスリートの元陸上選手、祖父は岩をも担ぐことができた伝説的な力持ちだったのです。そこでこの乳児の遺伝子を調べたところ、ミオスタチンというタンパク質をつくり出す遺伝子が欠損していました[11]。

ミオスタチン遺伝子の欠損（具体的には、11塩基の欠失による変異）は、実はベルジアン・ブルーという品種のウシで最初に発見されていました（図15・4）。この品種は、第二次世界大戦後のヨーロッパでの食料供給不足に対応するため、乳牛のホルスタインと体格のよい食肉牛のショートホーンを交配することで作出されたもので、筋肉量が通常の2倍もあるのが特徴です[12]。

その後の解析から、ミオスタチンは、筋細胞から分泌されていて、周囲の筋衛星細胞の増殖を抑制することがわかったのです。そのため、ミオスタチン遺伝子が欠損すると、ミオスタチンが産生されず、その結果、筋衛星細胞の増殖が抑制されないことから、通常の2倍もの隆々とした筋肉をもつようになるのです。逆にいうと、ミオスタチン遺伝子が欠損すると、筋線維の修復、つまり増殖にストップがかからなくなるため、筋線維の数が増えやすくなるのです。

　このしくみは一見不合理に見えますが、実は理にかなったものです。筋肉が体につきすぎると、燃費の悪い大排気量のガソリン車に乗っているように、どんどんと体内のエネルギーを浪費してしまいます。そのため、筋細胞はミオスタチンを分泌することで、筋細胞が増えすぎるのを抑え、エネルギーの浪費を抑えようとするのです。そのため、頑張って筋力トレーニングを行うことで筋肉量が増えたとしても、トレーニングをやめてしまえばすぐさま筋肉量が減ります。逆に、筋肉をムキムキに発達させたければ、ミオスタチンの作用に打ち勝つほど、相当頑張って筋力トレーニングを続ける必要があるのです。

　最近では、加齢に伴って筋肉量が減少するサルコペニアの治療のために、ミオスタチンの機能を阻害する薬の開発が進められています。一方で、健常な人がこの薬を利用することで筋肉量を増加させることも可能になります。またミオスタチン遺伝子自体を欠損させることで、運動能力を向上させることも原理的には可能です。このような方法を遺伝子ドーピングと呼びます。しかし、遺伝子ドーピングによる体への影響がまったく不明なため、健康へのリスクが非常に高いのはいうまでもありません。

　このような話を学生にしたところ、「ヒトの体って精巧にできていて、驚くことばかりです。ミオスタチンのはたらきに負けないよう、筋肉痛を次の日に感じるようなきつい筋力トレーニングをして、筋肉ムキムキになりたいと思います！」と笑いながら話してくれました。

第16章 トレーニング後のゴールデンタイムって存在するの？

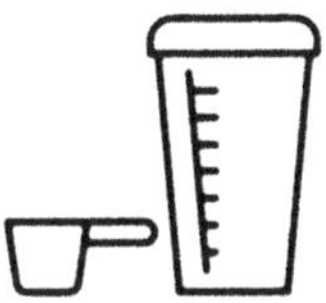

筋骨隆々の格好よい体を目指してジムに通い、日々トレーニングに励んでいる方も多いと思います。トレーニング関連のネット記事を見ると、「筋肉を増やすためには、材料となるタンパク質（プロテイン）を、トレーニングが終了してからすぐに摂ったほうがよい」と書かれていることがあります。つまり、筋肉を増強するための最適な栄養素の補給時間＝ゴールデンタイムがあるという理論が多くのサイトで紹介されています。このようなトレーニング後のゴールデンタイムは本当に存在するのでしょうか？

筋肉はどのようにして大きくなるのか？

第15章で詳しい解説がありましたが、筋肉は筋線維という細長い細胞が束になってできていて、さらにその中には筋の収縮に関わるアクチンフィラメントとミオシンフィラメントと呼ばれるタンパク質（筋タンパク質）が存在しています。筋肉が太く、大きくなるのは、これらの筋タンパク質の合成が高まり、その量が増えることで、1本1本の筋線維が太くなるためです（第15章で解説されていた「筋衛星細胞」が増殖・融合し、筋線維の数が増えることもありますが、既存の筋線維が太くなることのほうが、筋が肥大する際の主な要因だといわれています）。

筋タンパク質をはじめとする体内のタンパク質は、一度つくられたら、死ぬまで存在しつづけるということはなく、つねに合成と分解を繰り返しています。体内のタンパク質は、食事でタンパク質を摂ることで合成され、逆に空腹時に分解されます。通常の生活を送っていると骨格筋の量はほとんど変化しませんが、これは、食事を摂ったときに生じる筋タンパク質の合成量と空腹時に生じる分解量が等しく、両者のあいだでバランスが保たれているためです。

筋力トレーニング（筋トレ）を長期間にわたって行っている人では、筋肉がとても大きくなっていますが、筋トレをすれば、それだけで筋タンパク質の合成が高まり、骨格筋量が増える、というわけではありません。筋トレをした場合、確かに筋タンパク質の合成が促進されますが、実は、筋タンパク質の分解も同時に高まります。さらに、筋トレ後にタンパク質を摂らなかった場合には、合成量よりも分解量のほうがむしろ多くなり、骨格筋が減少するような状況になります[1]。では、なぜ筋トレをしている人の筋肉は大きく肥大しているのでしょうか？　先ほど述べたように、食事でタンパク質を摂ることで、筋タンパク質の合成が高まりますが、筋トレ後にタンパク質を摂った場合には、何もしない安静状態でタンパク質を摂ったときに比べて、筋タンパク質の合成が顕著に高まります（図16・1）[2]。その結果、筋タンパク質の合成量が分解量を大きく上回るようになります。

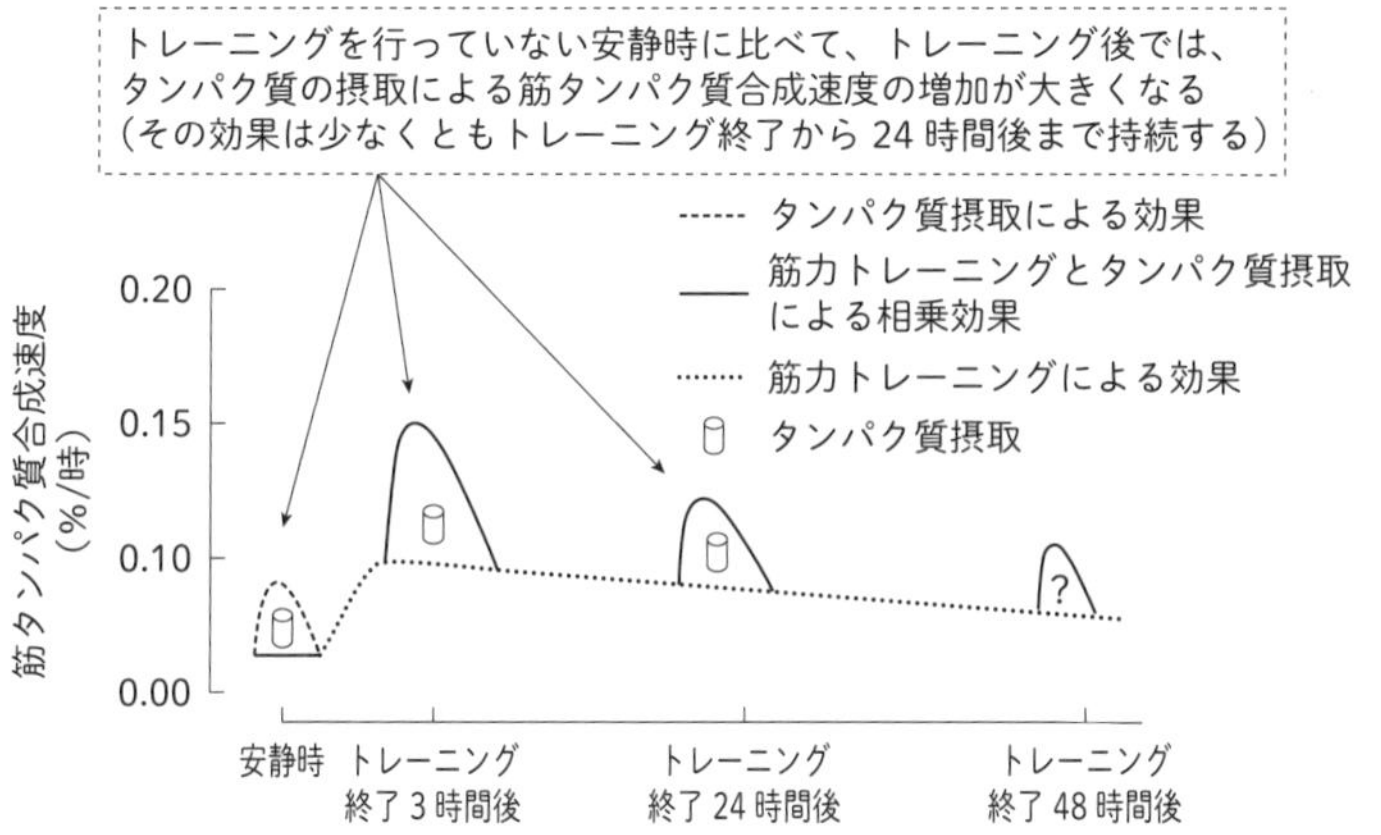

図16.1　筋力トレーニングとタンパク質摂取の組み合わせによる筋タンパク質合成促進効果（2）

筋トレを長期間行った場合には、このような変化が何度も繰り返されることで、筋タンパク質が蓄積し、次第に筋線維・筋組織全体が太く、大きくなるのです。さらに、このようなトレーニング後のタンパク質摂取による効果をより高めるためには、タイミングも重要であり、トレーニング終了直後に摂取すべき、というのがゴールデンタイム理論となります。

ゴールデンタイムに関する研究報告

タンパク質摂取のゴールデンタイムの話をする前に、運動後に栄養素を摂取する際のタイミングが注目されるきっかけとなった有名な研究を一つ紹介します。激しい運動中には骨格筋に貯蔵されている糖質（グリコーゲン）が主なエネルギー源として使われます。運動中にグリコーゲンが枯渇すると、エネルギー不足となり、疲労・ペースダウンが生じます。疲労を回復させるためには、運動後に糖質を摂取し、骨格筋のグリコーゲン貯蔵量を元の状態に戻すことが必要となります。一九八八年にテキサス大学オースティン校のアイビー教授が、まったく同じ量・同じ種類の糖質を摂取したとしても、運動終了から2時間後に摂取した場合に比べて、運動終了直後に摂取したほうが、骨格筋のグリコーゲン回復速度が高まるということを報告しました。(3) これが、運動後に栄養素を補給すべきタイミングがあること、すなわちゴールデンタイムが存在することを世界で初めて報告した論文です。この結果は、発表から35年以上たった現在でも、世界中のスポーツ栄養学の教科書に記載されるほどの重要な知見となっています。

この研究がきっかけとなって、スポーツ栄養学の分野において栄養素摂取のタイミングが重要視されるようになり、数多くの研究が世界中で行われました。タンパク質に関しても同じような検討が行われ、実験動物を対象とした研究ですが、タンパク質（アミノ酸）と糖質を含んだ食品をトレーニング終了直後に摂取させると、トレーニング終了2時間後に摂取した場合に比べて筋タンパク質の合成がより高まることが報告されました(4)（この研究成果をもとにして開発されたスポーツ選手向けの食品が日本でも発売されました。「トレーニング直後のプロテインが体を変える」というナレーションが流れるなか、トレーニングを終えたばかりのハリウッド女優が、チューブ入りのタンパク質食品をゴクリと飲んでいたCMを覚えていないでしょうか?）。また、ヒトを対象とした研究も行われ、タンパク質を含む食事をトレーニング直後に摂取したときのほうが、3時間後に摂取したときに比べて筋タンパク質の合成速度が高くなるという結果が報告されています。(5) このような研究成果をもとに「筋トレ後には、できるだけ速やかにタンパク質を摂取したほうがよい」と考えられるようになったのです。

長期的に見てみると違いはなくなる？

以上のような研究結果を見ていると、「なるほど、筋トレ直後にタンパク質を摂ったほうがよいのだな！」と思われるかもしれません。ただし、これらの研究では、「筋トレを1回だけ行った後にタンパク質を摂取することで、筋タンパク質合成がどのくらい高まったか」を評価しているという点に注意しなければなりません。筋トレを1回行っただけでは、筋タンパク質量がほんのわずか増えるだけであり、それだけでは骨格筋組織全体はまだ肥大しません（ちなみに、腕立て伏せなどを数十回行った後に、しばらくのあいだ、胸の辺りに張りがでてボリュームアップしたと感じることがありますが、これはトレーニング中に産生された代謝産物によって骨格筋周囲の浸透圧が上昇し、そこに水分が集まっただけです。けっして骨格筋量が増えたわけではありません！）。トレーニングを長期的に行い、合成された筋タンパク質が徐々に蓄積することで、ようやく筋線維さらには骨格筋組織全体が大きくなり、大きな力を発揮できるようになります。つまり、最終的に重要となるのは、1回のトレーニングで筋タンパク質がどのくらい増えたかではなく、筋トレを長期間行い、骨格筋量や筋力がどのくらい向上したかということです。では、タンパク質を摂取するタイミングを変えながら、筋トレを1回だけではなく長期間にわたって繰り返し行った場合、骨格筋量や筋力の増加に違いが生じるのでしょうか？

タンパク質を摂取するタイミングを変えながら、長期間（数週間から数カ月間）にわたってトレーニングを行ったときの効果を評価した研究はまだ少ないのですが（長期間にわたって、トレーニング量だけではなく摂取タイミングまで統制しながら研究を行うというのはなかなか難しいため、その数が少ないのだと思います)、それらの結果を見てみると、タンパク質を摂取するタイミングによって除脂肪量や筋力に違いが見られたという報告もあれば、[6] タイミングの違いによる影響は認められなかったという報告もあり、[7] 一致した結果が得られていません。さらに、プロテインサプリメントを長期間(少なくとも2―6週間)にわたって摂取した場合の効果を検証した研究をすべて集め、トレーニングの直前や直後に摂取した場合とそれ以外のタイミングで摂取した場合の効果(除脂肪量・骨格筋量や筋力の増加量)を比較したメタ解析(第1章をご参照ください)の結果が二つ報告されていますが、[8,9] いずれも「タイミングの違いによる差は認められない」という結論になっています。なお、どちらのメタ解析でも、「骨格筋量や筋力を高めるうえで重要となるのは、タンパク質の摂取量を増やすこと」という意見が示されています。つまり、骨格筋量や筋力を増加させるためには、推奨されているタンパク質の摂取量(1.2―2.0グラム/キログラム体重/日：詳しくは第2章をご参照ください)を確保することがまずは重要であり、その推奨量をしっかりと摂取できていればタイミングの違いによる影響はなくなる、すなわち、ゴールデンタイムを意識する必要性は低くなると考えられます。逆に、推奨摂取量を充足できていない場合に、タンパク質を摂取するタイミングの違いによる影響が現れるのかもしれません。

先ほど、筋トレ後には、タンパク質を摂取することによる筋タンパク質合成作用が高まると説明しましたが(図16・1)、この効果はトレーニング終了から24時間後まで持続することが明らかになっています。[10] 普通の状況であれば、筋トレを行ってから24時間以内に数回は食事を摂るので、そこでしっかりとタンパク質を摂取できていれば十分だと考えられます。ただし、筋タンパク質合成のために一度に利用できるタンパク質量には上限があるので（過剰に摂取して余ったタンパク質はエネルギー源として利用されたり、脂肪として蓄積されたりします）、1回の食事で多量に摂取するのではなく、20－30グラムくらいずつ小分けにして摂取することが推奨されています（例：体重60キログラムの人の場合、合計120グラムのタンパク質を3回の食事と1回の間食で30グラムずつわけて摂取するなど[11]）。

なお、ゴールデンタイムに関する多くの研究は、運動習慣のある活動的な被験者を対象に行われていますが、世界トップレベルで活躍するエリート選手を対象として行われた研究は皆無です。したがって、そのような選手においてタイミングの違いによる影響がどのように現れるかは明らかではありません。トレーニング終了直後にタンパク質を摂取しても、とくに大きなデメリットや副作用などが生じないことから、オリンピック・パラリンピックなどの世界的な大会で勝敗を左右するようなごくわずかな差を生み出すためには、エリート選手ではトレーニング終了直後に摂取したほうがよいだろうといった考え方も示されています。[12]

トレーニングによる適応や疲労からの回復を高めるうえで重要なことは？

先ほど述べたように、アイビー教授の研究では、グリコーゲンを速やかに回復させるためには、運動終了直後に糖質を摂取したほうがよいという結果が報告されています。[3] 確かに、運動後4時間程度までであれば、タイミングの違いによる差が認められますが、一方で、回復時間を8時間以上確保できる場合には、糖質の摂取が遅れたとしても、同じレベルにまでグリコーゲンが回復すると

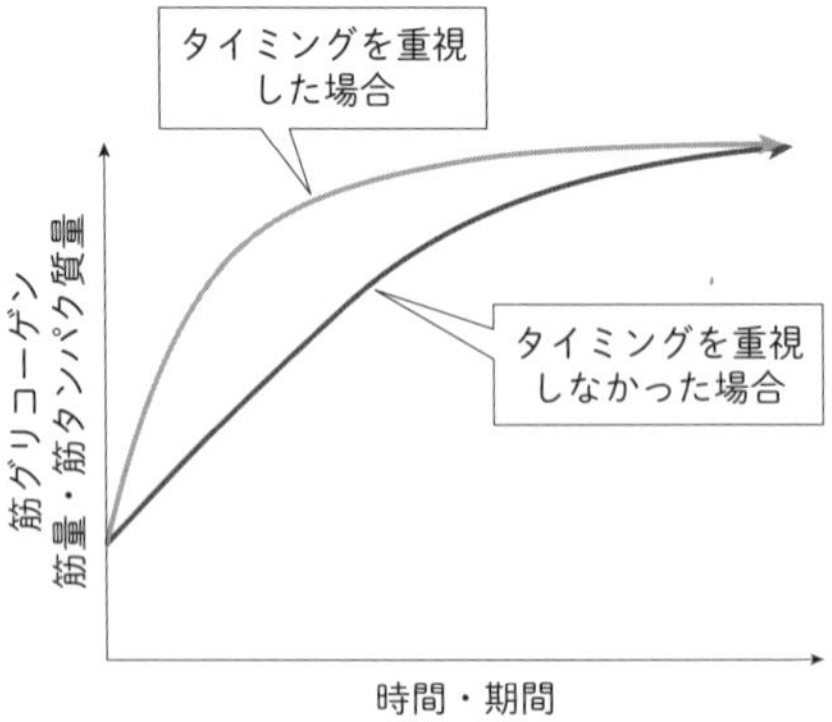

図 16. 2　運動後の栄養素摂取のタイミングの違いによる影響 (14)

回復時間やトレーニング期間が限られており、効果を早く得たい場合には、タイミングを意識することが必要になる。一方、回復時間やトレーニング期間を十分に確保することができるのであれば、タイミングの違いによる影響は小さく、適切な量を摂取できれば、いずれ同じくらいに回復・向上する。

いう結果も報告されています[13]。このような研究結果をまとめると図16・2のようになります。トレーニングによって生体の機能を向上させたり、疲労からの回復を促進させたりする際、栄養素を摂取するタイミングの違いによってその速度に差が生じ、初期においては違いが認められるのかもしれません。しかし、時間経過にともなってその差はなくなり、十分な時間を確保できるのであれば、いずれ同程度にまで回復・向上すると考えられます[14]。

ネット上でよく見られるタンパク質の摂取タイミングに関する情報は、残念ながら短期間（たった1回の筋トレ）の実験で得られた結果しか参考にしていないようです。研究者が実験を行い、論文として報告する際にも、その結果に何か差があったり、効果が認められたりした場合のほうが、報告しやすいという性質があります（これを「パブリケーションバイアス」といいます。第

4章をご参照ください)。また、「差がない」「効果がない」という情報に比べて、「効果に違いがある」という結果のほうがセンセーショナルなニュースになりやすく、大きな注目を集めます(「効果に差がなかった」というニュースはほとんど目にしたことがないと思います)。そのような情報を目にしたときにこそ冷静な判断が必要です。どういう条件で実験が行われたのか(トレーニングをどのくらいの期間行ったのか? タンパク質の摂取量はどのくらいだったのか?)、差が認められたのは何か(筋タンパク質量なのか? 骨格筋量・筋力なのか?)、自分が高めたい、改善したいと思っているものに対してもっとも大きな影響を及ぼす要因(規定因子)は何か(例:骨格筋を肥大させるためには、まずはタンパク質の摂取量を確保すること)といったことを見きわめるところからはじめてみてはいかがでしょうか。

第17章 どうして食事を摂ると眠くなるの？

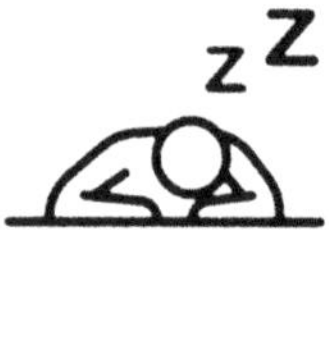

睡魔を誘う講義?!

講義後ある学生が、「お昼前の2限目の講義は平気なのですが、昼食後の3限目の講義はどうしても睡魔が襲ってきてつらいのです。どうして眠くなるのでしょうか？ 講義のときに寝落ちしないようにするにはどうすればよいでしょうか？」と話しかけてきました。すると、質問してきた学生の周囲にいた別の学生たちが「2限目の講義は、興味のある総合（選択）科目だけど、3限目はあまり興味がもてない講義だったりしない？」「前の日にスマホでゲームをやり過ぎていたり、YouTubeを見過ぎていなかった？」「部活やバイトが大変なのでは？」となかなか興味深い質問をしていました。

みなさんも昼食後の講義や会議で眠くなる、あるいは実際にうとうとと寝てしまったことがあるのではないでしょうか。昼食を消化するために胃に血液が集まる結果、脳に血液が流れにくくなって眠くなるのでは、と考える人が多いかもしれません。しかし、脳は最後まで守られる臓器であるため、食事を摂ることによって脳への血流量が落ちるということはありません。では、どのようなメカニズムで昼食後眠くなるのでしょうか？

食欲を調節するペプチドホルモン？

私たちの脳の内部では、神経細胞（ニューロン）から放出されたグルタミン酸などの神経伝達物質が、周囲のニューロンの樹状突起に存在する受容体に結合することで情報を伝えます（詳細は第19章の図19・2をご参照ください）。一九九〇年代後半、視床下部外側野《ししょうかぶがいそくや》という部分から、グルタミン酸などの神経伝達物質ではなく、アミノ酸が鎖状につながってできたペプチドホルモンが分泌されていることが新たに発見され、研究者を驚かせました。[1]

第10章でもふれましたが、視床下部という部位は、内分泌や自律機能を調節する中枢で、さまざまなペプチドホルモンを産生し、分泌します。ヒトの場合、視床下部は、脳の重量の約0.3パーセント（約4グラム程度）と非常に小さな部位ですが、体温、体の水分量、摂食行動や代謝、性周期や生殖行動など多種多様な生理機能を調節しています。[2]

さて、この新たに発見されたペプチドホルモンは、視床下部外側野という摂食行動を調節する中枢に存在していたため（この部位を摂食中枢と呼びます）、発見当初は食欲を調節するホルモンではないかと考えられていました。そこでラットの脳内にこのペプチドホルモンを注射したところ、予想通りラットの摂食量が増加することがわかりました。そこでこのペプチドホルモンは、摂食中枢に作用して食欲を促進させるペプチドホルモン、ということで、ギリシャ語の「食欲」を意味する「オレキシス（orexis）」から、「オレキシン（orexin）」と名付けられました。

睡眠と覚醒を調節するペプチドホルモン

その後、遺伝子操作でオレキシンをもたないマウス（ノックアウトマウス）が作製され、マウスで何が起こるのかが解析されました。すると、正常なマウスの約5パーセントだけ1日の摂食量が少なくなりました。オレキシンによってのみ食欲が促進されるのであれば、オレキシンが体内から存在しなくなれば、食欲は完全に起こらなくなり、食べなくなるはずです。しかし、オレキシンをもたないマウスは、正常時と比べて食べる量が約5パーセント減っただけでした。その原因を探るために、マウスの摂食行動を撮影することになりました。マウスは夜行性ですので、赤外線ビデオカメラで摂食行動を撮影し、解析が行われました。すると驚くことに、元気に動き回っていたマウスが突然動かなくなり、それから30秒から1分後また動き始めるという行動を繰り返すことがわかったのです。つまり、突然眠るという奇妙な行動をとっていたのです。食事中にも眠ってしまうため、そのあいだは食事を摂ることができず、約5パーセントだけ食べる量が減っていたのです[3]。これらの結果から、オレキシンは食欲を直接的に調節するのではなく、覚醒状態の維持に必要不可欠なホルモンであることがわかったのです。

ちなみに、この突然眠ってしまう症状は、ヒトの睡眠障害である「ナルコレプシー」という病気に非常に似た症状です。ナルコレプシーとは、日中に急に耐え難い眠気に襲われたり、全身の力が抜けて倒れこむ脱力発作を起こしたりしてしまう病気で、覚醒状態を正しく維持できない病気です。約６００－２０００人に１人程度の割合で発症しますが、なぜか日本人はナルコレプシーを発症する割合が高いことがわかっています。二〇〇〇年には、ナルコレプシーの患者の脳ではオレキシンが欠乏していることが明らかになりました[4]。つまり、オレキシンが欠乏すると覚醒状態を維持できず、睡眠と覚醒の切り替えが不安定になるため、突然眠ってしまうということが起こるのです。

覚醒と食欲の関係

食後に眠たくなるメカニズムは、少し込み入っていますが、下記のように考えられています。ラットの視床下部腹内側核《ふくないそくかく》と呼ばれる脳の部位を破壊すると、ひたすら餌を食べ続け、肥満になることから[5]、この部位は満腹中枢と呼ばれています。近年の研究から、この満腹中枢のすぐ下にある弓《きゅう》状核《じょうかく》と呼ばれる部分に存在するニューロンには、食欲促進ニューロンと食欲抑制ニューロンの２種類あることがわかりました。また、食欲促進ニューロンは、視床下部外側野に存在するオレキシンを産生するニューロンにその軸索を伸ばしていることが明らかになりました。

胃の内分泌細胞で産生されるペプチドホルモンであるグレリン[6]は、空腹時に分泌されて弓状核の食欲促進ニューロンを興奮させる一方、食欲抑制ニューロンの興奮を抑えることで、全体として食

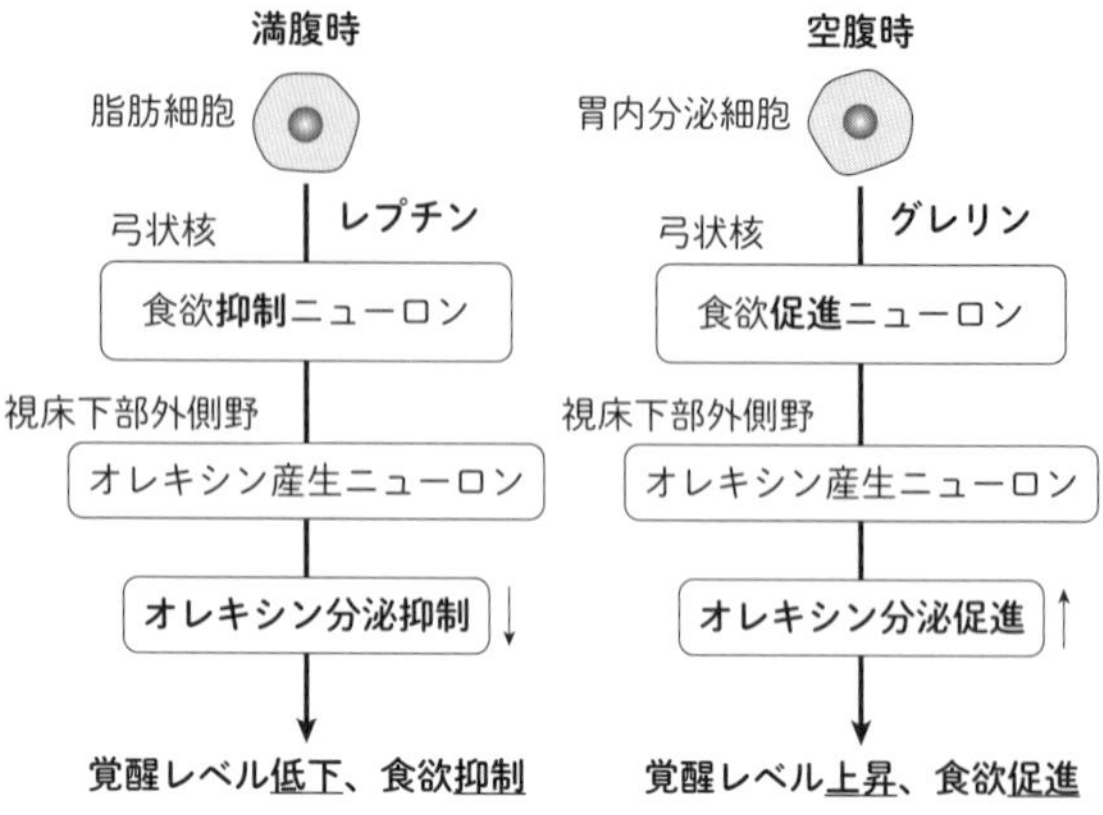

図 17.1　ホルモンによる食欲と覚醒レベルの調節機構

欲を促進します。その結果、食欲促進ニューロンの興奮の情報がオレキシン産生ニューロンに伝達され、オレキシンが分泌され、覚醒レベルが高い状態で維持されます（図17・1右）。

一方、脂肪細胞から分泌されるペプチドホルモンであるレプチン[7]は、満腹時に分泌されて、弓状核の食欲促進ニューロンの興奮を抑えつつ、食欲抑制ニューロンの興奮を引き起こすことで、全体として食欲を抑制します。つまり、食欲促進ニューロンの興奮の情報がオレキシン産生ニューロンへ伝達されなくなることで、オレキシンが分泌されなくなり、覚醒レベルが低下するのです（図17・1左）。もう気づかれたかもしれません。満腹になるとグレリンが分泌されなくなり、代わりにレプチンが分泌されるようになり、その結果オレキシンが分泌されなくなるために、覚醒レベルが低下し、眠気が増してくるのです。

一方で、空腹だとなかなか眠れないという経験をしたことがある人は多いのではないでしょうか。野生動物は、空腹になると餌を探し回ります。餌を探し回るとき、いつどこで自分の天敵にばったりと遭ってもおかしくありません。そんなときに寝ぼけていたり眠かったりすると、天敵に食べられてしまいます。そのため、餌を探すときには覚醒レベルを高め、集中力も高めておく必要があります。ヒトも太古の昔は野生動物と同様に、空腹になれば危険な森や林に狩りに出て食べ物を探していたはずです。このようにオレキシンは、覚醒レベルを上昇させ食欲を増強させるホルモンなのです。つまり、「空腹で眠れない」のもオレキシンのしわざなのです。

睡眠不足超大国の日本

ここまで読み進まれたみなさんは、オレキシンによって睡眠が巧みに調節されていることに気付かれたかと思います。しかし、その前にもっと重要なことを忘れてはいけません。それは、睡眠不足です。二〇一六年の日本人の1日の平均睡眠時間は、442分（7時間22分）と経済協力開発機構（OECD）加盟国の中でも最低で、全体平均の507分（8時間27分）よりも1時間以上も下回っていました。[8] ちなみに、日本の次に平均睡眠時間が短いのは、韓国で471分（7時間51分）となっています（図17・2）。通勤通学の電車の中や講義室、会議場などで寝ている人をたくさん見かけるのは、日本ぐらいかもしれません。なお、二〇二一年一〇月二〇日現在で総務省統計局が行った令和三年社会生活基本調査において、日本人の1日の平均睡眠時間は474分（7時間54分）と報告されています。[9]

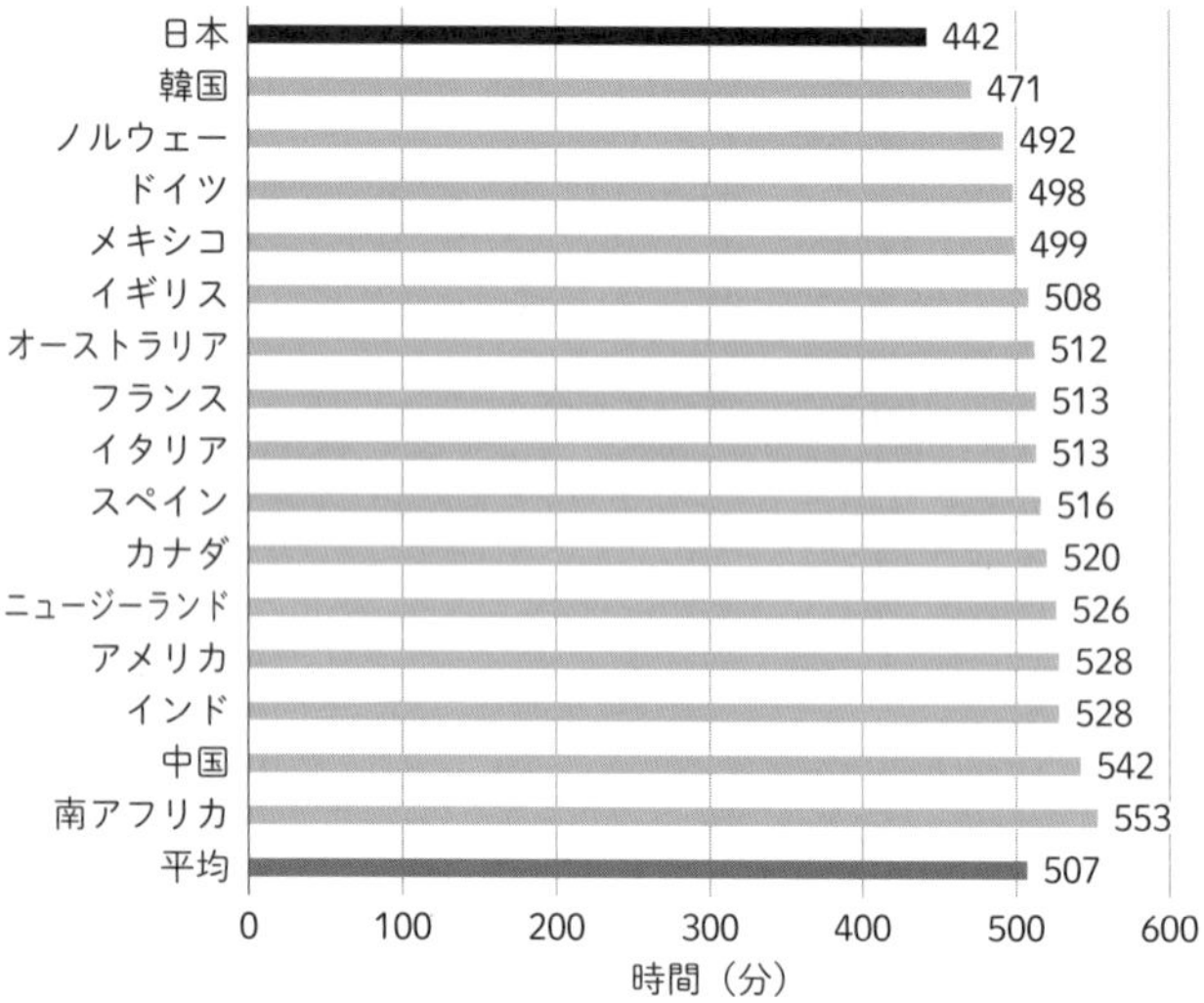

図 17.2　経済協力開発機構（OECD）加盟国各国における 15 歳から 64 歳の人びとの睡眠時間に充てる時間についての統計

(8) 中の「Gender Data Portal 2021」（https://www.oecd.org/gender/data/OECD_1564_TUSupdatePortal.xlsx）を用いて作成。なお、各国の調査年度が異なることに注意が必要（たとえば、日本は 2016 年、韓国は 2014 年、アメリカは 2019 年に行われた調査結果をもとに作図した）。

目覚めている時間が長くなるにつれて、脳や脊髄をくるんでいる膜のあいだを流れている液体（脳脊髄液）の中に疲れや睡眠を引き起こす物質が蓄積され、睡眠に導く力が高まります。この力のことを「睡眠圧」といいます。十分に睡眠をとればこの睡眠圧は解消されるのですが、多くの日本人は睡眠圧を貯めたまま（睡眠負債と呼ばれます）翌日を迎えてしまいます。この睡眠負債は、がんや生活習慣病、うつ病、アルツハイマー病などさまざまな病気のリスクを高めることが疫学的に証明されています[10–12]。たとえば、生活習慣病は睡眠時間以外の条件が同じであれば、睡眠不足の人ほど悪化することがわかっています。

規則正しく決まった時間に、味わいながら食事を摂ることは健康によいといわれていますが、このことにオレキシンもひと役買っているようです。実は、味わいながら規則正しく食事を摂ることでオレキシンを分泌するニューロンが活性化され、分泌されたオレキシンによって筋肉での糖の利用が促進されて、その結果血糖値が上昇しにくいことが示されました。一方、オレキシン受容体を阻害する薬剤を投与すると血糖値が上昇しやすいことも明らかになりました[13]。またオレキシンの分泌は、おいしい食事による味覚刺激だけでなく、運動などの高いモチベーションを伴う活動で活性化され、筋肉での糖代謝を促進して血糖値が上がり過ぎることを抑えていることもわかりました。つまり、オレキシンの分泌量を増やすことができれば、生活習慣病を抑えることができる可能性もあるのではないかと考えられています。このように一つのホルモンは、さまざまな生理機能に関与する場合もあるのです。

残っている謎

睡眠や覚醒がオレキシンによって調節されることはわかったのですが、そもそもなぜ私たちヒトは眠らなければならないのか、また睡眠中に脳で何が行われているのかといったことについては、まだ完全にはわかっていません。

最近、睡眠異常、とくに睡眠時間が非常に長いのにもかかわらず、睡眠をとっても眠気が非常に強いままであるマウス（*Sleepy*変異マウス）がつくり出されました。[14] この*Sleepy*変異マウスと、遺伝子に変異のない正常なマウスとをともに断眠させたところ、両者のマウスの脳内で同様に変化（具体的には、タンパク質にリン酸基が結合するタンパク質リン酸化と呼ばれる現象）が見られたタンパク質が80種類ありました。これらのタンパク質は断眠している時間が長くなるにしたがってリン酸化が進行することから、睡眠要求指標リン酸化タンパク質（Sleep-Need-Index-Phosphoproteins, SNIPPs）と命名されました。逆に、睡眠を十分にとればSNIPPsにはリン酸化が起こらないということもわかりました。この80種類のSNIPPsのうち69種類が、ニューロンのシナプスで機能するタンパク質だったのです。[15] ニューロンのシナプスは、記憶・学習の基盤であるため、シナプスで機能するタンパク質にリン酸化が起こるということは、起きているあいだにシナプスが活動した結果、つまり記憶・学習が起こったことでタンパク質にリン酸化が起こったのではないかと考えられます。また、新たなことを記憶・学習するためには、このタンパク質のリン酸化をいったん解消する必要があり、そのために睡眠が必要なのではないかと、現在では考えられています。

まずは眠りましょう

最近「効率のよい短い睡眠のとり方」「眠らなくてもよい」と謳った本が巷に溢れています。しかし、ヒトは残念ながら寝だめをすることはできません。ここまで触れてきたように、寝る間を惜しみ、眠いのを我慢して勉強や仕事をしても成果は絶対に上がりません（たとえば図17・3の実験結果

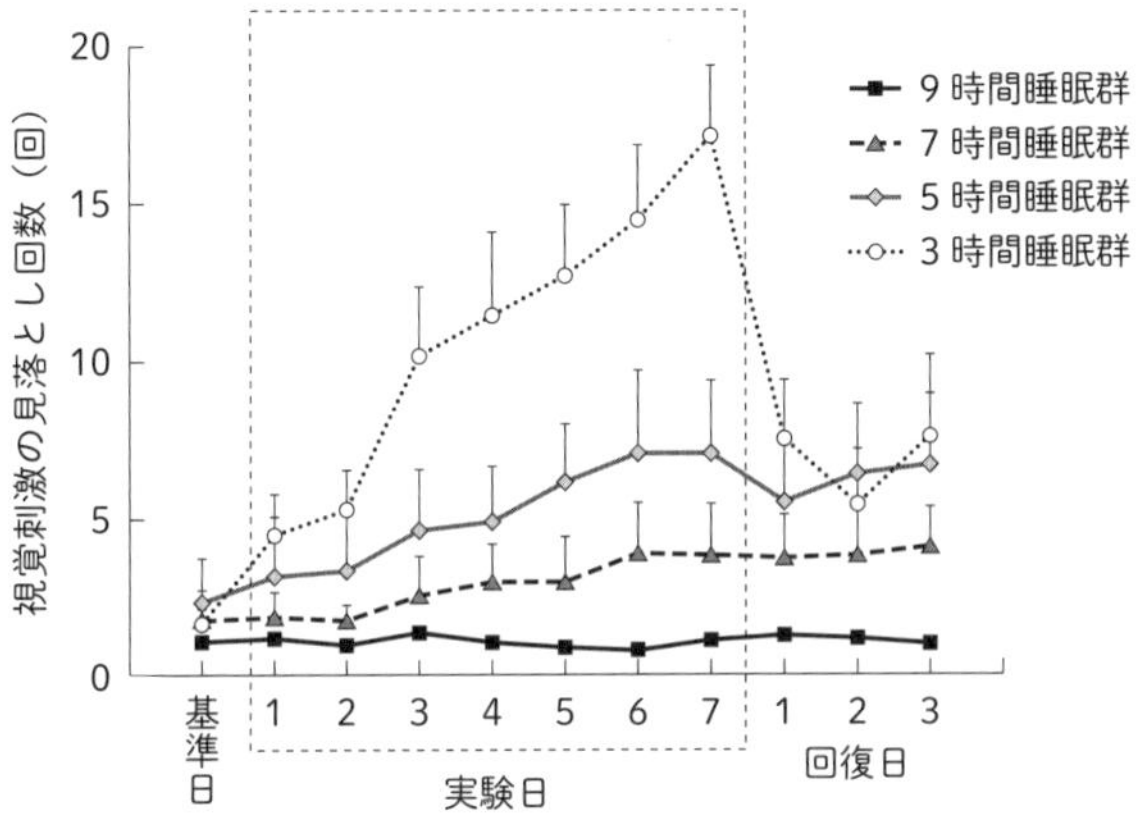

図 17.3　短縮睡眠の作業能力に及ぼす影響（(16) を改変）

縦軸は、視覚刺激が示されてから 0.5 秒経過しても反応できなかった（見落とし）回数を表す。基準日には、8 時間睡眠をとった。実験日には、3 時間睡眠、5 時間睡眠、7 時間睡眠、9 時間睡眠で 7 日間の睡眠制限を行った。睡眠時間が短いほど視覚刺激の見落とし回数が増える。この回数の増加は、睡眠時間を制限しているあいだ悪化し続ける。7 日間の睡眠制限の後、3 日間、8 時間睡眠に戻しても（回復日）、見落とし回数は正常レベルには戻らない。睡眠不足になる前に、十分な睡眠・休息をとらなければ、作業能力は維持できないことを示唆している。

をご参照ください）。つまり、眠いのを我慢することは、美徳などではなく体に対して害でしかないのです。

以上のような話をしたところ、「スマホでゲームをやり過ぎていたり、YouTube を見過ぎていたり、サークル活動もやっていたりと、あまり寝ていないのは事実です。電車の中でもよく寝過ごしたりします。眠いのを我慢して根性で勉強しても全然作業効率がよくなることはないということがよくわかりました。やはり、ちゃんと睡眠をとるべきなのですね」と学生は笑いながら話してくれました。「まずはしっかり眠りましょう。根性で頑張っても無理です」ということが当たり前の社会にこれからの日本にはなってほしいものです。

第18章

ワクチンはどうやって効くの？

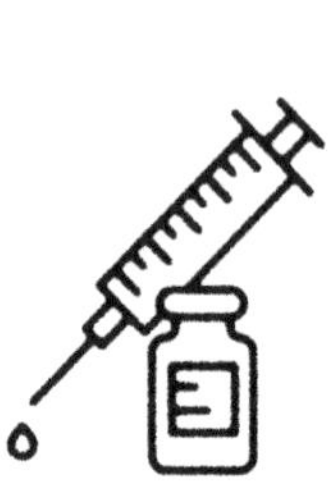

ウイルスはどんな色？

講義後にある学生が、「新型コロナウイルス（SARS-CoV2）は、何色をしているのですか？」と質問してきました。そこで「どんな色をしていると思いますか？」と逆に質問してみました。すると、「赤色ですか？」という答えが返ってきたのです。

読者のみなさんもSARS-CoV2やインフルエンザウイルスの画像をインターネットやTVなどさまざまなメディアで目にされたことがあるかと思います。それらの画像は、白黒のものからカラフルなものまでさまざまです。

ヒトの細胞の平均的な大きさは、直径20マイクロメートル程度で、その観察には、光学顕微鏡が用いられます。一方ウイルスは、直径100ナノメートル程度と細胞の200分の1程度の大きさのため、光学顕微鏡では見ることができず、観察には電子顕微鏡が用いられます。この電子顕微鏡は、その名前の通り電子を用いて物体を観察します。光には色の情報が含まれていますが、電子には含まれていないため、電子顕微鏡の画像は、便宜的に白黒で表示されています。そのため、電子顕微鏡でしかとらえることのできない細胞内部の非常に微細な構造体やウイルスなどが実際はどのような色をしているのかは、実は誰にもわからないのです。つまり、TVなどで目にするSARS-CoV2やインフルエンザウイルスの色は、人工的に着色されているのです。

ウイルスとの闘い

目で見ることのできない、色もわからないウイルスですが、私たちはこのウイルスに絶えず悩まされ続けています。天然痘ウイルス（直径200–300ナノメートルとウイルスの中では大きい）に感染することで起こる天然痘は、紀元前より、伝染力が非常に強く死に至る疫病として人びとから恐れられていました。天然痘ウイルスに感染すると、感染後7–17日の潜伏期後、激しい悪寒、発熱、嘔吐、呼吸困難などが突然起こり、次に発疹が顔面から始まり体の上部から下部へ広がっていきます。治癒した場合でも顔面に醜い瘢痕《はんこん》（あばた）が残るため、忌み嫌われていました(1)。なお、独眼竜政宗として知られる戦国武将の伊達政宗は、わずか5歳のときにこの天然痘に感染し、右目を失明してしまいました。また、夏目漱石も3歳のときに天然痘に感染し、顔にあばたが残りました。

このように天然痘は、一般的な感染症だったのです。

天然痘に一度罹った人は、二度は罹らないことが経験的に知られていたため、天然痘患者の膿をもった水ぶくれ（膿疱《のうほう》）から抽出した液やかさぶた（痂皮《かひ》）の一部を健康なヒトに接種すること（人痘接種法）で天然痘に罹らないようにすることが、何世紀ものあいだ、試みられていました。しかし、人痘接種法では、天然痘に感染して死亡することもあり、非常に危険性の高い予防法でした。

エドワード・ジェンナーは、一七四九年、イギリスのブリストル近郊の酪農地帯であるバークレーで生まれました。(2) 古くからイギリスの酪農地帯では、ウシの皮膚、とくに乳牛の乳頭や乳房に疱《ほう》そうが多数できる伝染病（牛痘と呼ばれ、天然痘ウイルスによく似た牛痘ウイルスにより引き起こされる）が頻繁に流行していました。手に細かな傷のある乳搾りの人が、ウシの疱そうに直接触れたり、汚染された搾乳《さくにゅう》器具に間接的に触れたりするだけで感染します。感染後は、発熱し、リンパ節が腫れますが、天然痘とは異なり、発痘は手指だけに限局し、比較的軽い症状ですみます。

ジェンナーが医学の勉学のために開業医のところで修業をしていたとき、たまたま受診にきた農村の女性が、「私は以前牛痘に感染したので、天然痘に感染することはない」と話しているのを耳にしました。そこでジェンナーは、牛痘に感染した患者の膿疱から抽出した液や痂疲を健康なヒトに接種することで、より安全に天然痘の予防ができるのではないかというアイディアを思いついたのです。その後ジェンナーは、ロンドンの天才外科医ジョン・ハンター（実験医学の父と呼ばれる）の下でさらに医学の研修を受けました。ジェンナーはハンターに、牛痘について何度も質問し続けました。それに対してハンターは、「Do not think, but try: be patient, be accurate（考えることはやめ、とにかく実験してみることだ。辛抱強く、ただ正確に）」とアドバイスしたと伝えられています。(3)

一七七三年、24歳になったジェンナーは、故郷のバークレーに開業医として戻り、牛痘研究を始めました。その後一七九六年にジェンナーは、自分の使用人の子であるジェームズ・フィップスに牛痘を接種しました。牛痘接種6週間後、ジェンナーは天然痘をフィップスに接種しましたが、天然痘を発症することはありませんでした。(4) つまり、ジェンナーは人痘接種法よりも安全性の高い牛痘接種法（種痘法）の開発に成功したのです。

ワクチンと免疫

私たちの体内には、大腸菌などの細菌がすみ着いています。それらの中には病原性のあるものもいます。また私たちの体外には、SARS-CoV2やインフルエンザウイルス、寄生虫なども存在し、体外からもつねに病原体の攻撃を受けています。にもかかわらず、私たちは健康でいることができます。それは私たちの体に、これらの病原体を排除するしくみが備わっているためです。この体の防御システムを「免疫系」と呼びます。

ジェンナーが開発した種痘法からわかるように、病原体を丸ごと、あるいはその一部を体内に投与することで、病原体からの感染を防いだり、重症化や死亡を防いだりすることができることがわかり、このような予防方法は、「ワクチン」と呼ばれるようになりました。現在ワクチンには、弱毒化した病原体を含む「生ワクチン」（麻疹、流行性耳下腺炎、風疹に対する新三種混合ワクチンやロタウイルスワクチンなど）、感染力や増殖力をなくした病原体を含む「不活化ワクチン」（インフルエンザワクチンや肺炎球菌ワクチンなど）、病原体のタンパク質成分の一部を用いる「組換えタンパクワクチン」

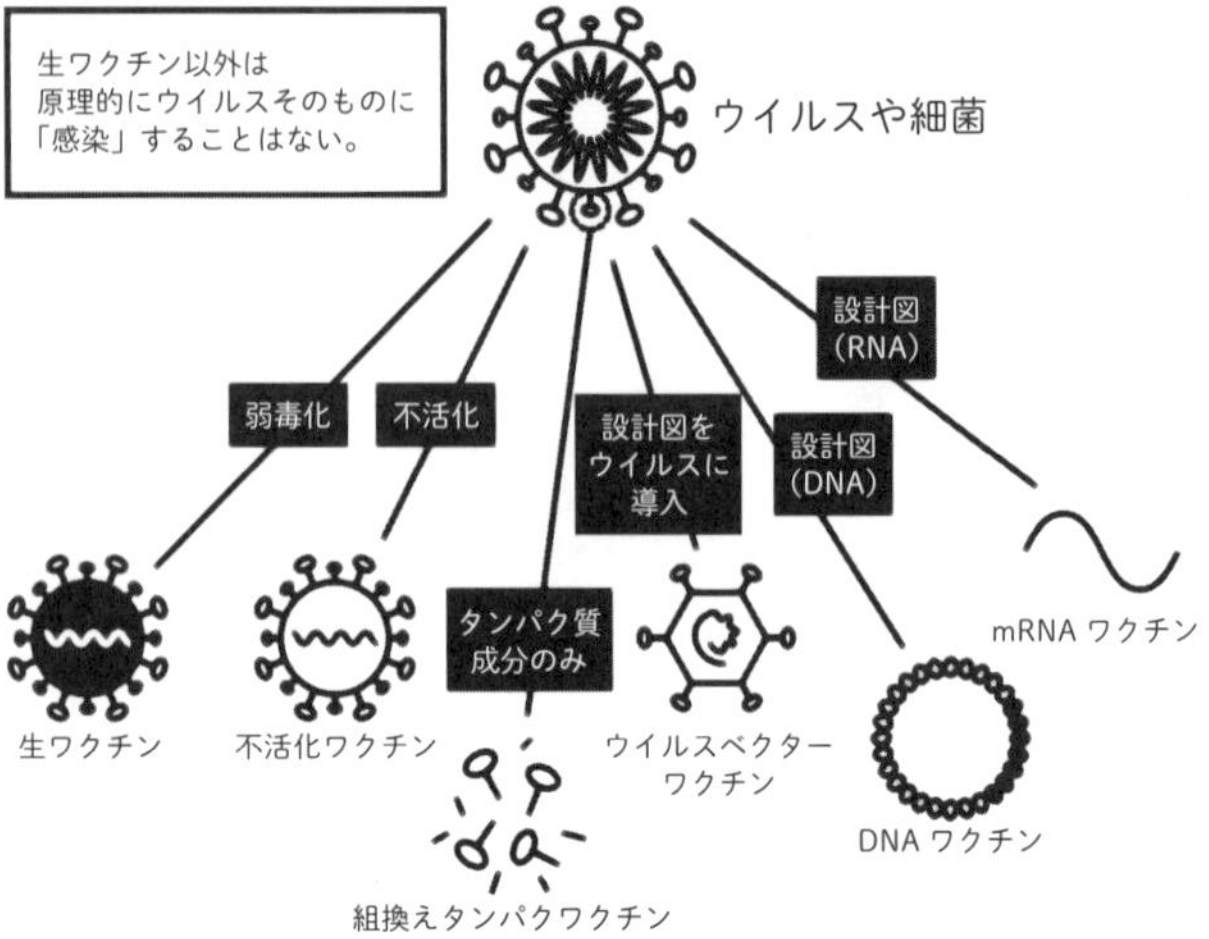

図 18.1　ワクチンの種類（5）

（B型肝炎ワクチン、帯状疱疹ワクチン、など）、病原体の遺伝子を含む「mRNAワクチン」（ファイザー・ビオンテック社やモデルナ社の新型コロナウイルスワクチン）、ヒトに対して病原性のない、または弱毒性のウイルスベクターに病原体の遺伝子を運ばせる「ウイルスベクターワクチン」（アストラゼネカ社・オックスフォード大学やジョンソン・エンド・ジョンソン社の新型コロナウイルスワクチン）、まだ発売されていませんが、病原体の遺伝子を含む「DNAワクチン」などがあります（図18・1）。ワクチンにはさまざまな種類がありますが、基本的なしくみは共通で、私たちの体の免疫系に病原体の情報を記憶させ、病原体に感染した際に、ただちに病原体を攻撃できるようにしてくれます。

生まれながらに備わっているしくみ

私たちの体には、空気の通り道の管である気道があります。また、口腔から肛門にかけても、ちくわのように1本の管が通っています。これらの管の内側は、体内だと思いがちですが、実は体の表面です。そのため、気管表面の粘液層や口腔内の唾液層、そして消化管表面の粘膜層は、体の表面にあたるため、これらの層には、殺菌性の化学物質（リゾチームなど）が含まれ、外部からの病原体や異物の侵入を防いでいます。このような防御システムを「物理的・化学的バリアー」といいます。そのバリアーを乗り越え、私たちの体内に侵入した病原体や異物を排除する防御システムを「細胞性バリアー」といいます。具体的には、顆粒球、樹状細胞、マクロファージ、ナチュラルキラー（ＮＫ）細胞といった細胞が、細胞性バリアーを担っています。これらの細胞は、体内に病原体や異物がないかなどをチェックするために、絶えず体内をパトロールしています。パトロールの途中で病原体や異物を発見すると、たとえばＮＫ細胞の場合、その名の通り、病原体や異物に穴を開けて溶かして破壊します。一方、樹状細胞やマクロファージは、病原体や異物を細胞内にとり込み、消化し、分解することで、排除します（貪食《どんしょく》作用と呼びます）。これら物理的・化学的・細胞性バリアーをまとめて、「自然免疫」と呼び、私たちの体に生まれながらにして備わっているしくみです（図18・2左）。

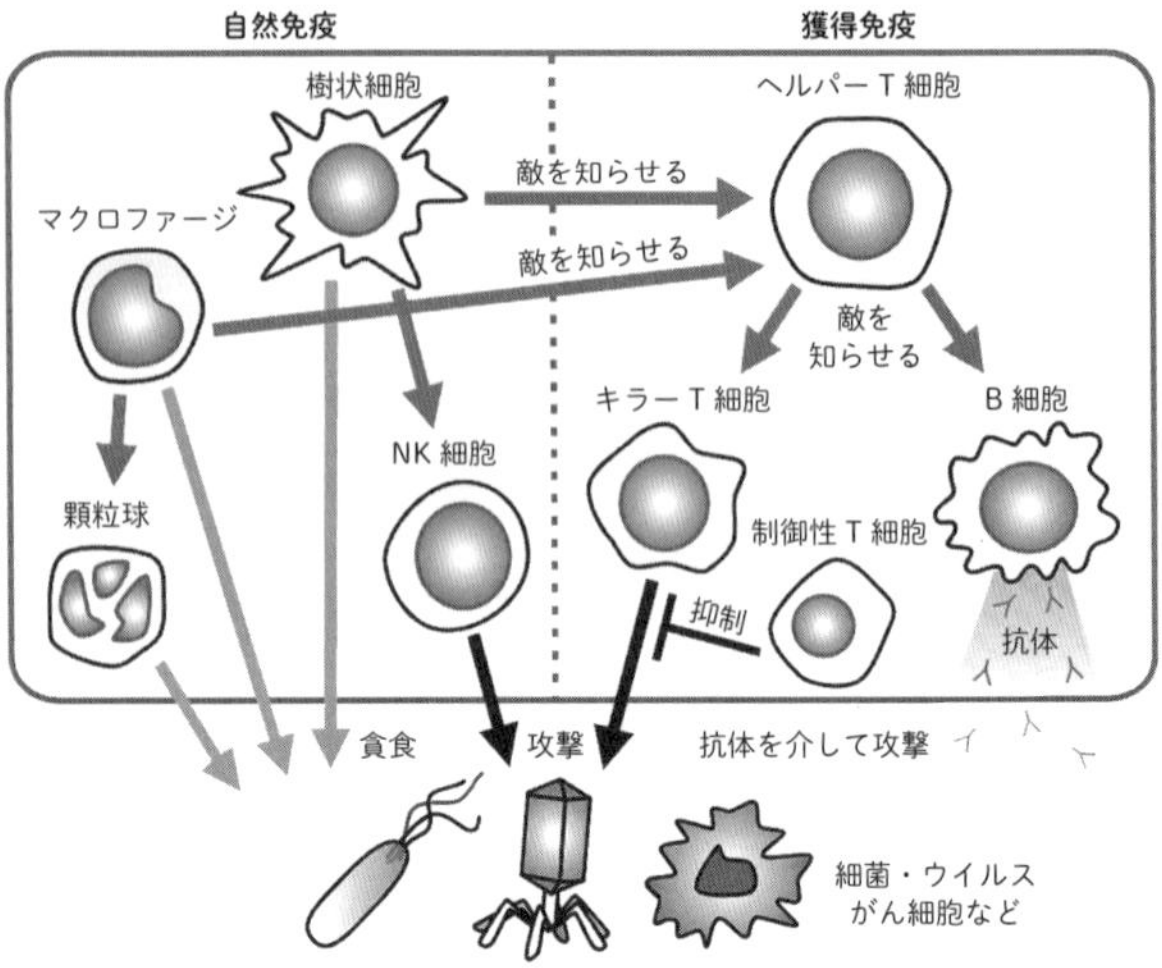

図18.2　自然免疫と獲得免疫のしくみ（6）

病原体の情報を伝えるしくみ

自然免疫に加えて私たちの体内には、「獲得免疫」と呼ばれるものも存在します。これは生後、さまざまな病原体に感染した経験によって獲得する免疫のしくみです。つまり、病原体や異物が体内に侵入したことを免疫系の細胞が記憶するのです。この獲得免疫を担当する細胞には、ヘルパーT細胞、キラーT細胞、B細胞、制御性T細胞があります（図18・2右）。

では、獲得免疫を担当する細胞は、どのようにして異物の情報を記憶するのでしょうか？実は、先に述べた自然免疫を担う樹状細胞やマクロファージは、病原体をただ貪食して排除するだけでなく、病原体を細胞内で消化した後、病原体のタンパク質の断片（抗原）を、細胞表面にある主要組織適合遺伝子複合体（major histocompatibility complex, MHC）クラスIIという

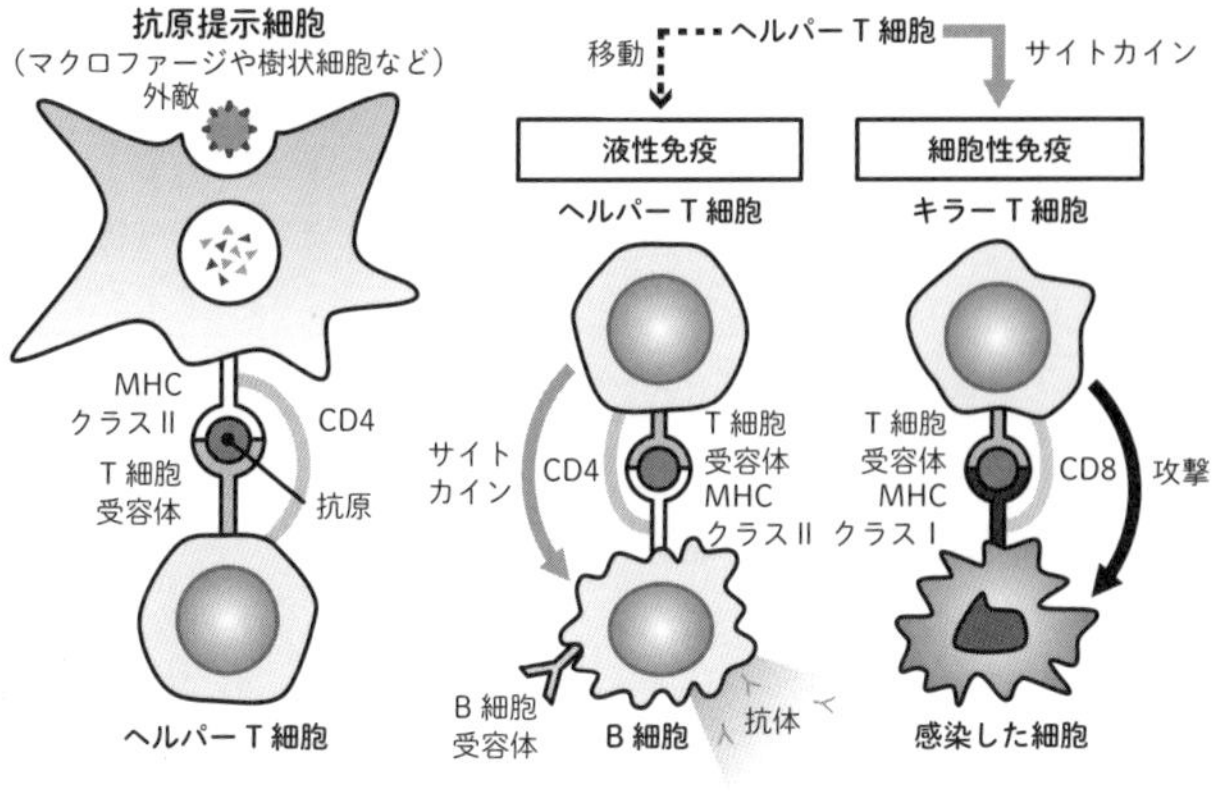

図 18. 3　液性免疫と細胞性免疫（(6) を改変）

タンパク質の上に提示します。MHCクラスⅡは、細胞表面にある掲示板のようなもので、この掲示板に病原体の指名手配書にあたる抗原の情報を貼り出しているイメージです。

ヘルパーT細胞は、CD4（cluster of differentiation 4）とT細胞受容体（T cell receptor, TCR）と呼ばれる2本の手をもっています。CD4の手でマクロファージや樹状細胞のMHCクラスⅡの掲示板をもち、TCRの手でマクロファージや樹状細胞の掲示板に貼り出されている病原体の指名手配書、つまり抗原の情報を確認し、記憶します（図18・3左）。

一方、B細胞の表面には、B細胞受容体があります。B細胞は、B細胞受容体に結合した病原体をとり込んで細胞内で消化します。消化後、病原体のタンパク質の断片である抗原をマクロファージや樹状細胞と同様に、B細胞の表面にあるMHCクラスⅡの上に提示します。このB細胞と同じ病原体の抗原の情報を記憶していたヘルパーT細胞が体内でB細胞に出合うと、へルパーT細胞からB細胞へサイトカインという生理活性物質が振りかけられます。するとB細胞では、抗原の情報を元に病原体を捕まえるための手裏剣のような飛び道具である抗体が産生されはじめるのです。この一連のしくみを「液性免疫」と呼びます（図18・3中央）。

一方、マクロファージ、樹状細胞、B細胞以外の体内の細胞の表面には、MHCクラスⅡとは異なるMHCクラスⅠという掲示板があります。正常な細胞のMHCクラスⅠの掲示板には、自分自身の情報、つまり自己抗原が提示されています。一方、体内の細胞がウイルスや細菌などに感染すると、感染した細胞は、MHCクラスⅠの上に、病原体の抗原を提示しはじめます。つまり、細胞自身が感染したことを免疫系の細胞に伝えはじめるのです。

キラーT細胞は、ヘルパーT細胞とは異なり、CD8とTCRの2本の手があります。キラーT細胞は、CD8の手で体内の細胞のMHCクラスⅠの掲示板をもち、TCRの手でMHCクラスⅠに提示されている抗原を認識します。MHCクラスⅠに提示されている抗原が自己抗原でない場合には、MHCクラスⅠに病原体の抗原が提示されていることを確認し、さらにヘルパーT細胞からのサイトカインの刺激がある場合に、その細胞は病原体に感染している細胞だとして攻撃してとり除きます。このような免疫のしくみを「細胞性免疫」と呼びます（図18・3右）。そして、感染した細胞の排除が完了すると、制御性T細胞がキラーT細胞の活動を抑えます。

このような何段階もの免疫系システムのおかげで、私たちの体は病原体から防御されているのです。

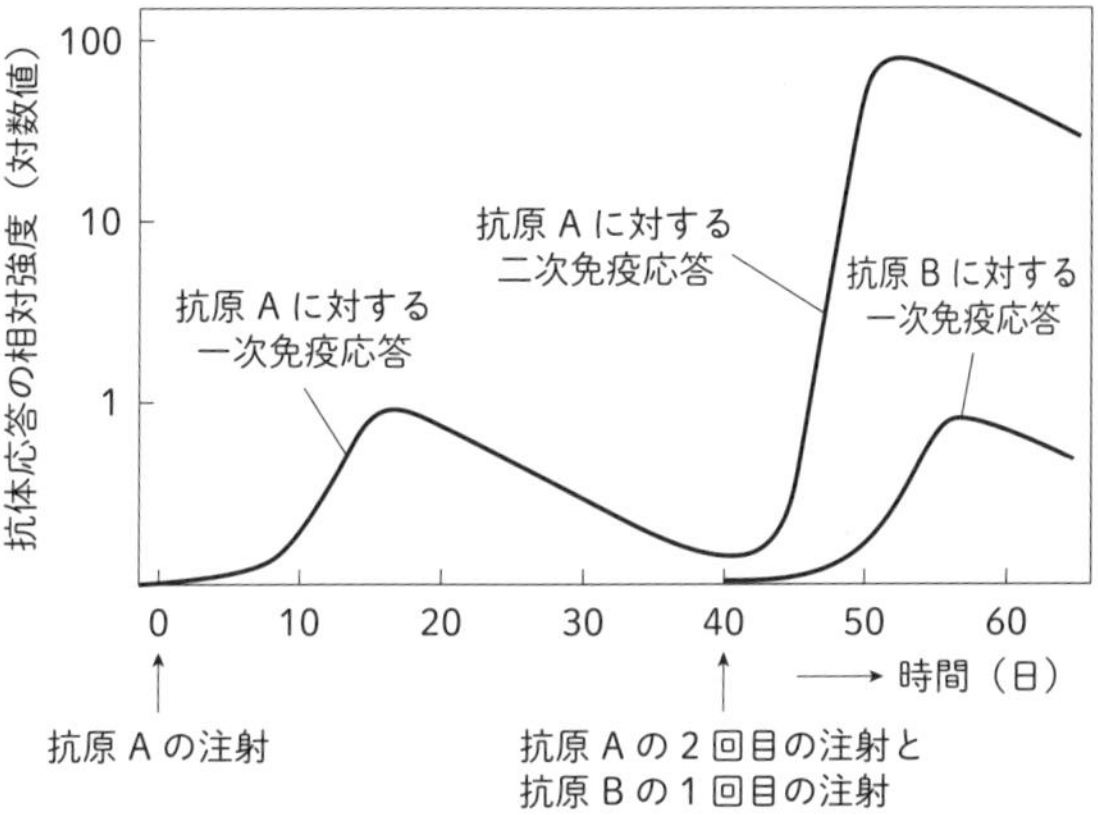

図 18. 4　抗体産生の一次免疫応答と二次免疫応答（(7) を一部改変）

抗原 A を動物に投与した際、最初の投与から 20 日ほどで中和抗体（抗原を失活させる作用がある）の血中濃度（抗体価という）が弱く上昇する。これを一次免疫応答と呼ぶ。2 回目の抗原 A の投与では、注射後 14 日後に非常に抗体価が高くなる。これを二次免疫応答と呼ぶ。これは、メモリー B 細胞に抗原 A の情報が記憶されているためである。なお、免疫記憶は抗原ごとに特異的に行われる。そのため、2 回目の抗原 A の投与時に同時に抗原 B を投与しても、抗原 B に対しては、弱くしか抗体価が上昇しない。

免疫記憶

抗原が体内に侵入してから十分な抗体が産生されるまでには、数日必要です。というのも、私たちの体内には、抗原に対応できるキラーT細胞やB細胞は存在しているのですが、その数が感染当初は非常に少ないためです。そのため、インフルエンザや風邪などに罹ると、治るまで数日かかるのです。なお初めて病原体に感染して起こる免疫反応のことを「一次免疫応答」といいます。この一次免疫応答で反応したキラーT細胞やB細胞は、病原体が体内から排除されれば、その多くが死滅しますが、一部のキラーT細胞やB細胞は、抗原の記憶を残したまま、メモリーキラーT細胞やメモリーB細胞として体内に長期間生存し続けます。そのため、二度目に同じ抗原が体内に侵入してきた場合は、このメモリーキラーT細胞がいち早く増殖し、メモリーB細胞からは抗体が多量に産生されます。このような反応を「二次免疫応答」と呼びます。その結果、二度目の感染では、症状が出る前に病原体が排除されるか、あるいは症状が軽くてすむのです（図18・4）。これが「免疫記憶」と呼ばれるものです。ワクチンは、私たちの体の免疫系に一次免疫応答と同じような反応を引き起こすことで、この免疫記憶を引き起こしてくれるのです。

抗体だけではない

ここまで読み進まれた読者のみなさんはもうお気付きになられたと思いますが、私たちの体内に病原体が侵入すると、自然免疫も獲得免疫（液性免疫と細胞性免疫）も同時にはたらきはじめるのです。つまり、私たちは病原体に対して免疫システムを総動員することで、体を防御し、そして免疫記憶で次の攻撃に備えるのです。ワクチンを接種することでも、私たちの体の中では、自然免疫と獲得免疫がはたらきはじめ、T細胞、B細胞が成熟し、病原体に対して抗体を産生するだけでなく、細胞性免疫も活性化され、免疫記憶が起こります。つまり、ワクチン接種は、病原体に対する抗体を増やすために行うものだと思われがちですが、抗体をつくるためだけではないこと、つまりさまざまな免疫系システムを同時に活性化させるために行われることを今一度ご確認いただければと思います。

第19章

花粉症の薬が記憶に関係するってほんと？

高めたい能力は？

学生たちにとって関心ごとの一つは、学期末試験でいかによい成績をとって単位を取得するかです。学期末試験の時期に近づくと、「どうすれば、記憶力は高められますか？　記憶力を高められる薬やサプリメントってありますか？」といった質問をしてくる学生がいます。

もちろん、学生たちだけでなく、次のような経験が誰にでも一度はあるのではないでしょうか？「あの人の顔は覚えているけれど、名前が出てこない」とか、「メガネどこに置いたのだっけ？」や、レジでお金を払おうとしたら「お財布をもってくるのを忘れた！」など。このような出来事が増えてくるとなんとかして記憶力を高めたいと思うようになります。

記憶とは？

そもそも「記憶」とは何でしょうか？　記憶は、情報が保持される時間の長さに基づいて、「感覚記憶」「短期記憶」「長期記憶」に分けることができます。たとえば、テレビコマーシャルの映像を注意して観ていると、「感覚記憶」のお陰で、観た直後であればその映像を思い返すことができ、テレビコマーシャルの映像が動いているように見えます。また、バスに乗っていてふと看板が目に入り、その看板にかかれている文字に興味をもってみていると、その文字が記憶されます。このような記憶を「短期記憶」といい、数十秒間ほど保持されるといわれています。一方、私たちは、死ぬまで言葉を覚えています。このように非常に長く持続する記憶を「長期記憶」と呼びます。

この短期記憶と長期記憶の関係は、作業机と本棚の関係に似ています。作業机では、鉛筆と紙さえあれば、紙にさまざまな情報を書くことができます。書いた情報が不要になれば、丸めてゴミ箱に捨てることもできますし、書いた内容が間違っていたり、あるいは古い情報になってしまったりすれば消しゴムで消して書き直すことができます。一方、紙に書いた情報が重要で今後も必要であれば、ファイリングして、本棚に整理整頓して保管することもできます。また、紙に書いた情報を読み返したくなれば、本棚に保管している紙を作業机に出して、再度読み返して確認することもできます。

実は私たちの脳では、これと似たことが行われています。つまり、短期記憶（作業机での作業）は、長期記憶（本棚）から情報をとり出すだけでなく、長期記憶に何かしらの情報を追記したり修正し

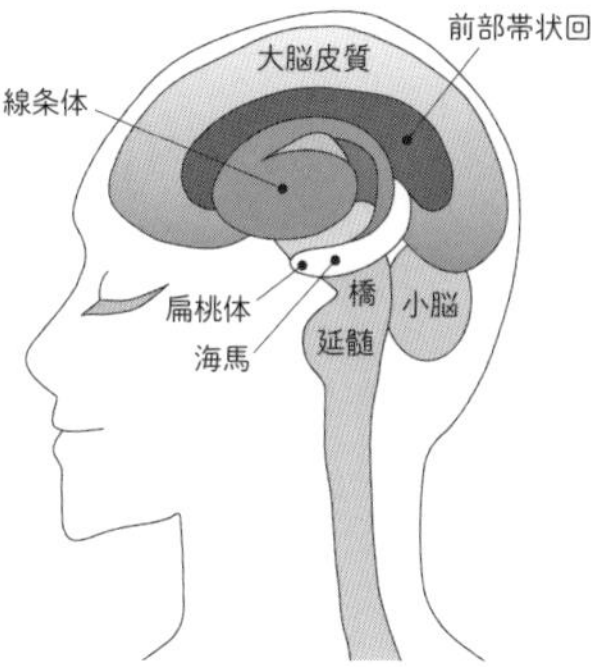

図 19.1　脳の構造（(1) を一部改変）

てから保存するための一時的な情報の保管場所と考えることができます。この短期記憶を司っている脳の部位は「海馬」、長期記憶の保存場所は大脳の「大脳皮質」と呼ばれる部位です（図19・1）。

脳の海馬や大脳皮質では、神経細胞が情報を伝達しています。この神経細胞のはたらきが記憶に大きく関わっています。神経細胞は、どのようにして他の神経細胞から情報を受けとり、次の神経細胞へと情報を伝えるのでしょうか？　神経細胞には、次の神経細胞へ情報を伝える電線のような軸索が存在します。一方、他の神経細胞から情報を受けとる部位は、木の枝が複雑に伸びているように見えることから樹状突起と呼ばれます。この樹状突起の表面には、スパイン（棘突起）と呼ばれる、バラのとげのような小さな突起がたくさんあり、このスパインの部分で他の神経細胞の軸索終末（シナプス前終末）と結合し、シナプスという構造が形成されます。このシナプスは、神経細胞同士が完全に接着しているわけではなく、20ナノメートルほどの隙間（シナプス間隙）が空いています（1ナノメートルは、1メートルの10億分の1（10のマイナス9乗）で

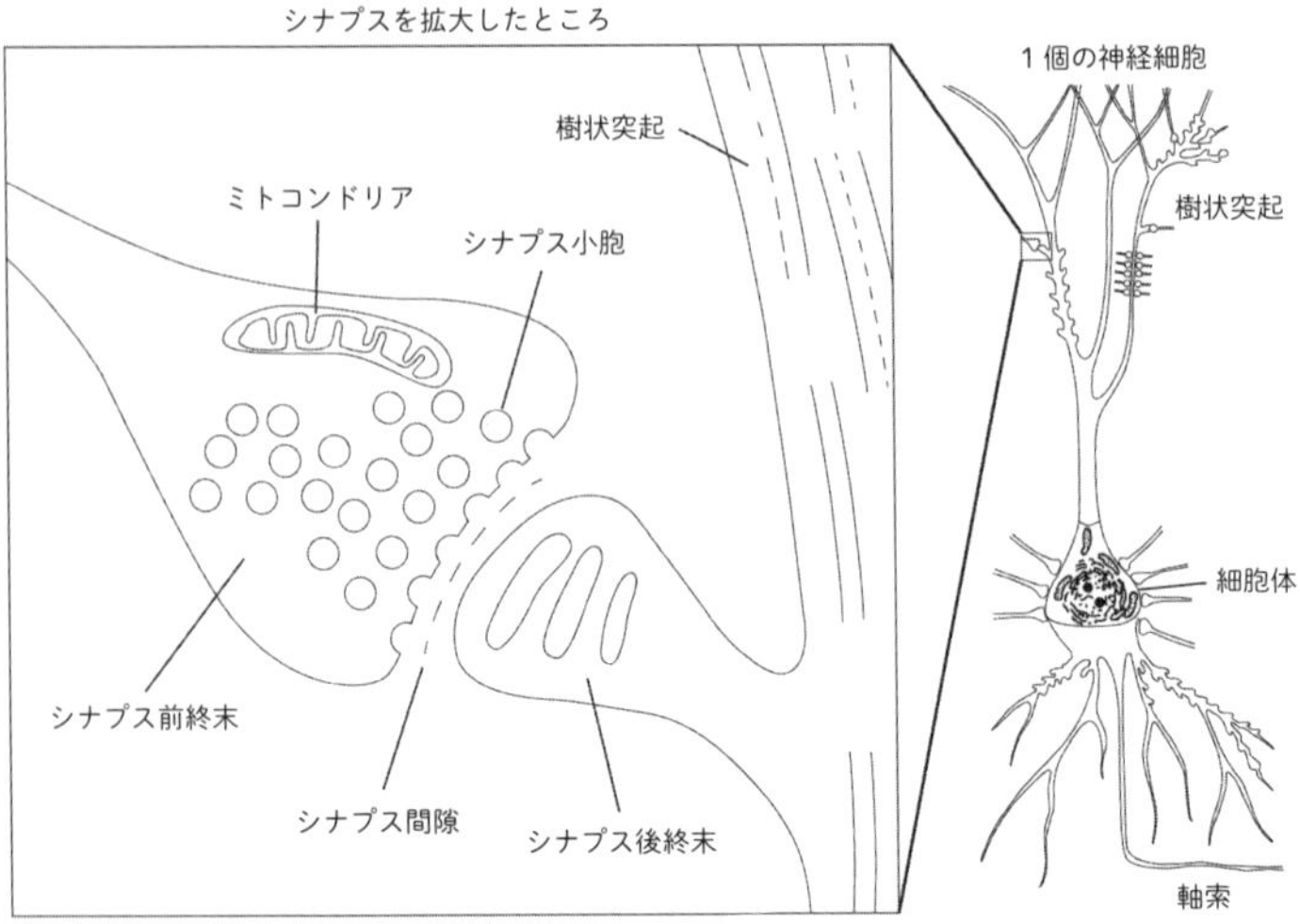

図 19.2　シナプスの構造（(2) を一部改変）

す。髪の毛の太さは、約0.1ミリメートルですが、1ナノメートルは、髪の毛の太さの10万分の1に相当します）。

シナプス前終末には、次の神経細胞へ情報を伝えるための化学物質（神経伝達物質）を蓄えた小胞（シナプス小胞）が存在します。この神経伝達物質がシナプス間隙に放出され、次の神経細胞（シナプス後細胞）へと情報が伝達されます。この神経伝達物質を扉の鍵とすると、扉にある鍵穴に相当するものが受容体と呼ばれるものです。神経伝達物質が、シナプス後終末の細胞上にある受容体と結合すると、シナプス後細胞の上にあるイオンだけが通過できる小さな孔のイオンチャネルが開き、情報が伝達されます（図19・2）。

神経伝達物質には、神経細胞を興奮させる作用のあるグルタミン酸と、活動を抑える作用があるγアミノ酪酸（gamma-aminobutyric acid,

GABA）があります。グルタミン酸を用いて情報を伝達するシナプスを興奮性シナプス、GABAを用いて情報伝達をするシナプスを抑制性シナプスと呼びます。興奮性シナプス、つまりグルタミン酸を介した情報伝達が頻繁に起これば起こるほど、シナプス間の結合が強くなります。このような一過的な神経細胞の活動の増加が短期記憶の形成に重要だと考えられています[3]。一方、学習を行っている際にタンパク質の合成を阻害する薬剤を予め動物に投与しておくと、短期記憶は起こるにもかかわらず、長期記憶の形成が阻害されます[4]。このことから長期記憶が形成されるためには、学習後に脳内で遺伝子が新たに転写され、新しくタンパク質の合成が起こることが必要だと考えられています[5]。

ある空間を自由に動き回っているラットの海馬では、特定の場所に来ると活性化する神経細胞が存在します。この神経細胞は「場所細胞」と呼ばれます[6]。それぞれの場所細胞は、異なる場所の情報を符号化します。したがって、場所細胞がたくさん集合すると、すべての空間を網羅できるようになります。つまり場所細胞とは、自分が今どこにいるのかを教えてくれる神経細胞です。

たとえば、直線状の道を歩いている動物の海馬では、歩いている道の特定の場所に来ると活性化する場所細胞があり、前に歩いていくにしたがって異なる場所細胞が順番に活動します。これによって、今自分が道のどこを歩いているのかがわかるのです。この順番をもった場所細胞の活動パターンは、体は眠っているのに脳だけは覚めているレム睡眠中でも、脳も休んでいる睡眠の深いノンレム睡眠中でも起こります[7]。このことから、「覚醒時に経験した情報がレム睡眠中に再生され、情報が整理されている」という概念が提唱されています。また、レム睡眠中には、覚醒時と同様に、

「シータ波（4―8Ｈｚの周期的な神経細胞の活動）」と呼ばれる脳波が発生します。このシータ波の発生を睡眠中に抑えると、睡眠前に学習した記憶が抑えられることが実験動物レベルで明らかにされています。[8] これらの研究成果から、ヒトの場合も学習した後に栄養を摂取し、睡眠をとることが、記憶を脳に焼き付けるために重要だと考えられます。逆に、徹夜で試験勉強することは、非常に効率が悪い可能性があります。

このシータ波は、ワクワクしたり、ドキドキしたりしても、発生します。とくに、シータ波が出ている海馬では、少ない刺激でシナプス間の結合を強くする、つまり記憶が起こりやすくなることが示唆されています。[9] また、学習前後の海馬内のさまざまな神経伝達物質を測定したところ、アセチルコリンが学習後に分泌されていることがわかりました。[10] 想像を膨らませて考えると、たとえば著者にとってのチェコ語のように、まったく聞いたこともないような言語を習得するときには、[11] ワクワクしたり、ドキドキしたりする状況で言葉を覚える、そして覚えた事柄を実際に使ってみると覚えられるかもしれません。たとえば、自分の好きなこと（プロレスが好きであれば、プロレスの実況中継をチェコ語でやってみるなど）と結びつけるとよいかもしれません。

薬と記憶の関係

少し遠回りしてしまいました。さて、「記憶力を高められる薬やサプリメントってありますか？」という学生の質問に戻ります。たとえば、魚に多く含まれているドコサヘキサエン酸（ＤＨＡ）やエイコサペンタエン酸（EPA）といったn-3系脂肪酸やその他のさまざまな食品を多く摂取すると頭がよくなるという話をみなさん一度は耳にしたことはあるのではないでしょうか？　もしそのような効果があれば、薬として用いられているはずですが、実際にはそうではありません。つまり、効果があるかどうかについては、まだはっきりしていないのです[12]。

一方、記憶力を低下させてしまう物質は数多くあります。先ほども述べましたが、ワクワク、ドキドキすると分泌されるアセチルコリンは、覚醒や集中力を高め、記憶を強化してくれるのですが、このアセチルコリンの作用を抑える薬をみなさんは、一度は飲んだことがあるかもしれません。それは、花粉症などのアレルギー症状を抑える薬です。

アレルギーはヒスタミンという物質によって起こります。ヒスタミンは、毛細血管の拡張や透過性の増加を引き起こし、かゆみや鼻水を引き起こします。アレルギーを抑えるためには、ヒスタミン受容体に結合してヒスタミンの作用を抑える必要があります。このような作用をもつ薬として、抗ヒスタミン薬と呼ばれるジフェンヒドラミン（第一世代抗ヒスタミン薬と呼ばれます）が開発されました。この薬によって、つらい鼻水やかゆみなどのアレルギー症状は抑えられるのですが、一方で強い眠気が起こり、集中力の低下が起こることがわかりました。その後の研究から、覚醒を調節する脳内の部位の神経細胞にはヒスタミン受容体が存在し、ジフェンヒドラミンが脳へ移行して、神経細胞のヒスタミン受容体の機能を阻害することで眠気を引き起こすことがわかったのです。

なぜアレルギーを抑える薬が、記憶力を低下させてしまうのでしょうか。実はヒスタミン受容体は、アセチルコリン受容体と構造が非常によく似ています（約30パーセント程度似ています）。そのため、ヒスタミン受容体の機能を抑えるジフェンヒドラミンは、アセチルコリン受容体の機能も抑えてしまうのです。つまり、間接的にアセチルコリンがもつ集中力を高め記憶を強化してくれる作用を抑えてしまうのです。

抗ヒスタミン薬であるジフェンヒドラミンのようにアセチルコリンのはたらきを阻害してしまう作用のことを抗コリン作用といいます。つまり、抗ヒスタミン薬を飲んで眠気が起こり、ぼーっとして集中力が低下するのは、脳内のアセチルコリンの作用が抑えられた状態なのです。実際、抗ヒスタミン薬の中には、服用するだけでおおよそ40ミリリットルものアルコールを飲んだときとほぼ同程度の状態になるものもあります（これらの抗ヒスタミン薬による作用をインペアード・パフォーマンスと呼びます。アレルギー治療薬の比較に関しては、文献（13）などをご参照ください。）。市販の風邪薬の中にはジフェンヒドラミンの含まれた抗コリン作用のあるものがあります。そのため、試験期間中に風邪をひいていないにもかかわらず、念のためといって風邪薬を飲むと、残念な結果になる可能性があります。また、眠れないからといって眠気を催すジフェンヒドラミンの含まれた市販の抗ヒスタミン薬を睡眠薬代わりに飲むのも、記憶力を低下させかねません（もちろん、そんなことはやらないでください）。

現在主流の抗ヒスタミン薬（第二世代抗ヒスタミン薬と呼ばれ、エピナスチン、フェキソフェナジン、ロラタジン、ビラスチンなど）は、眠気や集中力の低下といった抗コリン作用が非常に弱くなっています。そのため試験期間中に飲んでも問題ないと思われます。なお、ジフェンヒドラミン以外に抗コリン作用のある薬は、市販の下痢止めに含まれているロートエキスやスコポラミン、酔い止めに含まれているd-クロルフェニラミンなどがありますので、注意が必要です。薬は諸刃の剣ですので、薬について何か不安なことがあれば、専門家である医師や薬剤師に相談することをお勧めします。

老いも若きも、もっと賢く、もっと有能にと願うのは自然なことだと思います。学生からの「記憶力を高められる薬やサプリメントってありますか?」といった質問に対していえることは、特定の薬やサプリメントなどの物質が記憶にどう影響を与えるのかについては、まだまだわかっていないことだらけだということです。逆に、昔からいわれるように、夜によく眠り、定期的に運動し、脳に刺激を与えることは、記憶力を高める効果があるでしょう。まずは、生活習慣を見直すことから始めるのが、記憶力を高めるための近道かもしれません。

第20章　がんは遺伝するの？

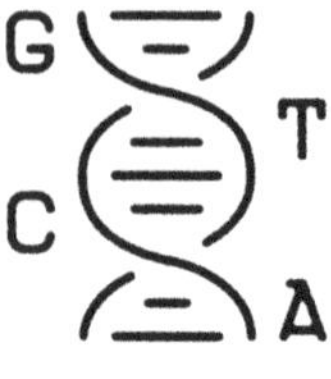

ある日のこと、いつものように講義を終え、ほとんどの受講生が教室から退出したのを確認し、教室を出ようとすると、ある学生が近寄ってきました。その表情が暗く、うつむき加減にとぼとぼ歩いている姿が、気になりました。

「講義でとり上げた内容についてもう少しくわしく知りたいのですが」と、その学生はか細い声で話しかけてきました。そこで、「講義のどの内容について知りたいですか？　今日の講義、難しかったですか？」と聞いてみました。

すると学生は、「私の母が、つい先月乳がんで他界しました。祖母も乳がんでした。今日の講義の中で、アメリカの俳優アンジェリーナ・ジョリーの話がとり上げられていて、とても不安になりました。がんは遺伝するのでしょうか？」と質問してきたのです。

統計から見たがん

日本におけるがんの罹患データ（二〇一七年）から、生涯がんに罹患するリスクは、男性で65パーセント、女性で50パーセント（つまり男女ともに約2人に1人）だと推定されています。一方、がんの死亡データ（二〇一九年）から、がんで亡くなるリスクは、男性で27パーセント、女性で18パーセント（つまり男性で約4人に1人、女性で約6人に1人）だと推定されています[1]。がんは、すべての人にとって身近な病気なのです。年代別のデータを見てみると、50歳代までは女性が、がんの罹患および死亡リスクともに高く、60歳代以上では男性が、がんの罹患および死亡リスクが高くなっています。これは50歳代までの女性において、乳がんに罹患し亡くなるリスクが高いためです。二〇一九年において、死亡数が多いがんが発生した臓器の部位は、男性では1位から順に肺、胃、大腸、膵臓、肝臓、女性では大腸、肺、肝臓、胃、乳房となっています（年代別に分けていないため、女性特有のがんである乳房は、5位になっています）。なお一九六五年から二〇一九年のがんによる死亡率の変化を見ると、男女ともに50—70歳代のがん死亡率が減少しています[2]。人間ドックなどの健診の普及、医療・診断技術、治療薬の進歩によって、がんの早期発見・早期治療ができるようになり、がんはかなりの割合で治るようになったためだと考えられます。一方、80歳以上の高齢者では増加しています。これは、がんの診断精度が向上したことによると考えられます（図20・1）。

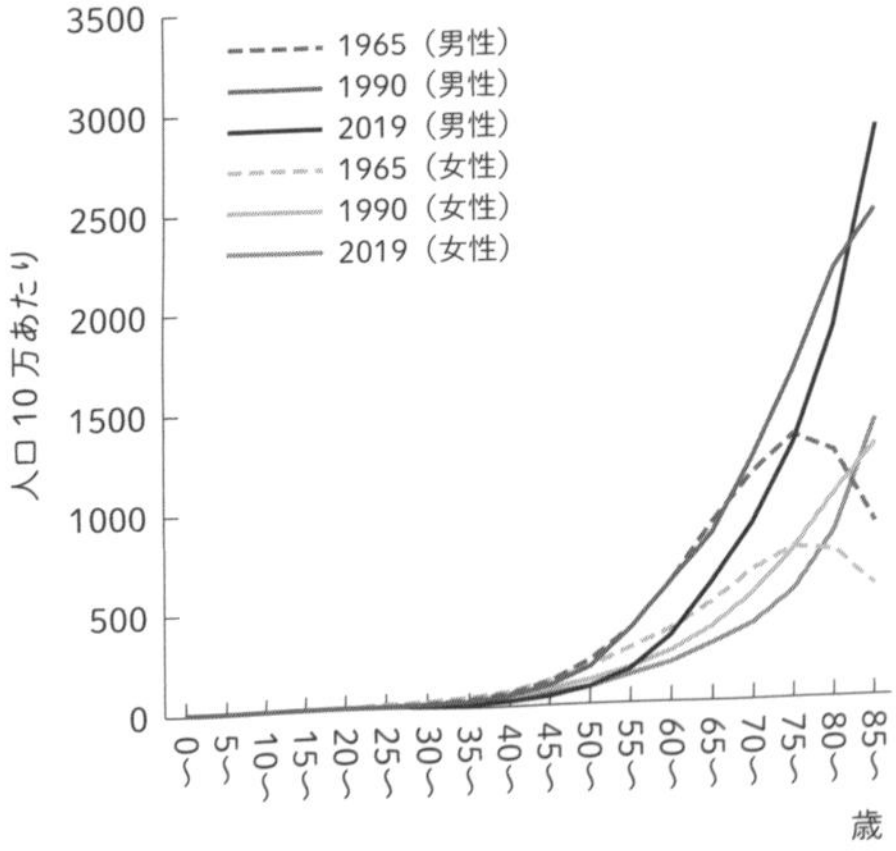

図 20.1　年齢階級別全がん死亡率の推移

細胞の中にある安全装置

そもそもがんとは、どんなものなのでしょうか？　がんは、「悪性腫瘍」とも呼ばれます。私たちの体は、約37兆個の細胞でできています[3]。そして私たちの体には、細胞の数を絶えず37兆個に保ち続ける絶妙なしくみが存在します。このしくみに異常が生じると、細胞が無限に増殖し続けるように変化し、塊（腫瘍）をつくるようになります。こうしてできた腫瘍の中には、周囲の組織へと広がり（浸潤）、別の臓器や組織といった離れた場所でも増殖（転移）するものも出てきます。このように変化したものが悪性腫瘍です。一方で浸潤や転移をせず、ゆっくりと増える腫瘍のことを良性腫瘍と呼びます。良性腫瘍は、手術で完全に切除できれば、再発することはほとんどありません。

細胞が増殖するためには、細胞内にあるＤＮＡ

のアデニン（A）、グアニン（G）、チミン（T）、シトシン（C）という四つの塩基が約30億個対になって並んだすべての遺伝情報（ゲノムと呼びます）を2倍に複製しなければなりません。そしてそれらを2個の細胞へ均等に分配し、遺伝的に同一なものをつくり出すということを繰り返します。このような過程を、細胞周期（cell cycle）と呼びます。この細胞周期には、ゲノムを構成するDNAを複製するための材料が細胞内に十分あるか、DNAが正しく2倍にコピーされているか、DNAに変異や損傷はないか、といったことをチェックするための機構が存在します。この機構をチェックポイントと呼びます。もし、各チェックポイントで異常が発見されれば、細胞周期の進行を停止したりまたは遅らせたりして、修復を試みます。もし修復ができなかった場合には、アポトーシス（プログラム細胞死とも呼ばれます）を誘導して、そのような異常な細胞をとり除きます。

暴走ドライバーによる事故

私たちの体の細胞の中にあるゲノムには、約2万2000−2万3000個の遺伝子があります。とはいっても、これらの遺伝子のすべてががんの発症に関係しているというわけではありません。これまでの研究から、がんの発症に直接関係する遺伝子変異と、そうではない遺伝子変異があることがわかっています。がんを引き起こす原因となりうる遺伝子の変異を「ドライバー遺伝子変異」、それ以外を「パッセンジャー遺伝子変異」と呼びます。ドライバー遺伝子には、細胞の増殖を促す、車でたとえるとアクセルの役割をする遺伝子である「がん原遺伝子」と、細胞の増殖を抑制する、ブレーキの役割をする遺伝子である「がん抑制遺伝子」の2種類があります。アクセルを踏みすぎるとスピード違反で捕まりますし、ブレーキが故障すれば事故を引き起こしてしまうように、ドライバー遺伝子に変異が起こると、細胞増殖のコントロールが難しくなり、細胞ががん化します。一方、パッセンジャー遺伝子変異は、がん化した細胞に間接的に起こっている遺伝子の変異のことです。暴走車の運転手がドライバー遺伝子で、その暴走車の助手席に乗っているのがパッセンジャー遺伝子とすれば、暴走ドライバーによって起こった事故が、細胞のがん化だとするとイメージしやすいかもしれません。

では、暴走ドライバー、つまりドライバー遺伝子の数はどのくらいあるのでしょうか？ これまでの研究から約200―300個ほどだと考えられています（この数は、年齢や性別、国別を問いません）。ドライバー遺伝子の一つに変異があるとがんになる、というわけではありません。多くのがん組織の遺伝子変異を解析した結果、ドライバー遺伝子の三つ以上に変異があるとがん化する可能性があると報告されています[4]。ただドライバー遺伝子の変異は一度に誘発されるわけではなく、長いあいだに徐々に引き起こされます。そのため、正常な細胞からがん細胞へだんだんと変化していくことから、「多段階発がん」と呼ばれています[5]（図20・2）。なお、がんが進行するのは、ドライバー遺伝子に変異が起こるだけでなく、遺伝子の使い方（エピジェネティクスと呼ばれます）自体にも変化が起こるためだと考えられています。

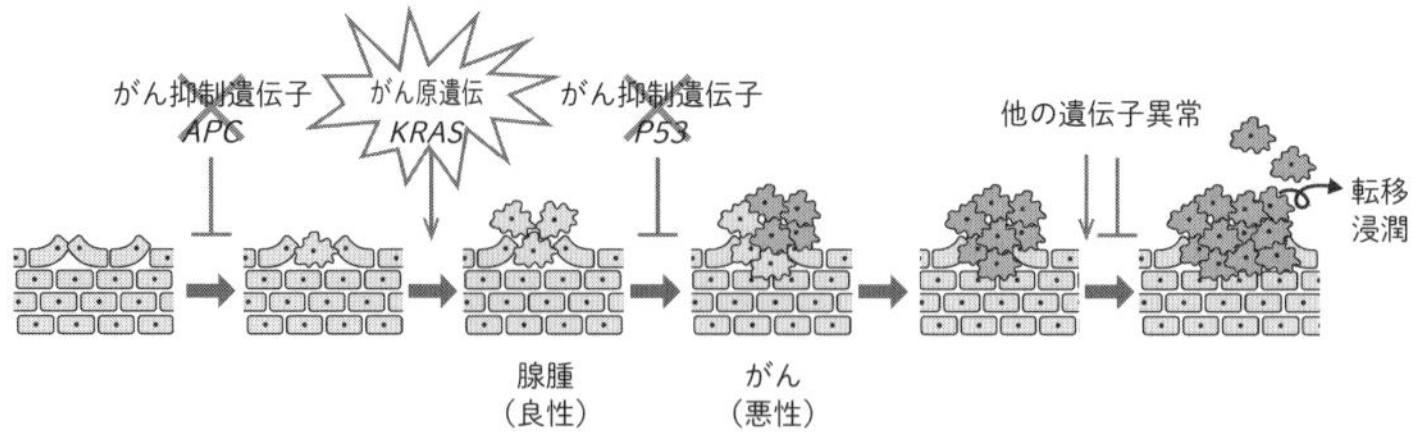

図 20.2　多段階発がんモデル（大腸がんの場合）(6)

いくつかの遺伝子の変異が蓄積することで、正常な組織ががんへと変化する。大腸がんの場合、がん抑制遺伝子である *APC* とがん原遺伝子 *KRAS* の異常によって大腸の粘膜に腺腫（ポリープ）ができる。さらに、別のがん抑制遺伝子 *P53* の変異も起こると、がん化する。そしてさらに他の遺伝子の異常が蓄積すると、転移するようになると考えられている。

加齢と遺伝子変異

遺伝子の変異を防ぐ、あるいは変異を修復できれば、がんにならないと思われるかもしれません。ただし、私たちの細胞はある宿命をもっています。それは、DNAを複製する際に、ごくまれに遺伝子に変異（複製エラー）が起こることです。その変異を修復するための機構として、細胞周期があるのです。つまり、細胞周期のチェックポイントが正しく機能することで遺伝子の変異を修復し、細胞ががん化することを防いでいるのです。どの遺伝子に変異が起こるかはランダムで、運悪くドライバー遺伝子に変異が起こることもあります。若いうちは、チェックポイントが正しく機能し、遺伝子の変異を修復できるのですが、年齢を経るにしたがって、だんだんとチェックポイントの機能が低下し、徐々に遺伝子の変異が蓄積していきます。そして、運悪くドライバー遺伝子の変異が数個蓄積すると細胞ががん化するのです。ヒトが生き続けるためには、つねに細胞を分裂させ続けなければなりません。そのため年齢を重ねれば重ねるほど、細胞分裂の回数が増えます。細胞分裂の回数が増えれば、それに応じて、遺伝子の変異の数も増えていくのです。そのため、男女ともに約2人に1人が生涯のうちがんと診断されるのです。つまり私たちは、生まれながらにして、がんになりやすい宿命を背負っているともいえるのです。

環境も影響を与える

がんを引き起こす原因には、これまで述べてきた複製エラー以外に環境的な要因もあります。環境的な要因とは、遺伝子の変異を引き起こすような物質や環境に私たちの体がさらされることを意味します。たとえば、たばこには、約70種類もの発がん性物質が含まれています。これらの発がん性物質は、肺の細胞の遺伝子の変異を引き起こすだけでなく、血液中にとり込まれた後、全身の臓器へと運ばれ、さまざまな臓器のＤＮＡに損傷を与えます。そのため、たばこは肺がんだけでなく、肝臓や膵臓がんなどさまざまながんを促すことがわかっています。[7] そして食生活や飲酒、細菌やウイルスへの感染、肥満などといった環境的な要因もまたがんを引き起こします。近年行われた研究から、肺がんの一つである肺腺がんでは、約65パーセントがこの環境的な要因によって引き起こされた遺伝子の変異によるもので、残り35パーセントが複製エラーだと推測されています。[8] この環境的な要因によって起こる遺伝子の変異は、たばこをやめる、肥満にならないようにする、ウイルスに感染しないようにする、といった私たちの生活習慣や環境を変えることである程度予防できると考えられます。一方、複製エラーについては、予防することは難しいので、早期発見・早期治療が大切です。つまり、たばこは吸わず、お酒は適量にして、適度に運動をして、太りすぎず痩せすぎず、人間ドックやがん検診を受けて、何か異常があったらすぐに精密検査を受けるという生活がよいと思われます。なお、国立がん研究センターが運営する公式サイトには、科学的根拠に基づくがん予防についてわかりやすく記載されています[9]。

遺伝性のがん？

これまでがんの原因として複製エラーと環境的な要因について説明してきました。実はこれ以外にも、遺伝的な要因によってがんは起こります。では、この遺伝的な要因とは何なのでしょうか？

私たちのゲノムには、父親由来のものと母親由来のものの二つがあります。たとえば、がん抑制遺伝子には父親由来のものと母親由来のものがそれぞれ1個ずつあり、私たちのゲノム中には、合計で2個のがん抑制遺伝子が存在します。仮に父親由来のがん抑制遺伝子に変異（1ヒット（打撃））が起こったとしても、もう片方の母親由来のがん抑制遺伝子が機能すれば、がんは発症しません。しかし運悪く残りの母親由来のがん抑制遺伝子にも変異が起こると（2ヒット）、がんが発症するのです。つまりがんが発症するためには、父親由来のゲノムと母親由来のゲノム上にあるがん抑制遺伝子に二度変異が起こらなければなりません（2ヒット説と呼ばれます[10]）（図20・3上）。言い換えると、同じがん抑制遺伝子に2度も変異が起きる必要があるため、がんはおのずと高齢で発症するのです。

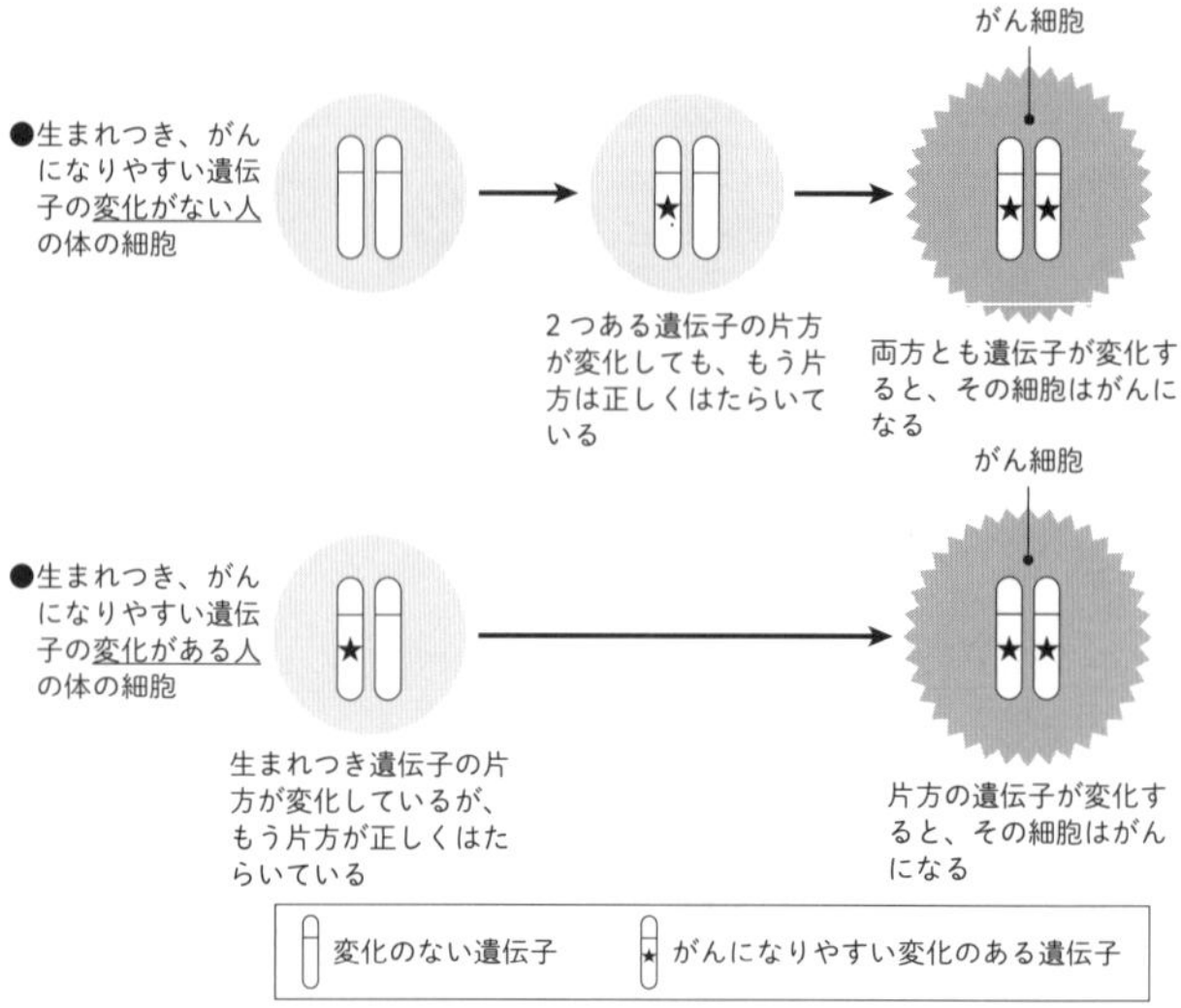

図 20.3　がんの発症と遺伝子の変化（がん抑制遺伝子の場合）(11)

ただときには、2個あるがん抑制遺伝子のうち片側にすでに変異がある状態で生まれてくる場合があります。たとえば、遺伝性乳がん卵巣がん（hereditary breast and ovarian cancer, HBOC）症候群では、がん抑制遺伝子である *BRCA* 遺伝子の2個のうち片側に変異がある状態で生まれてきます（図20・3下）。ここに先ほど述べた環境的な要因が加わると、乳がんになりやすく、若い年齢（しばしば50歳以前）で乳がんを発症する場合があります。

ここで注意しなければいけないのは、*BRCA* 遺伝子に変異がある人が必ずがんを発症するというわけでないということです。つまり、がんになりやすいという遺伝子の変異が遺伝するのです。

アンジェリーナ・ジョリーの場合

アメリカの俳優アンジェリーナ・ジョリー（以下、アンジー）は、母親を乳がんと卵巣がん、叔母を乳がん、祖父を汗腺がん、祖母を卵巣がんで亡くしています。つまり、HBOCの可能性が強く疑われていました。アンジーは、遺伝子検査を受け、*BRCA* 遺伝子に変異があることがわかりました。そこで予防的措置として両方の乳房の摘出、さらには卵巣と卵管の摘出手術を受けたのです。

もしみなさんがアンジーと同じような状況に置かれたら、遺伝子診断を受けるでしょうか？　予防的に手術を受けるでしょうか？　遺伝子診断を受け *BRCA* 遺伝子に変異があった場合は、HBOCであることが確定します。同時に血縁者の方も同じ遺伝子変異を引き継いでいるかどうか調べることが可能になります。ただし、遺伝子診断を受けて、*BRCA* 遺伝子に変異がなかったからといって、HBOCではないと断定することはできないことにも注意が必要です。というのも、典型的なHBOCの患者さんの場合でも、遺伝子に異常が見つかる割合が70－80パーセントだからです。そのためHBOCの遺伝子診断のもつ意味や検査結果が本人だけでなく家族にもたらす影響について、専門家や家族とよく話し合うことが大切です。

アンジーの場合、HBOCと診断され、予防的手術を受けました。一方日本の場合、乳がんと診断され、その乳がんが手術で乳房を温存できるほどの大きさ（2センチ）であっても、*BRCA* 遺伝子に変異があることが遺伝子検査で明らかになった場合、乳がんの再発を予防するために乳房の全摘を勧められます。また、まだ乳がんを発症していない反対側の乳房や卵巣を手術で予防的に切除すること（リスク低減手術と呼ばれる）も勧められます。現在では、リスク低減手術に対して健康保険が適用され、高額療養費制度の対象にもなっています。ただ、リスク低減手術には、身体的な負担（手術自体や女性ホルモンの摂取など）や容姿の変化といったデメリットがあるため、主治医とよく相談する必要があります。ＨＢＯＣと診断されても、乳がんや卵巣がんを発症していない場合、乳がんのリスクに対しては、18歳から毎月自己視触診、25歳くらいから医師による半年ごとの視触診および1年ごとの乳房Ｘ線撮影（マンモグラフィー）、そしてＭＲＩを加えた検診が勧められます。一方卵巣がんのリスクに対しては、30－35歳、または家族で最初に卵巣がんと診断された人の発症年齢の5－10歳早くから、半年ごとの経腟超音波画像検査と腫瘍マーカー（ＣＡ－１２５）の測定を受けることが勧められることもあります。ただし、現時点では卵巣がん検診の明らかな有効性は示されていません。なおアンジーは、「自分にはどのような治療選択肢があるのかを知り、その中から自分に合ったものを選択することが大切だ」と語っています[12]。

このような話を学生にしたところ、「健康的な生活をし、定期的に健診を受けることの大切さがわかりました。がんは、遺伝するのではなく、がんになりやすいという遺伝子の変異が、私にも遺伝している可能性があるということもわかりました。今日聞いたことを家族と話し合い、専門医にも相談してみたいと思います。でも一番は、正しい知識を得て、正しく恐れることが重要だと思いました」と話してくれた学生の表情が少しだけ明るくなったように感じました。

これからの時代、体や細胞のしくみ、また病気のことを正しく知ることが、ますます重要になると思われます。

column 2

遺伝子検査ってなに？

雑誌や電車内の広告にふと目を向けると、「自宅でできる遺伝子検査。唾液を提出するだけで、がんや生活習慣病などの発症リスクや体質の遺伝的傾向を知ることができます」という宣伝が目に飛び込んできます。血縁者にがんで亡くなった人もいるし、検査費用もそれほど高くないし、イッチョこの機会に検査してみるか、と一念発起される方もいるかもしれません。一方で、「はて？　検査するのはいいけれど、そもそも遺伝子検査ってなに？」と思われる方もいるかもしれません。

遺伝子の話をする前に、まずゲノムとは何かを説明する必要があります。ゲノム（genome）とは、遺伝子（gene）と染色体（chromosome）を組み合わせた造語で、細胞の核の中にあるDNAのすべての遺伝情報のことを意味します。ヒトのすべての遺伝情報をヒトゲノムと呼びます。そのため、ヒトゲノム解析とは、ヒトのすべての遺伝情報を解析することを意味します。

さて、さまざまな人びとのゲノム解析を行うと、DNAの塩基配列の一つの塩基が別の塩基に置き換わっている箇所が見つかります。このような箇所を一塩基多型（SNP《スニップ》）と呼びます（SNPの詳細については、第8章をご参照ください）。ゲノムには、このSNPが多数あり、DNAの正常な変化とみなされていて、体質の違いを生み出していると考えられています。有名なSNPの一つに、第8章でも取り上げた「お酒の強さ」に関係するアルコールデヒドロゲナーゼ2（*ALDH2*）遺伝子でみられるSNPがあります。

実は冒頭で取り上げた「自宅でできる遺伝子検査」とは、ゲノムにあるSNPを見つけ出す作業のことを意味します。そのため、正しくは「自宅でできるSNP解析」と呼ぶほうがよいのかもしれません。

多くのSNPは、ヒトの健康に悪影響を及ぼしません。ただ、SNPの中には、特定の病気の発症と相関関係が見られるものがあり、そのようなSNPをどれだけ保有しているのかを解析することで、ある集団（たとえば日本人の集団）での発症リスクを統計的に算出するのが、「自宅でできる遺伝子検査（SNP解析）」です。たとえば、前立腺がんの発症に関わるSNPは、約100個あると考えられていて（その数は研究が進展するにつれ変化しています[1]）、そのうち、どのくらいの数のSNPを保有しているのかによって前立腺がんの発症リスクが算出されています。一方、*ALDH2* 遺伝子のように一つのSNPによってお酒に対する強さが変化するというようなSNPは、非常にまれです。

ここで頭に入れておかなければいけないことがあります。それは、たとえ同じ疾患であっても、「SNP解析」のサービスを提供している企業によって、解析するSNPの箇所や注目するSNPの数が異なるという点です。さらに、発症リスクを統計的に算出するための根拠となる研究成果（つまり発表された論文）も企業によって異なります。そのため、「SNP解析」の結果をそのまま受け止めることには、注意が必要です。また、たった一つだけ、あるいは二つだけ、さらには、100個のSNPがあるからといって、ある病気に必ず罹るというわけではないことにも注意が必要です。というのも、SNPと病気の発症とのあいだにあるのは、因果関係ではなく、あくまでも相関関係でしかないためです。

　DNAの塩基配列の一つの塩基が別の塩基に置き換わっているのがSNPですが、DNAの塩基配列に欠損が起こったり、あるいは、置き換わったりすることで当初とは異なるアミノ酸に変化することもあります。その結果、病気を引き起こす場合があります。そのような変化を遺伝子変異と呼びます。

　遺伝子変異には、がんやその他の病気に直接関係する遺伝子変異とそうではない遺伝子変異があります（詳細は第20章をご参照ください）。たとえば、がんの場合、がんを引き起こす原因となりうる遺伝子変異が長い年月を経て蓄積することで、がんが発症します。

　大腸がんや乳がんなどの一部のがんでは、医師が必要と判断した場合に、一つもしくは少数の遺伝子の変異を調べて（がん遺伝子検査と呼ばれます）、この検査結果をもとに薬を選ぶ治療が行われています。また、手術後の摘出したがん組織を用いて、多数の遺伝子の変異を調べて（がん遺伝子パネル検査と呼ばれます）、その検査結果をもとに治療を行う場合もあります[2]。ここで用いられている遺伝子検査という言葉は、遺伝子変異を調べるという意味で、SNP解析という意味ではありません。

　最近では胎児の遺伝子を解析することも行われるようになっています（出生前診断と呼ばれます）。妊婦の血中には、母親由来と胎盤由来のDNAの断片が含まれています。胎盤を構成している細胞のDNAは、遺伝学的に胎児の細胞のDNAとほぼ同じと考えられます。そこで、妊婦から約10ミリリットル程度採血し、その中に含まれる母親由来と胎盤由来のDNA断片をDNAの塩基配列を超高速かつ大量に解読できる次世代シーケンサー装置を用いて解読します。解読した塩基配列が、どの染色体由来のものかをヒトゲノム情報とスーパーコンピューターを

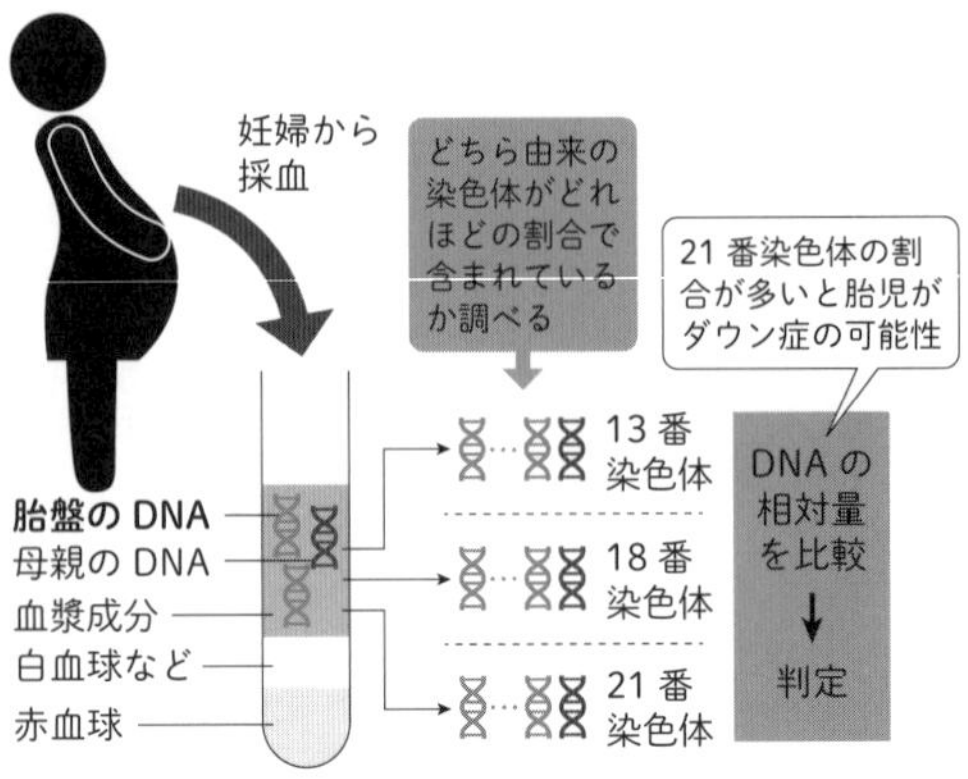

図1　非侵襲性出生前遺伝学的検査（NIPT）の原理（3）

用いて判定します。そして、染色体ごとにDNA断片数をカウントします。

各染色体に含まれるDNAの割合は、染色体ごとに一定の分布をしています。このDNAの分布を基準となるDNAの分布と比較します。基準に対して差が見られる場合は、染色体異常がある可能性が高いと判別されます。たとえば、21番染色体の割合が多いとダウン症候群（21番染色体が3本存在することで発症する）の可能性が高いと診断されます。この解析は、非侵襲性出生前遺伝学的検査または新型出生前診断（non-invasive prenatal testing, NIPT）と呼ばれ、13番、18番、21番染色体が3本あるかどうかを検査するのに用いられています（図1）。

NIPTは、確定診断ではありません。胎児のゲノムを直接解析しているわけではないため、妊婦に何らかの染色体異常がある場合、偽陽性になります。また、胎児と胎盤の染色体が異なる場合もまれにあります（胎盤性モザイクと呼ばれます）。そのため、NIPT検査で陽性と判定された場合、別の確定検査を行う必要があります。その一つが、羊水を採取して羊水中に含まれる胎児由来の細胞の染色体を検査する羊水染色体検査です。この検査では、約0.1―0.3パーセント（1000人中1―3人）の割合で流産する可能性があります。非常に危険な検査というわけではありませんが、100パーセント安全というわけではないことに注意が必要です。

　NIPTは、採血するだけで検査できるため、流産リスクのある羊水染色体検査と比較して、普及しています。ただ検査はあくまでも任意で、誰もが受ける必要はありません。一方で、NIPT検査を受け、その後羊水染色体検査などによって胎児に染色体異常があることが確定した妊婦の約9割が人工妊娠中絶を選択しています。そのためNIPT検査は、「命の選択につながる」という批判もあるのが現状です。

　NIPTを受けることを希望される妊婦とそのパートナーは、NIPTを受ける前に医療機関で遺伝カウンセリングを受け、NIPTとは何かを理解したうえで、検査を受ける必要があります。また、検査結果によっては予期しない結果（たとえば妊婦自身の染色体異常やがんなど）が判明することもあり、それらのリスクを十分理解したうえで検査を受ける必要があります。NIPTの詳細な解説やNIPTを受けた方や受けなかった人の声、出生前診断について相談できる機関に関する情報などは、巻末の参考文献の情報提供サイトをご参照ください[4,5]。

　このように、遺伝子検査にもさまざまな種類があり、自分が受ける遺伝子検査は、「何を検査しているのか」、そして「検査することで予期していなかったことが明らかになることもある」ということをよく知っておくことが大切です。

おわりに

「はじめに」でも紹介したように、本書は、東京大学出版会のPR誌『UP』にて2年間にわたって連載したものを加筆・修正し、まとめたものです。大学での研究・教育業務に加えて連載も執筆するとなると、毎月のように締め切りに追われて、過酷な状況になるのではないかと連載開始前は戦々恐々としていました。しかしながら、いざ連載が始まってみると、自分たちが書きたかった内容、伝えたかった内容を執筆する連載だったので、思った以上に筆が進み、締切に一度も遅れることなく（むしろ、締切の数カ月前に入稿することもでき）、そして紙面に一度も穴をあけることなく、最後まで走り抜くことができました。さらに、このように書籍化することができ、より多くの方々に本書の内容を伝えられるようになったことにも、大きな喜びを感じています。

数年前に、金融庁の金融審議会「市場ワーキング・グループ」が発表した「老後20〜30年間で約1300万円〜2000万円が不足する」という試算に端を発した「老後2000万円問題」が大きな話題となりました。さらに、近年、円安や物価高が急速に進んだことから、老後に向けてより多くの資産を形成していく必要があるという意見も見られます。加えて、新NISAの導入などによって投資ブームも到来しつつあり、資産形成・運用に関する知識やそれを活用する能力を身につけることの重要性が声高に叫ばれています。このような「金融リテラシー」を高めることは、充実した老後を過ごす上でとても重要なことではありますが、果たしてそれだけで十分でしょうか？資金的に余裕ができたとしても、心身が不健康な状態になってしまうと、せっかく増やした金融資産のすべてを治療費・介護費にあてざるをえなくなり、虚しい老後になってしまいます。健康寿命を長く保ち、人生の最後の最後まで充実した生活を送ることを誰しも願っています。そのためには、もう一つの重要資産である心身の健康を守る必要があるのです。

では、自らの健康を守るために必要となる能力とはどのようなものなのでしょうか？　ネットやSNSが普及したことで、今や多くの情報が無償で手に入る時代になっています。したがって、私たちにとって必要となるのは、単に情報を入手するだけではなく、玉石混交となっているメディアやネット、SNS上の情報のなかから、より信頼できる情報を見極め、理解し、そして活用する能力です。そのような能力の重要性を明確に示した文章をここで一つ紹介します。この文章は二〇一五年三月に執り行われた東京大学教養学部の学位記伝達式（学部ごとに行われる卒業式）で、当時教養学部長であった石井洋二郎先生が述べた祝辞です[1]。一九六四年に当時東京大学総長だった大河内一男先生が「肥った豚よりも痩せたソクラテスになれ」という有名な言葉を卒業式で語ったとされる話が、不正確な形で後世に伝えられてきたものであるという事例を取り上げながら、情報伝達に潜む危険性や情報を見極める能力の重要性について、石井先生は以下のように締め括っています。

皆さんが毎日触れている情報、特にネットに流れている雑多な情報は、大半がこの種のものであると思った方がいいということです。そうした情報の発信者たちも、別に悪意をもって虚偽を流しているわけではなく、ただ無意識のうちに伝言ゲームを反復しているだけなのだと思いますが、善意のコピペや無自覚なリツイートは時として、悪意の虚偽よりも人を迷わせます。そしてあやふやな情報がいったん真実の衣を着せられて世間に流布してしまうと、もはや誰も直接資料にあたって真偽のほどを確かめようとはしなくなります。情報が何重にも媒介されていくにつれて、最初の事実からは加速度的に遠ざかっていき、誰もがそれを鵜呑みにしてしまう。そしてその結果、本来作動しなければならないはずの批判精神が、知らず知らずのうちに機能不全に陥ってしまう。ネットの普及につれて、こうした事態が昨今ますます顕著になっているというのが、私の偽らざる実感です。しかし、こうした悪弊は断ち切らなければなりません。あらゆることを疑い、あらゆる情報の真偽を自分の目で確認してみること、必ず一次情報に立ち返って自分の頭と足で検証してみること、この健全な批判精神こそが、文系・理系を問わず、「教養学部」という同じ一つの名前の学部を卒業する皆さんに共通して求められる「教養」というものの本質なのだと、私は思います。

私たちが、今まさにすべきことは、情報の真偽を自らの目で確認し、批判的に物事を検証する能力=真の意味での「教養」を身につけることだと思います。石井先生は、祝辞の最後にご自身の好きな言葉を卒業生に伝えていますが、そのことについても、「いま私が紹介した言葉が本当にニーチェの『ツァラトゥストラ』に出てくるのかどうか、必ず自分の目で確かめることもけっして忘れないように。もしかすると、これは私が仕掛けた最後の冗談なのかもしれません」と述べています。この本の執筆に際しても、なるべく中立的な立場から論文を検証し直し、「現在報告されている研究論文やデータに基づくと正しいと思われる考え方」を伝えるように努力しました。しかしながら、私たち著者が論文を読解する際に、無意識のうちにフィルターがかかり、他の研究者とは異なる解釈をして、それを伝えてしまっている（意図せず読者の方に冗談を仕掛けてしまっている）可能性もあります。では、本書に書かれている情報をどのように活用したらよいのでしょうか？ 読者の方には、本書を読むことでネット上や世の中に広まっている理論とはまったく異なる結果が研究論文として報告されている可能性がある、ということを知り、ご自身の視野を広くもつきっかけにしていただきたいと思っています。そのことを認識したうえで、それぞれの情報の根拠となっている一次情報に立ち返って、自分の頭と足で検証し、ネット上の情報と本書の情報のどちらが正しいと思われるのか、ご自身で判断してみてください。

この本の読者の多くは、すでに健康に対する意識を高く持ち、これまでもさまざまなところから情報を入手してきた方々だと思います。そこで得た情報と本書で紹介した情報がかなり違っていると感じた方も多いのではないでしょうか。第4章でも紹介しましたが、自分が持っている考え方とは異なる意見に対しては、確証バイアスが働き、どうしてもそれを受け入れられなくなります。確証バイアス以外にもさまざまなバイアスがあり、そのすべてから逃れることは不可能です。しかしながら、「そのような認知バイアスがつねに働いている」ということを自覚することができれば、そのバイアスにできるだけ囚われないように注意することができ、私たちが日々接する情報に対する態度や扱い方も変わってくるはずです。そのようなことも本書で伝えたかったことの一つです。
本書がきっかけとなり、健康に関するさまざまな情報が氾濫する現代において、読者のみなさまがそれらを処理する際に働くバイアスを意識しながら、その真偽を自ら見極める能力を身につけ、そして充実した人生を送っていただくことを願っています。そして、また本書の続編もしくは『UP』誌の連載でお会いできるのを楽しみにしています。

寺田　新

初出一覧

第Ⅰ部

第1章　『UP』二〇二三年一月号二〇－二七ページ、寺田新
第2章　『UP』二〇二二年一一月号一六－二四ページ、寺田新
第3章　『UP』二〇二二年八月号三六－四一ページ、坪井貴司
第4章　『UP』二〇二三年五月号（前編）二五－三一ページ、寺田新
　　　『UP』二〇二三年六月号（後編）二四－二九ページ、寺田新
第5章　『UP』二〇二二年七月号二六－三三ページ、寺田新
第6章　『UP』二〇二四年一月号二〇－二七ページ、寺田新
第7章　『UP』二〇二二年九月号一八－二五ページ、寺田新
第8章　『UP』二〇二三年二月号二四－三二ページ、坪井貴司
第9章　『UP』二〇二三年三月号一六－二三ページ、寺田新

第Ⅱ部

第10章　『UP』二〇二三年四月号三二－三九ページ、坪井貴司
第11章　『UP』二〇二三年七月号二九－三五ページ、坪井貴司
第12章　『UP』二〇二三年一〇月号（前編）四〇－四六ページ、坪井貴司

第13章 『UP』二〇二三年一一月号（後編）一七－二五ページ、坪井貴司
第14章 『UP』二〇二二年五月号二六－三一ページ、寺田新
第15章 『UP』二〇二三年一二月号一四－二〇ページ、寺田新
第16章 『UP』二〇二三年八月号四三－四八ページ、坪井貴司
第17章 『UP』二〇二三年九月号二四－二九ページ、寺田新
第18章 『UP』二〇二三年一二月号一二－二〇ページ、坪井貴司
第19章 『UP』二〇二三年一〇月号四三－四八ページ、坪井貴司
第20章 『UP』二〇二二年四月号二四－三一ページ、坪井貴司
第20章 『UP』二〇二二年六月号三三－四〇ページ、坪井貴司

コラムは書下ろしです。

扉イラスト・クレジット：第Ⅰ部 ©Abbasy Kautsar／第 1 章 ©ilyaliren／第 2 章, 第 5 章 ©Nubenamo／第 3 章 ©SirVectorr／第 4 章 ©Richard Chambers／第 6 章 ©Sudowoodo／第 7 章 ©alpacako／第 8 章 ©Robert Aneszko／第 9 章 ©Liara Studio／第Ⅱ部 ©palau83／第10章 ©Pikovit44／第11章 ©Nadiinko／第12章 ©Tymofii Riabets／第13章 ©Anastassiia／第14章 ©Anzela Alikina／第15章 ©Yullia Kovryzhenko／第16章 ©Fidan Babayeva／第17章 ©anttohoho／第18章 ©bsd studio／第19章 ©Peacefully7／第20章 ©RLT_Images

すべて iStockphoto より

坪井貴司（つぼい・たかし）

2001年浜松医科大学大学院医学系研究科生理系専攻博士課程修了。博士（医学）。英国ブリストル大学医学部研究員、米国JDRF研究員、理化学研究所基礎科学特別研究員を経て、2017年より東京大学大学院総合文化研究科教授（生理学・神経科学）。日本生理学会奨励賞、日本神経科学学会奨励賞、文部科学大臣表彰若手科学者賞を受賞。主要著書：『知識ゼロからの東大講義 そうだったのか！ ヒトの生物学』（丸善出版、2019年）、『知識ゼロからの東大講義 そこが知りたい！ ヒトの生物学2時限目』（丸善出版、2023年）、『「腸と脳」の科学――脳と体を整える、腸の知られざるはたらき』（講談社ブルーバックス、2024年）。

寺田新（てらだ・しん）

2003年早稲田大学大学院人間科学研究科博士後期課程修了。博士（人間科学）。ワシントン大学医学部応用生理学教室ポスドク研究員、三共株式会社（第一三共株式会社）研究員、早稲田大学先端科学健康医療融合研究機構講師、日清オイリオグループ株式会社中央研究所主管を経て、2023年より東京大学大学院総合文化研究科教授（スポーツ栄養学）。主要著書・訳書：『スポーツ栄養学ハンドブック』（訳、東京大学出版会、2021年）、『科学的エビデンスにもとづく 100歳まで健康に生きるための25のメソッド』（訳、東京大学出版会、2022年）、『スポーツ栄養学 第2版――科学の基礎から「なぜ」にこたえる』（東京大学出版会、2024年）。

よく聞く健康知識、どうなってるの？

2025年3月26日　初　版

［検印廃止］

著者　坪井貴司・寺田新

発行所　一般財団法人 東京大学出版会
代表者 中島隆博
153-0041 東京都目黒区駒場 4-5-29
https://www.utp.or.jp
電話 03-6407-1069　FAX 03-6407-1991
振替 00160-6-59964

印刷所　大日本法令印刷株式会社
製本所　大日本法令印刷株式会社

ISBN978-4-13-063411-3　Printed in Japan

索引

英数字

ア 行

カ 行

サ行

タ 行

ナ 行

ハ 行

マ行

ヤ 行

ラ 行

ワ 行

参考文献

はじめに

(1) 「平均寿命と健康寿命」（厚生労働省、e-ヘルスネット）：https://www.e-healthnet.mhlw.go.jp/information/hale/h-01-002.html
(2) 「令和5年度学校基本調査について」（文部科学省）：https://www.mext.go.jp/b_menu/toukei/chousa01/kihon/sonota/2023.htm

第1章

(1) https://www.who.int/publications/i/item/9789241549028
(2) Hall, K. D., *Eur. J. Clin. Nutr.*, 71: 323-326, 2017.
(3) Naude, C. E. *et al.*, *PLoS One*, 9: e100652, 2014.
(4) Churuangsuk, C. *et al.*, *Obes Rev.*, 19: 1700-1718, 2018.
(5) Marsset-Baglieri, A. *et al.*, *J. Nutr.*, 134: 2646-2652, 2004.
(6) Karasawa, T. *et al.*, *J. Oleo Sci.*, 70: 253-262, 2021.
(7) Waldman, H. S. *et al.*, *Nutrition*, 46: 33-35, 2018.
(8) Heatherly, A. J. *et al.*, *Med. Sci. Sports Exerc.*, 50: 570-579, 2018.
(9) Roekenes, J. *et al.*, *Curr. Opin. Clin. Nutr. Metab. Care*, 24: 359-363, 2021.
(10) Seidelmann, S. B. *et al.*, *Lancet Public Health*, 3: e419-e428, 2018.
(11) Metges, C. C. and Barth, C. A. *J. Nutr.*, 130: 886-889, 2000.
(12) Coppola, G. *et al.*, *Seizure*, 23: 260-265, 2014.
(13) Karasawa, T. *et al.*, *Nutrition*, 114: 112113, 2023.

第2章

(1) https://www.mhlw.go.jp/bunya/kenkou/kenkou_eiyou_chousa.html
(2) 「日本人の食事摂取基準（2025年版）」策定検討会報告書：https://www.mhlw.go.jp/content/10904750/001316585.pdf
(3) Tagawa, R. *et al.*, *Nutr. Rev.*, 79: 66-75, 2020.
(4) Robinson, S. M. *et al.*, *Clin. Nutr.*, 37: 1121-1132, 2018.

(5) Thomas, D. T. *et al.*, *Med. Sci. Sports Exerc.*, 48: 543-568, 2016.
(6) Sluijs, I. *et al.*, *Diabetes Care*, 33: 43-48, 2010.
(7) Fontana, L. *et al.*, *Cell Reports*, 16: 520-530, 2016.
(8) Smith, G. I. *et al.*, *Cell Reports*, 17: 849-861, 2016.
(9) Levine, M. E. *et al.*, *Cell Metabolism*, 19: 407-417, 2014.
(10) ルイージ・フォンタナ（寺田新訳）『科学的エビデンスにもとづく100歳まで健康に生きるための25のメソッド』，東京大学出版会，2022.
(11) Simpson, S. J. *et al.*, *Ageing Research Reviews*, 39: 78-86, 2017.
(12) Churchward-Venne, T. A. *et al.*, *Nutr. Metab.*, 9: 40, 2012.
(13) 寺田新「食事と栄養——健康の保持と増進」，『スポーツでのばす健康寿命——科学で解き明かす運動と栄養の効果』，東京大学出版会，2019.
(14) Cuervo, A. M. *et al.*, *Autophagy*, 1: 131-140, 2005.
(15) Shang, X. *et al.*, *Am. J. Clin. Nutr.*, 104: 1352-1365, 2016.

第3章

(1) Bianconi, E. *et al.*, *Annals of Human Biology*, 40: 463-471, 2013.
(2) Gordon, M. K. and Hahn, R. A. *Cell and Tissue Research*, 339: 247-257, 2010.
(3) Pettersen, E. F. *et al.*, *Journal of Computational Chemistry*, 25: 1605-1612, 2004.
(4) 東京大学生命科学構造化センター編『写真でみる生命科学』，東京大学出版会，2008.
(5) 国立研究開発法人医薬基盤・健康・栄養研究所 「健康食品」の安全性・有効性情報 ビタミンC解：https://hfnet.nibiohn.go.jp/contents/detail179.html
(6) Ohara, H. *et al.*, *Journal of Agricultural and Food Chemistry*, 55: 1532-1535, 2007.
(7) Shigemura, Y. *et al.*, *Food Chemistry*, 129: 1019-1024, 2011.
(8) Yazaki, M. *et al.*, *Journal of Agricultural and Food Chemistry*, 65: 2315-2322, 2017.
(9) Nakatani, S. *et al.*, *Osteoarthritis and Cartilage*, 17: 1620-1627, 2009.
(10) Ide, K. *et al.*, *Journal of Biological Chemistry*, 297: 100819, 2021.
(11) 坂井建雄，河原克雅編集『カラー図鑑 人体の正常構造と機能【全10巻縮刷版】改訂第5版』，日本医事新報社，2025.
(12) 国立研究開発法人医薬基盤・健康・栄養研究所 「健康食品」の安全

性・有効性情報　コラーゲンって本当に効果があるの？　：https://hfnet.nibiohn.go.jp/contents/detail2204.html

第4章

(1) Lázár-Molnár, E. *et al.*, *Clin. Lab. Med.*, 38: 655-668, 2018.
(2) Singh, P. *et al.*, *Clin. Gastroenterol Hepatol.*, 16: 823-836, 2018.
(3) Fukunaga, M. *et al.*, *J. Gastroenterol.*, 53: 208-214, 2018.
(4) Morita, E. *et al.*, *Allergol. Int.*, 61: 101-105, 2012.
(5) Choung, R. S. *et al.*, *Mayo. Clin. Proc.*, 2016.
(6) Aziz, I. *et al.*, *Eur. J. Gastroenterol. Hepatol.*, 26: 33-39, 2014.
(7) Catassi, C. *et al.*, *Nutrients*, 7: 4966-4977, 2015.
(8) Molina-Infante, J. *et al.*, *Clin. Gastroenterol Hepatol.*, 15: 339-348, 2017.
(9) Hollon, J. *et al.*, *Nutrients*, 7: 1565-1576, 2015.
(10) Greco, L. *et al.*, *Arch. Dis. Child.*, 66: 870-872, 1991.
(11) Kim, H. S. *et al.*, *Dig. Dis. Sc*i., 62: 2440-2448, 2017.
(12) https://www.mhlw.go.jp/content/11130500/001196848.pdf
(13) https://www.facebook.com/share/28RSCYDHW7ssqWoq/?mibextid=WC7FNe
(14) Lerner, B. A. *et al.*, *Dig. Dis. Sci.*, 64: 1740-1747, 2019.
(15) Niland, B. *et al.*, *Gastroenterol Hepatol.* (NY), 14: 82-91, 2018.
(16) Raehsler, S. L. *et al.*, *Clin. Gastroenterol. Hepatol.*, 16: 244-251, 2018.
(17) Zong, G. *et al.*, *Diabetologia*, 61: 2164-2173, 2018.
(18) ノバク・ジョコビッチ（タカ大丸訳）『ジョコビッチの生まれ変わる食事』，三五館，2015.
(19) Lis, D. M. *et al.*, *Int. J. Sport Nutr. Exerc. Metab.*, 25: 37-45, 2015.
(20) Lis D. *et al.*, *Med. Sci. Sports Exerc.*, 47: 2563-2570, 2015.
(21) 中室牧子，『「学力」の経済学』，ディスカヴァー・トゥエンティワン，2015；新書版，2024.
(22) https://youtube.com/watch?v=/P8vfZIhexuo

第5章

(1) https://www.fda.gov/media/118199/download
(2) https://www.fsc.go.jp/fsciis/foodSafetyMaterial/show/syu05051260105

(3) Mensink, R. P., *et al.*, *Am. J. Clin. Nutr.*, 77: 1146–1155, 2003.
(4) Willett, W. C. J. *Intern. Med.* 272: 13–24, 2012.
(5) Waterman, E. and Lockwood, B. *Altern. Med. Rev.* 12: 331–342, 2007
(6) https://www.ars.usda.gov/northeast-area/beltsville-md-bhnrc/beltsville-human-nutrition-research-center/food-surveys-research-group/docs/wweia-data-tables/
(7) https://www.mhlw.go.jp/bunya/kenkou/kenkou_eiyou_chousa.html
(8) 「日本人の食事摂取基準（2025 年版）」策定検討会報告書：https://www.mhlw.go.jp/content/10904750/001316585.pdf
(9) Yamagishi K. *et al. Eur. Heart J.* 34: 1225–1232, 2013.
(10) 菅野道廣『脂質栄養学　「日本人の健康と脂質」の理解を求めて』幸書房，2016.

第 6 章

(1) Ascherio, A. *et al.*, *N. Engl. J. Med.*, 340: 1994–1998, 1999.
(2) https://www.maff.go.jp/j/syouan/seisaku/trans_fat/overseas/overseas.html
(3) https://www.fsc.go.jp/sonota/trans_fat/iinkai422_trans-sibosan_hyoka.pdf
(4) WHO, *Technical Report Series*, 916, 2003.
(5) 吉永和明「脂質の構造と健康」『オレオサイエンス』，22：27–30，2022.
(6) Kritchevsky, D. *et al.*, *Prostaglandins Leukot. Essent. Fatty. Acids.*, 57: 399–402, 1997.
(7) https://www.iarc.who.int/wp-content/uploads/2018/07/pr240_E.pdf
(8) https://www.who.int/news/item/29-10-2015-links-between-processed-meat-and-colorectal-cancer
(9) Mozaffarian, D. *et al.*, *N. Engl. J. Med.*, 354: 1601–1613, 2006.
(10) Bendsen, N. T. *et al.*, *Eur. J. Clin. Nutr.*, 65: 773–783, 2011.
(11) Baba, S. *et al.*, *Eur. J. Cardiovasc. Prev. Rehabil.*, 13: 207–213, 2006.
(12) https://www.mhlw.go.jp/content/000711008.pdf
(13) 五十嵐中ほか「FCTC6 条たばこ税増税の経済評価とたばこによる経済損失――たばこ税の影響と，禁煙政策の医療経済評価にまつわる諸問題」『保健医療科学』，64：426–432，2015.
(14) https://www.mhlw.go.jp/content/12200000/001211974.pdf

第7章

(1) 佐々木敏『佐々木敏のデータ栄養学のすすめ』，女子栄養大学出版部，2018.

(2) 高橋徹三『栄養と食糧』，3：52-55，1950.

(3) Yoshii, N. *et al., Nutrients.*, 10(10) : 1543, 2018.

(4) 村田希久『生活科学』，2：6-9，1949.

(5) Guilland, J. C. *et al., Med. Sci. Sports Exerc.*, 21: 441-449, 1989.

(6) van der Beek, E. J. *et al., J. Am. Coll. Nutr.*, 13: 629-640, 1994.

(7) Webster, M. J. *et al., Eur. J. Appl. Physiol. Occup. Physiol.*, 75: 520-524, 1997.

第8章

(1) Blanchard, J. and Sawers, S. J. *European Journal of Clinical Pharmacology*, 24: 93-98, 1983.

(2) 坪井貴司ほか『みんなの生命科学　第2版』，化学同人，2024.

(3) Arnaud, M. Metabolism of caffeine and other components of coffee. In: *Caffeine, Coffee and Health.* Garattini, S. (Ed.), Raven Press, New York, pp. 43-95, 1993.

(4) Balogh, A. *et al., European Journal of Clinical Pharmacology*, 48: 161-166, 1995.

(5) Han, X. M. *et al., Pharmacogenetics*, 11: 429-435, 2001.

(6) Rodenburg, E. M. *et al., American Journal of Clinical Nutrition*, 96: 182-187, 2012.

(7) Ota, T. *et al., International Journal of Medical Sciences*, 12: 78-82, 2015

(8) Ferre, S. *Journal of Neurochemistry*, 105: 1067-1079, 2008.

(9) Rieg, T. *et al., Journal of Pharmacology and Experimental Therapeutics*, 313: 403-409, 2005.

(10) Rétey, J. V. *et al., Clinical Pharmacology & Therapeutics*, 81: 692-698, 2007.

(11) Arnold, S. E. J. *et al., Current Biology*, 31(18) : 4127-4131, 2021.

(12) Wiles, J. D., *et al., British Journal of Sports Medicine*, 26: 116-120, 1992.

(13) オーストラリア国立スポーツ研究所「Benefits and risks of using sup-

plements and sports foods」：https://www.ais.gov.au/nutrition/supplements/group_a
(14) Goldstein, E. R. *et al.*, *Journal of the International Society of Sports Nutrition*, 7: 5, 2010.
(15) Capek, S. and Guenther, R. K. *Psychological Reports*, 104: 787-795, 2009.
(16) Ali, Y. O. *et al.*, *Scientific Reports*, 7: 43846, 2017.
(17) Pham, K. *et al.*, *Nutrition Neuroscience*, 25: 2111-2122, 2022.
(18)「国内初，カフェイン中毒死　エナジードリンク日常的に大量摂取か」2015年12月12日『産経新聞』：
https://www.sankei.com/article/20151222-MSKUVOJNCVMH5J74CQL6N6B5AY/
(19) 厚生労働省「食品に含まれるカフェインの過剰摂取についてＱ＆Ａ～カフェインの過剰摂取に注意しましょう～」：https://www.mhlw.go.jp/stf/seisakunitsuite/bunya/0000170477.html
(20) 農林水産省「カフェインの過剰摂取について」：https://www.maff.go.jp/j/syouan/seisaku/risk_analysis/priority/hazard_chem/caffeine.html

第9章

(1) Mensink, R. P. *et al.*, *Am. J. Clin. Nutr.*, 77: 1146-1155, 2003.
(2) Willett, W. C. J. *Intern. Med.* 272: 13-24, 2012.
(3) Zhu, W. *et al.*, *Cell*, 165: 111-124, 2016.
(4) Yazaki, Y. *et al.*, *EESC Heart Fail.*, 7: 2373-2378, 2020.
(5) https://www.maff.go.jp/j/syouan/seisaku/risk_analysis/priority/hazard_chem/meat.html
(6) https://www.iarc.who.int/wp-content/uploads/2018/07/pr240_E.pdf
(7) Bouvard, V. *et al.*, *Lancet Oncol.*, 16: 1599-1600, 2015.
(8) ルイージ・フォンタナ（寺田新訳）『科学的エビデンスにもとづく100歳まで健康に生きるための25のメソッド』，東京大学出版会，2022.
(9) Larsson, S. C. *et al.*, *Am. J. Epidemiol.*, 179: 282-289, 2014.
(10) Islam, Z. *et al.*, *Cancer Sci.*, 110: 3603-3614, 2019.
(11) https://www.who.int/news/item/29-10-2015-links-between-processed-meat-and-colorectal-cancer
(12) 令和元年国民健康・栄養調査報告：
https://www.mhlw.go.jp/content/001066903.pdf

(13) Donaldson, M. S., *Ann. Nutr. Metab.*, 44: 229-234, 2000.
(14) Key, T. J. *et al.*, *Am. J. Clin. Nutr.*, 70: 516S-524S, 1999.
(15) Key, T. J. *et al.*, *Am. J. Clin. Nutr.*, 89: 1613S-1619S, 2009.
(16) Appleby, P. N. *et al.*, *Am. J. Clin. Nutr.*, 103: 218-230, 2016.
(17) Kwok, C. S. *et al.*, *Int. J. Cardiol.*, 176: 680-686, 2014.
(18) Satija, A. *et al.*, *J. Am. Coll. Cardiol.*, 70: 411-422, 2017.
(19) Satija, A. *et al.*, *PLoS Med.*, 13: e1002039, 2016.
(20) West, S. *et al.*, *Adv. Nutr.*, 14: 774-795, 2023.
(21) Shaw, K. A. *et al.*, *Eur. J. Appl. Physiol.*, 122: 1163-1178, 2022.

第10章

(1) 坪井貴司『知識ゼロからの東大講義　そうだったのか！　ヒトの生物学』，丸善出版，2019.
(2) 東京大学教養学部図説生物学編集委員会編『図説生物学』，東京大学出版会，2010.
(3) Dale, H. H. *Journal of Physiology*, 34: 163-206, 1906.
(4) Du Vigneaud, V. *et al.*, *Journal of Biological Chemistry*, 205: 949-957, 1953.
(5) Du Vigneaud, V. *et al.*, *Journal of the American Chemical Society*, 75: 4879-4880, 1953.
(6) Du Vigneaud, V. *et al.*, *Journal of the American Chemical Society*, 76: 3115-3121, 1954.
(7) Sofroniew, M. V. *Journal of Histochemistry and Cytochemistry*, 28: 475-478, 1980.
(8) Ludwig, M. and Leng, G. *Nature Reviews Neuroscience*, 7: 126-136, 2006.
(9) Striepens, N. *et al.*, *Frontiers in Neuroendocrinology*, 32: 426-450, 2011.

第11章

(1) Hamilton, J. B. *American Journal of Anatomy*, 71: 451-480, 1942.
(2) Hillmer, A. M. *et al.*, *American Journal of Human Genetics*, 77: 140-148, 2005.
(3) Hillmer, A. M. *et al.*, *Nature Genetics*, 40: 1279-1281, 2008.

(4) Richards, J. B. *et al.*, *Nature Genetics*, 40: 1282-1284, 2008.
(5) Hayes, V. M. *et al.*, *Cancer Epidemiology, Biomarkers & Prevention*, 14: 993-996, 2005.
(6) 坪井貴司『知識ゼロからの東大講義　そこが知りたい！　ヒトの生物学　2時限目』，丸善出版，2023.
(7) Imperato-McGinley, J. *et al.*, *Science*, 186: 1213-1215, 1974.
(8) Zmuda, J. M. *et al.*, *Metabolism*, 45, 935-939, 1996.
(9) Karkoulias, K. *et al.*, *European Journal of Internal Medicine*, 19: 598-601, 2008.
(10) Morinaga, H. *et al.*, *Nature*, 595: 266-271, 2021.
(11) Matsumura, H. *et al.*, *Science*, 351: aad4395, 2016.

第 12 章

(1) 坪井貴司ほか『みんなの生命科学　第2版』，化学同人，2024.
(2) Bradford, S. T. *et al.*, *Human Molecular Genetics*, 18: 3429-3438, 2009.
(3) Sinclair, A. H. *et al.*, *Nature*, 346: 240-244, 1990.
(4) Cameron, F. J. and Sinclair, A. H. *Hum. Mutation*, 9: 388-385, 1997.
(5) Kim, Y. *et al.*, *PLoS Biology*, 4: e187, 2006.
(6) Jordan, B. K. *et al.*, *American Journal of Human Genetics*, 68: 1102-1109, 2001.
(7) Tomaselli, S. *et al.*, *PLoS One*, 6: e16366, 2011.
(8) 坪井貴司『知識ゼロからの東大講義　そこが知りたい！　ヒトの生物学　2時限目』，丸善出版，2023.
(9) Aitken, R. J. and Marshall Graves, J. A. *Nature*, 415: 963, 2002.
(10) Terao, M. *et al.*, *Proceedings of the National Academy of Sciences of the United States of America*, 119: e2211574119, 2022.
(11) Gorski, R. A. *et al.*, *Brain Research*, 148: 333-346, 1978.
(12) De Jonge, F. H. *et al.*, *Brain Research Bulletin*, 23: 438-492, 1989.
(13) Arendash, G. W. and Gorski, R. A. *Brain Research Bulletin*, 10: 147-154, 1983.
(14) Pomerantz, S. M. *et al.*, *Hormone Behavior*, 20: 483-500, 1986.
(15) Goy, R. W. and Deputte, B. L. *Hormone Behavior*, 30: 379-386, 1996.
(16) 新井康允『脳の性差　男と女の心を探る』，共立出版，1999.
(17) Maekawa, F. *et al.*, *Nature Communications*, 4: 1372, 2013.

(18) Hoshino, M. *et al.*, *Neuron*, 47: 201-213, 2005.
(19) Fujiyama, T. *et al.*, *Cell Reports*, 24: 79-94, 2018.
(20) Ochi, S. *et al.*, *Scientific Data*, 11: 586, 2024.
(21) Sarachana, T. *et al.*, *PlOS ONE*, 6: e17116, 2011.
(22) Takahashi, K. *et al.*, *Scientific Reports*, 8: 16841, 2018.

第 13 章

(1) Ganpule, A. A. *et al.*, *Eur. J. Clin. Nutr.*, 61: 1256-1261, 2007.
(2) 「日本人の食事摂取基準（2025 年版）」策定検討会報告書：https://www.mhlw.go.jp/content/10904750/001316585.pdf
(3) Forbes, G. B., *Ann. N Y Acad. Sci.*, 904: 359-365, 2000.
(4) Gallagher, D. *et al.*, *Am. J. Physiol.*, 275: E249-E258, 1998.
(5) Johannsen, D. L., *J. Clin. Endocrinol. Metab.*, 97: 2489-2496, 2012.
(6) Fontana, L. *et al.*, *J. Clin. Endocrinol. Metab.*, 91: 3232-3235, 2006.
(7) Fothergill, E. *et al.*, *Obesity* (Silver Spring), 24: 1612-1619, 2016.
(8) Zhao, X. *et al.*, *Horm. Metab. Res.*, 49: 816-825, 2017.
(9) Bettini, S. *et al.*, *Obes. Surg.*, 28: 2481-2486, 2018.
(10) Busetto, L., *et al.*, *Eur. J. Intern.* Med., 93: 3-7, 2021.
(11) https://www.mhlw.go.jp/bunya/kenkou/kenkou_eiyou_chousa.html
(12) 寺田新『スポーツ栄養学　第２版――科学の基礎から「なぜ？」にこたえる』，東京大学出版会，2024.

第 14 章

(1) Romijn, J. A. *et al.*, *Am. J. Physiol.*, 265: E380-391, 1993.
(2) 寺田新「エネルギー補給（糖質・脂質）」『エッセンシャルスポーツ栄養学』，市村出版，2020.
(3) Trapp, E. G. *et al.*, *Int. J. Obes.*, 32: 684-691, 2008.
(4) Panissa, V. L. G. *et al.*, *Obes. Rev.*, 22: e13099, 2021.
(5) Boutcher, S. H. *J. Obes.*, 2011: 868305, 2011.
(6) Hamada, Y. *et al.*, *Obesity*, 22: E62-E69, 2014.
(7) Tsuji, K. *et al.*, *Physiol. Rep.*, 5: e13506, 2017.
(8) Broom, E. R. *et al.*, *J. Endocrinol.*, 232: 411-422, 2017.
(9) Melanson, E. L. *et al.*, *J. Appl. Physiol.*, 107: 1847-1856, 2009.

第 15 章

(1) 坪井貴司ほか『みんなの生命科学　第 2 版』, 化学同人, 2024.
(2) Hill, A. V. and Kupalov, P. *Proceedings of the Royal Society of London. Series B, Biological Sciences*, 105: 313-322, 1929.
(3) Fabiato, A. and Fabiato, F. *Journal of Physiology* (London), 276: 233-255, 1978.
(4) Lydiard, A. and Gilmour, G. *Jogging with Lydiard*, Hodder & Stoughton Ltd, Auckland, 1983.
(5) Nielsen, O. B. *et al.*, *Journal of Physiology* (London), 536: 161-166, 2001.
(6) de Paoli, F. V. *Journal of Physiology* (London), 581: 829-839, 2007.
(7) Robergs, R. A. *et al.*, *American Journal of Physiology Regulatory, Integrative and Comparative Physiology*, 287: R502-516, 2004.
(8) Robergs, R. A. *et al.*, *Physiology* (Bethesda), 33: 10-12, 2018.
(9) Armstrong, R. B. *Medicine & Science in Sports & Exercise*, 16: 529-538, 1984.
(10) Troy, A. *et al.*, *Cell Stem Cell*, 11: 541-553, 2012.
(11) Schuelke, M. *et al.*, *New England Journal of Medicine*, 350: 2682-2688, 2004.
(12) McPherron, A. C. and Lee, S. J. *Proceedings of the National Academy of Sciences the United States of America*, 94: 12457-12461, 1997.

第 16 章

(1) Phillips, S. M. *et al.*, *Am. J. Physiol.*, 273: E99-107, 1997.
(2) Churchward-Venne, T. A. *et al.*, *Nutr. Metab.*, 9: 40, 2012.
(3) Ivy, J. L. *et al.*, *J. Appl. Physiol.*, 64: 1480-1485, 1988.
(4) Okamura, K. *et al.*, *Am. J. Physiol.*, 272: E1023-1030, 1997.
(5) Levenhagen, D. K. *et al.*, *Am. J. Physiol. Endocrinol. Metab.*, 280: E982-E993, 2001.
(6) Cribb, P. J. *et al.*, *Med. Sci. Sports Exerc.*, 38: 1918-1925, 2006.
(7) Hoffman, J. R. *et al.*, *Int. J. Sport Nutr. Exerc. Metab.*, 19: 172-185, 2009.
(8) Schoenfeld, B. J. *et al.*, *J. Int. Soc. Sports Nutr.*, 10: 53, 2013
(9) Wirth, J. *et al.*, *J. Nutr.*, 150: 1443-1460, 2020.

(10) Burd, N. A. *et al.*, *J. Nutr.*, 141: 568-573, 2011.
(11) Thomas, D. T. *et al.*, *Med. Sci. Sports Exerc.*, 48: 543-568, 2016.
(12) Kerksick, C. M. *et al.*, *J. Int. Soc. Sports Nutr.*, 14: 33, 2017.
(13) Parkin, J. A. *et al.*, *Med. Sc. i Sports Exerc.*, 29: 220-224, 1997.
(14) 寺田新『スポーツ栄養学　第２版――科学の基礎から「なぜ？」にこたえる』，東京大学出版会，2024.

第17章

(1) Sakurai, T. *et al.*, *Cell*, 92: 573-585, 1998.
(2) 体内に存在するさまざまなホルモンの発見の歴史とその作用については，R・H・エプスタイン（坪井貴司訳）『魅惑の生体物質をめぐる光と影　ホルモン全史』，化学同人，2022年および，C・K・フーベン（坪井貴司訳）『テストステロン――ヒトを分け、支配する物質』，化学同人，2024年をご参照ください．
(3) Chemelli, R. M. *et al.*, *Cell*, 98: 437-451, 1999.
(4) Nishino, S. *et al.*, *Lancet*, 355: 39-40, 2000.
(5) Hetherington, A. W. *et al.*, *American Journal of Physiology*, 136: 609-617, 1942.
(6) Kojima, M. *et al.*, *Nature*, 402: 656-660, 1999.
(7) Campfiled, L. A. *et al.*, *Science*, 269: 546-549, 1995.
(8) The OECD Gender Data Portal: https://www.oecd.org/gender/data/
(9) 「令和３年社会生活基本調査結果」（総務省統計局）：https://www.stat.go.jp/data/shakai/2021/index.html
(10) Spiegel, K. *et al.*, *Lancet*, 354: 1435-1439, 1999.
(11) Kang, J. E. *et al.*, *Science*, 326: 1005-1007, 2009.
(12) Greer, S. M. *et al.*, *Nature Communications*, 4: 2259, 2013.
(13) Shiuchi, T. *et al.*, *Cell Metabolism*, 10: 466-480, 2009.
(14) Funato, H. *et al.*, *Nature*, 539: 378-383, 2016.
(15) Wang, Z. *et al.*, *Nature*, 558: 435-439, 2018.
(16) Belenky, G. *et al.*, *Journal of Sleep Research*, 12, 1-12, 2003.

第18章

(1) 国立感染症研究所　天然痘（痘そう）とは：https://www.niid.go.jp/niid/ja/kansennohanashi/445-smallpox-intro.html

(2) Dr Jenner's House Museum and Garden, History: https://jennermuseum.com/learning/history
(3) ウェンディ・ムーア（矢野真千子訳）『解剖医ジョン・ハンターの数奇な生涯』，河出文庫，2013.
(4) Jenner, E., An inquiry into the causes and effects of the variolae vaccinae: a disease discovered in some of the western counties of England, particularly Gloucestershire, and known by the name of the cow pox. Springfield [Mass.], 1798. Re-printed for Dr. Samuel Cooley, by Ashley & Brewer, 1802: http://resource.nlm.nih.gov/2559001R
(5) 厚生労働省　新型コロナワクチンQ＆A：https://www.mhlw.go.jp/stf/seisakunitsuite/bunya/vaccine_qa.html
(6) 坪井貴司『知識ゼロからの東大講義　そうだったのか！　ヒトの生物学』，丸善出版，2019.
(7) 東京大学教養学部図説生物学編集委員会『図説生物学』，東京大学出版会，2010.

第19章

(1) 坪井貴司『知識ゼロからの東大講義　そうだったのか！　ヒトの生物学』，丸善出版，2019.
(2) 東京大学教養学部図説生物学編集委員会『図説生物学』，東京大学出版会，2010.
(3) Johansen, J. P. *et al.*, *Cell*, 147: 509-524, 2011.
(4) Abel, T. *et al.*, *Cell*, 88: 615-626, 1997.
(5) McGaugh, J. L. *Science*, 287: 248-251, 2000.
(6) O'Keefe, J. and Dostrovsky, J. *Brain Research*, 34: 171-175, 1971.
(7) Lee, A. K. and Wilson, M. A. *Neuron*, 36(6): 1183-1194, 2002.
(8) Boyce, R. *et al.*, *Science*, 352: 812-816, 2016.
(9) Huerta, P. T. and Lisman, J. E. *et al.*, *Nature*, 364: 611, 1993.
(10) Mitsushima, D. *et al.*, *Nature Communications*, 4: 2760, 2013.
(11) 川添愛「チェコ語，始めました」『言語学バーリ・トゥード　Round 1』，東京大学出版会，pp. 112-124，2021.
(12) 寺田新「第5章　脂質」『スポーツ栄養学　第2版――科学の基礎から「なぜ？」にこたえる』，東京大学出版会，237-309，2024.
(13) 谷内一彦『日耳鼻』123：196-204，2020.

第 20 章

(1) がんの統計編集委員会『がんの統計』〈2021 年版〉，公益財団法人　がん研究振興財団，2021.

(2) データソース：人口動態統計（厚生労働省大臣官房統計情報部），出典：国立がん研究センターがん情報サービス「がん統計」（厚生労働省人口動態統計）：https://ganjoho.jp/reg_stat/statistics/dl/index.html

(3) Bianconi, E. *et al.*, *Annals of Human Biology*, 40: 463-471, 2013.

(4) Vogelstein, B. and Kinzler, K. W. *The New England Journal of Medicine*, 373: 1895-1898, 2015.

(5) Fearon, E. R. and Vogelstein, B. *Cell*, 61: 759-767, 1990.

(6) 『みんなの生命科学　第 2 版』講義用資料，化学同人，2024.

(7) 国立がん研究センターがん情報サービス「たばことがん」：https://ganjoho.jp/public/pre_scr/cause_prevention/smoking/tobacco02.html

(8) Tomasetti, C. and Vogelstein, B. *Science*, 355: 1330-1334, 2017.

(9) 国立がん研究センターがん情報サービス「科学的根拠に基づくがん予防」：https://ganjoho. jp/public/pre_scr/cause_prevention/evidence_based.html

(10) Knudson, A. G. *Proceedings of National Academy of Science USA*, 68: 820-823, 1971.

(11) がん情報サービス，遺伝性腫瘍：https://ganjoho.jp/public/cancer/hereditary_tumors/index.html

(12) Jolie, A., *The New York Times*, 2013. 5. 14. https://www.nytimes.com/2013/05/14/opinion/my-medical-choice.html

コラム 2

(1) Takata, R. *et al.*, *Nature Communications*, 10: 4422, 2019.

(2) 国立がん研究センターがん情報サービス「がんゲノム医療とがん遺伝子検査」：https://ganjoho.jp/public/dia_tre/treatment/genomic_medicine/index.html

(3) 坪井貴司ほか『みんなの生命科学　第 2 版』，化学同人，2024.

(4) 出生前検査認証制度等運営委員会（日本医学会）：https://jams-prenatal.jp/

(5) 妊娠中の検査に関する情報サイト（こども家庭庁委託事業）：https://prenatal.cfa.go.jp/

おわりに

(1) https://www.c.u-tokyo.ac.jp/info/about/history/dean/2013-2015/h27.3.25ishii.html